Paroles de Pédiatre

Transmettre et prévenir

ISBN : 978-2-9541521-3-4
Dépôt légal : troisième trimestre 2014

1086 route de Loëx, 74380, Bonne
www.editions-labelleterre.com

Docteur Anne Samouel Debbabi

Pédiatre

Paroles de Pédiatre

Transmettre et prévenir

A tous les jeunes parents et leurs enfants
A tous les parents et grands-parents

Editions La Belle Terre

A mes enfants chéris,
Neyla, Nesrine et Merwan

Mon rôle de guide fut omniprésent à ma conscience de parent.
Nous nous sommes choisis, j'en suis convaincue.
Qu'ils soient remerciés d'avoir décidé de se lancer dans cette merveilleuse aventure de la Vie.
Ils m'ont peut-être plus appris que je ne leur ai appris.
Je leur en suis infiniment reconnaissante.

A mes parents bien-aimés,
François et Hélène,

Ils ont su me donner les bases
Sur lesquelles j'ai reconstruit ma vie.
Ils m'ont appris, avec amour,
A faire toujours de mon mieux,
Et avec tout mon cœur.

A tous mes enfants-patients,

Qu'ils soient remerciés de leur générosité,
De leur confiance innocemment authentique.
Nous avons grandi ensemble,
Je leur en suis particulièrement reconnaissante.

A tous les parents de petits et grands patients,

Mes sincères remerciements pour cette fructueuse collaboration que nous avons partagée.

Merci pour leur confiance touchante et généreuse.

« Entendez ce que je vous dis,
Entendez ce que disent les autres,
Puis faites comme vous l'entendez. »

Françoise Dolto

Avant-propos

A l'âge de six, sept ans, je me souviens d'avoir assisté à un accident de voiture. Cela se passait dans une rue piétonne du centre-ville et une enfant avait été heurtée par une voiture. Passant juste à ce moment, je me sentis comme aspirée vers cette jeune blessée, et une avidité empreinte de curiosité me tenaillait le ventre. Je voulais savoir ce qu'elle avait. Je voulais apprendre comment soigner, comprendre le fonctionnement du corps humain. J'admirais plus que tout ce corps génial qui permet de bouger d'une si parfaite façon, de grandir, de parler, de penser. Je reconnaissais dans cette ingéniosité miraculeuse une dimension surnaturelle. Cet événement est probablement le premier pas d'une vocation à participer au développement de la santé, à la prévention des maladies. Par la suite, au cours de mes études, découvrant les formidables rouages de notre anatomie et le fonctionnement de nos organes, une conscience grandissante de l'humilité de nos connaissances m'éclaira peu à peu. La médecine moderne a apporté d'innombrables progrès, particulièrement en moyens diagnostics. Mais l'exercice au quotidien m'a permis de mesurer combien les techniques modernes, la science, n'explorent que le côté matériel de la santé, le corps physique. La physiologie, c'est-à-dire la science de la nature, étymologiquement, science du fonctionnement d'organes vivants, si elle a immensément progressé au niveau des organes, laisse inassouvie la vision globale du fonctionnement du corps, des rapports entre elles des fonctions d'organes et de son interaction avec l'environnement. C'est dans cet esprit que je m'intéressais aux autres médecines, dites ancestrales. Les connaissances de nos ancêtres des cinq continents apportent bien souvent un éclairage de compréhension là où la médecine moderne se cantonne à ce qu'elle voit, expérimente, parvient à prouver. Ce qui n'est pas prouvable est-il pour autant inexistant ? Je l'entends parfois dire...

Sommes-nous prêts par instinct à devenir parents ?

Devenir parent est une aventure des plus passionnantes. Accueillir un enfant, c'est faire le choix de devenir guide. La vie ne sera plus jamais comme avant. Contrairement à ce que voudrait nous faire croire le mode de vie actuel, avoir un enfant représente une sacrée entaille à notre liberté. Finies la vie à deux, les sorties improvisées, les nuits tranquilles, un nouveau sujet entre dans la maison, pour une durée indéterminée ! Je dis bien sujet. Une petite personne, toute petite, bien immature, que nous avons la mission d'aider à grandir, d'accompagner, d'éduquer – du latin, *educare*, de *ducere*, conduire – d'élever – porter vers - avec l'attention toute particulière du cœur. Je suis parfois surprise d'une certaine tendance à traiter l'enfant comme un objet. Lorsque la parole ne joue pas son rôle de « relier », lorsque l'enfant est emporté ou posé sans mot dire, lorsque l'enfant est gavé sans attendre qu'il ait faim ou soif, lorsque les parents discutent avec la maîtresse, en dehors de la présence de l'enfant, ou sans lui adresser ou lui donner la parole, n'est-il pas objet ? Dans l'expression « avoir » un enfant, n'y a-t-il pas déjà la notion d'objet ?

Il m'est arrivé d'être émue par une jeune maman, peu instruite, et pourtant si adéquate avec son enfant. L'élan du cœur, et l'instinct naturel, non déformés par le savoir, intacts malgré les meurtrissures de la vie, peuvent nourrir une relation saine avec l'enfant. Il m'est arrivé d'être ébahie par la distance, la froideur, les exigences absolues de parents instruits, d'âge mûr, a priori adultes et responsables. Je me souviens de parents new-age, attendris par leur disponibilité aimante, néanmoins assortie d'un instinct éducatif d'une fermeté patiente. Je vois encore ce nouveau père complètement bouleversé alors que nous évoquions la peur des maladies. Il se mit à pleurer à l'idée qu'il puisse arriver quelque chose à son bébé, pourtant en pleine santé.

L'enfant nous donne le rôle de parents, rôle que nous devrions avoir le temps de préparer. La vie, grande initiatrice, ne prédispose pas de façon égale tous les sujets à devenir parents. De l'accueil de la vie à l'accueil de la mort, nous avons à parcourir nombre d'épreuves destinées à nous faire grandir, heureuses ou malheureuses, agréables ou difficiles. L'instinct existe au fond de nous, qui représente l'histoire de l'humanité, et notre aptitude innée à être parent. La diffusion du « savoir » - information - désinformation - peut l'enrichir ou le troubler. La transmission au sein de la famille agrandie, intergénérationnelle, qui représentait un pilier, est aujourd'hui souvent rendue difficile par l'éloignement et l'autonomie des familles. Poursuivant le chemin de la vie, la plupart d'entre nous ressentent un jour le désir de devenir parents, d'accueillir un enfant. Ce choix, irrévocable, nous entraîne sur un chemin pavé de bonnes intentions, mais semé d'épreuves. Nous sommes tout pour lui, et le resterons jusqu'à la fin de l'histoire. D'autres « tout » apparaîtront dans sa vie, mais les parents restent à jamais les premiers initiateurs de la vie. Au long de cette route que nous avons à parcourir ensemble, l'enfant ne manquera pas de nous signaler tout disfonctionnement. Ses réponses à nos propositions de vie nous aideront à grandir. Nos enfants nous incitent, par maints signaux, à évoluer. La vie nous offre cet échange fantastique qui enrichit tous les protagonistes.

Je voudrais ici remercier tous les petits patients et les parents qui ont nourri ma curiosité au-delà de la médecine académique. Leur participation fait de mon exercice quotidien un échange extrêmement riche dont le fruit est la santé de nos enfants.

A l'heure où la pédiatrie libérale se meurt en France, une irrésistible envie de transmettre me tient à cœur. Quelle motivation entraîne nos gouvernants à supprimer ce partenariat avec les parents ? Les pédiatres partent à la retraite et ne sont pas remplacés. Trop peu de formation ! Alors que les médias diffusent les faits divers de délinquance, pointant du doigt l'échec des parents à jouer leur rôle d'éducateurs, et que l'éducation nationale (porte-t-elle bien son nom?) contrainte d'éduquer au lieu d'enseigner, d'instruire, se trouve débordée, pourquoi tend-on à supprimer l'interlocuteur privilégié des parents, acteur de prévention ?

Il est urgent de transmettre...

Transmettre à mes enfants en âge d'être parents. Ils ont entendu maintes fois le discours sur l'alimentation, sujet le plus facile à évoquer lors des réunions de famille ou d'amis. Mais la pédiatrie recèle tant d'autres sujets à aborder. Je voudrais leur dire...

Ce livre s'adresse également aux fidèles petits patients qui ont grandi et aujourd'hui m'amènent leurs petits. Je suis grand-mère-pédiatre avec un immense bonheur. La pédiatrie est, avant tout, l'art de la prévention et ce livre a la prétention, très humble, d'informer avant de pouvoir agir.

Cette aventure m'a passionnée sur le plan personnel. A travers mes propres enfants, à travers toutes ces familles qui m'ont fait confiance, j'ai repéré nombre de fondamentaux dont je voudrais, humblement, vous faire part. A mon âge, la question de la transmission est inévitable. J'ai conçu l'exercice de mon métier dans la perspective de la prévention. Ecouter avant de parler. Observer avant d'intervenir. Penser avant d'agir. Il m'a fallu quelques mésaventures, des déconvenues, des hésitations pour évoluer, mais j'ai reçu aussi les marques de récompenses, de reconnaissance, des surprises, mille et un cadeaux d'amour, qui vous font sentir que vous êtes sur le bon chemin.

Un de mes plus beaux souvenirs de pédiatre : l'enfant, âgé de quatre ans, était venu me voir en urgence, un lundi matin, pour une douleur aiguë de l'oreille qui avait débuté brutalement dans le week-end. En entrant, il avait petite mine, en mode ralenti, comme pour économiser l'énergie et la dédier entièrement à la gestion de la douleur. A l'examen, je trouve une otite phlycténulaire. Une bulle met le tympan sous tension, comme une ampoule. La membrane du tympan étant très richement innervée, la douleur est atroce. Je prescris une ordonnance d'homéopathie à mon petit patient et l'assure qu'il sera vite soulagé. Puis nous prenons congé. Alors, l'enfant déjà parvenu dans l'espace salle d'attente-secrétariat se retourne vers sa maman et dit avec un sourire d'ange : « Maman, tu sais, je n'suis plus malade. » Quel cadeau ! En somme, le remède n'est pas tout dans la guérison. Mais cela, malgré le manque de preuve scientifique pour la médecine actuelle, nous le savons tous !

Ce livre aborde des sujets très variés. L'art de la pédiatrie s'attache à accompagner les parents. Bien sûr le premier sujet concerne la santé, le soin et la prévention. L'éducation à la santé par l'hygiène de vie est mon cheval de bataille, basée sur l'alimentation saine, le sommeil respecté, l'exercice physique régulier. Mais les parents nous embarquent parfois bien loin ! Et c'est avec un immense plaisir que je les accompagne et que nous échangeons autour de l'enfant. Nous discutons ensemble la préparation de la naissance, l'accueil de l'enfant à la naissance, le développement du petit enfant, du grand enfant, de l'adolescent, l'alimentation, le sommeil, l'éducation, la vie à l'école, les difficultés d'apprentissage, les loisirs, le sport, les troubles du comportement. A partir de là sont souvent abordés les sujets de la vie de famille, la santé du couple, de la fratrie, la place de chacun, la famille élargie et l'héritage généalogique, les secrets de famille, les souffrances de l'enfance des parents qui ressurgissent lorsque leur propre enfant naît à la vie, et enfin, l'accompagnement de l'enfant malade. La prise en charge du travail sur l'histoire familiale n'est pas du ressort du pédiatre, mais il contribue à l'aiguillage des familles vers une proposition d'accompagnement adéquat.

Ce livre a été écrit avec cœur, et je ne voudrais surtout pas que les lecteurs-parents se sentent jugés. Cet ouvrage retrace le parcours de mes journées de pédiatre consultant, témoignage de la vie qui se déroule au fil des entretiens avec les enfants et les parents. Vous trouverez peut-être parfois le ton franc. Mais je tiens à tenir un langage de franchise. Las de la langue de bois ! La vie aujourd'hui évolue à vitesse grand V. La transformation des pathologies évoque la puissance du cyclone. L'évolution de la santé est palpable au quotidien, même en dehors du chiffrage des statistiques. Le médecin ne peut que s'interroger sur l'évolution de la fréquence de certaines maladies dont il mesure la variation au sein même de sa patientèle, sur l'émergence de maladies nouvelles. Le praticien collaborant avec ses patients, avec les associations de patients, ouvert à la multitude de recherches de par le monde, participera à l'évolution du développement de la santé.

Alors que je n'avais nullement été confrontée à ces pathologies auparavant, je vois défiler les statistiques sur le vivant dans mon cabinet. Pubertés précoces, cryptorchidies (ectopie des testicules), anomalies du pénis, troubles de l'attention, agitations de toutes sortes, enfants en colère incontrôlables, parents désemparés devant le comportement de leurs enfants et se sentant incapables de réagir et d'offrir un cadre sécurisant. Il est temps de se réveiller et de parler franc. Je m'adresse aux parents qui ont envie de réfléchir, de chercher, de s'adapter et trouver leurs réponses aux questionnements de notre époque. Je crains de devoir dire que nous n'avons pas le choix de faire l'autruche. Si cela dérange, je vous prie de fermer ce livre avant de vous offusquer. La voix du cœur nous convie à bousculer nos certitudes. Les enfants d'aujourd'hui dérangent. N'évitons pas l'occasion de nous remettre en question, de réveiller nos consciences, de sauver ce qui peut encore l'être. L'Être, voilà bien ce dont il s'agit. Alors que la société voudrait nous emporter dans cet étourdissant mouvement de l'avoir, du paraître, pour mieux nous manipuler, recentrons nous sur l'essentiel. Nous, parents, sommes les guides de nos enfants. Nous avons la responsabilité de les protéger, de leur offrir la sécurité qui leur permettra de grandir jusqu'à l'âge adulte, d'acquérir autonomie de pensée et d'action.

Cet ouvrage est le fruit de mon exercice quotidien de la pédiatrie. Il se veut un témoignage. Eventuellement une source d'inspiration pour les parents, grands-parents. Il ne s'agit en aucun cas d'un ouvrage scientifique, où tout aurait été expérimenté en laboratoire, prouvé. La preuve, pour moi, est vivante, quotidienne. Elle est non isolable et analysable sortie de son contexte. Pour les esprits curieux et scientifiques, je cite, au cours ou en fin du livre, des références d'ouvrages dans lesquels sont indiquées de nombreuses études ou références bibliographiques.

Chaque jour m'a offert un travail des plus intenses et passionnants. A aucun moment, je ne me suis ennuyée. J'ai appris autant que j'ai transmis.

Chers patients, chers parents qui m'avez offert votre confiance, cheminons ensemble dans cette formidable époque de prise de conscience, pour offrir un monde meilleur à nos chers enfants. Ce livre est le fruit de plus de vingt-cinq ans de collaboration avec les parents et leurs enfants au fil des consultations. Nous nous sommes enrichis les uns les autres avec confiance et humilité.

Qu'ils en soient remerciés.

Avec cœur,

Introduction

Transmettre et Prévenir

L'esprit de ce livre vient susciter l'éveil de la conscience des parents, au plus près de ce qui leur appartient. Les enfants d'aujourd'hui sont venus nous réveiller ! Les progrès de la médecine, des diverses disciplines concernant le développement psychoaffectif de l'enfant et ses troubles, la vulgarisation des connaissances sont autant de domaines où les parents peuvent enrichir leur expérience. Toutefois, dans mon exercice quotidien, depuis vingt-cinq ans, je suis inquiète de constater combien les parents peuvent être perdus malgré cette somme d'informations disponibles. Ce livre est destiné à prolonger le partage, le bonheur que j'ai d'exercer ce merveilleux partenariat avec les enfants et leurs parents.

Transmettre et prévenir, avertir, tel est l'objectif de cet ouvrage.

L'*avant-propos* en indique l'esprit, et avertit le lecteur, parents, futurs parents ou grands-parents, de la nécessaire humilité dans cette entreprise passionnante où nous sommes guides et en même temps guidés par nos enfants.

Dans le premier chapitre « *La santé, aujourd'hui* ? » est exposé le constat des dérives de la marchandisation prenant le pas sur l'intérêt pour la santé de l'être humain. Etre informé permet de redevenir critique dans ses choix de consommateur et remettre en première place le respect de la vie. Les déviations de l'alimentation moderne, le rythme fou de la vie d'aujourd'hui, les intolérances digestives, la chimie de l'industrie alimentaire, les repas tout préparés sans l'alchimie de l'attention aimante, l'alimentation dénaturée, sont évoqués. Le problème des perturbations électromagnétiques, enfin, clôt ce chapitre.

Le chapitre « *L'histoire du lait* » retrace le développement de l'industrie laitière et ses aveuglements sur la physiopathologie de la consommation laitière à l'excès, en regard de ses intérêts économiques. Les conséquences d'une consommation obligée et outrancière sont analysées.

« *Redécouvrir une alimentation saine* » permet d'aborder le chapitre de l'alimentation comme principe fondateur de notre santé. Après avoir décrit en quoi elle est aujourd'hui dénaturée (conservation longue durée, additifs alimentaires, perte de la saisonnalité, traitements stérilisants...) je tente de donner des outils pour découvrir l'alimentation qui convient à nos enfants. Dans ce chapitre, je décris l'alimentation selon le groupe sanguin, fil conducteur de nos tolérances digestives, l'allaitement, la diversification alimentaire chez le tout-petit, un guide de l'alimentation saine chez l'enfant plus grand, l'alimentation respectant la chronobiologie, les menus classiques et selon la chronobiologie.

Un chapitre est dédié au problème du *surpoids*. Analyser ses causes possibles et repérer les moyens de corriger le mode de vie et d'alimentation. La composition des repas, leur rythme, la manière de manger, les aliments qui font grossir sont traités. La recherche du sens de cette suralimentation ou des mauvaises habitudes est soulignée. Des repères sur les erreurs à corriger, des propositions de menus complètent le chapitre.

Le chapitre suivant parle de « *La naissance* ». Pour développer ce sujet passionnant, je me suis largement inspirée du livre de Bernard Montaud, « *L'accompagnement de la naissance* ». Basé sur les témoignages de patients adultes revivant leur naissance, il permet d'envisager le vécu du bébé au cours de ce travail où collaborent la mère et l'enfant, et de mesurer les conséquences de tout ce qui peut perturber ce passage à la vie extra-utérine. Sont abordés les différents modes d'accouchement et leurs possibles effets sur le fonctionnement de l'enfant, puis de l'homme ou la femme à venir. Envisager l'événement sous cet angle favorise la prise de conscience de ce qui se joue là, à l'aube d'une vie.

Un chapitre est consacré au « *sommeil* ». Après un rappel de sa physiologie, les différentes situations auxquelles peuvent faire face les parents sont analysées, depuis les premières semaines de vie avec les angoisses de séparation jusqu'aux réveils nocturnes des plus grands et les difficultés d'endormissement, les cauchemars et les terreurs nocturnes.

Le chapitre « *Eveil du tout-petit* » reprend les aspects de l'accueil de l'enfant à la naissance et toutes ses implications émotionnelles et de découverte de ce tout-petit, parfois idéalisé. J'aborde ensuite, mois par mois, le déroulement du développement du petit enfant, dans ses aspects physiologiques. Cette trame est rapportée au rythme propre à chaque enfant. Les parents veulent savoir. Cette connaissance est rassurante.

Un sous-chapitre est dédié à l'apprentissage de la propreté, sujet devenu si symbolique, que les parents en perdent leur rôle de modèle, de guide, de peur de « forcer » disent-ils. Résultat : l'enfant se débrouille tout seul et retarde bien souvent l'apprentissage jusqu'à la veille de l'école, parfois au prix de perturbations dont il est la première victime !

« *Le développement du petit enfant* », de deux à sept ans, est détaillé dans le chapitre suivant. Sont abordés les aspects physiologiques du développement psychomoteur jusqu'à l'apprentissage de la lecture, mais aussi la socialisation, les questions existentielles des petits et des grands sur la mort, les petits soucis familiaux comme la jalousie à la naissance du puîné ou les inquiétudes des parents lorsqu'ils surprennent les enfants, nus dans la chambre, à jouer au docteur.

Dans la suite des notions sur le développement de l'enfant, un chapitre est consacré à celui du « *grand enfant* », de sept à quatorze ans, défini comme la période du développement des tempéraments. Après l'évocation de la résolution œdipienne, la question de l'émancipation de l'enfant amène celle de l'expérimentation protégée qui le guidera à penser par lui-même, de manière responsable. Le dépistage des troubles des apprentissages est souligné.

Un autre chapitre traite de la période de « *l'adolescence* », définie comme celle du développement du corps émotionnel et psychique, selon les données anthroposophiques. Les difficultés de communication de l'adolescent(e) avec ses parents constituent un motif fréquent de consultation. Avons-nous oublié notre adolescence pour être si enfermés dans nos principes ? Les peurs des parents, conscients de l'influence du milieu et des dangers de la vie, constituent un frein au dialogue et à la confiance réciproque et éprouvée. La crédibilité et la valeur de l'exemple, depuis l'enfant tout-petit, sont soulignées. La sexualité des jeunes est évoquée et la conclusion signifie l'aspect fondamental de l'apport culturel.

Un chapitre concerne « *Les troubles du comportement* ». J'utilise la connaissance anthroposophique pour guider, par ses repères du développement des différents corps, une réflexion à visée préventive. Après une description de ce que l'anthroposophie nous apporte de connaissances pour comprendre les conditions nécessaires au développement juste de l'enfant, je reprends la réalité parfois insupportable pour les petits de notre époque actuelle qui entraîne une sur-stimulation, voire surexcitation dont les parents sont les victimes secondaires. Avertir les parents des stimulations déstabilisantes me paraît la clé d'une juste prévention. L'énergie de croissance se trouve captée par les stimulations incessantes de notre époque et les informations quasiment imposées. La valeur de la parole est abordée, parfois vide et inattentive. Ce chapitre ne peut échapper au thème de la frustration. Ce qui est dit plus haut s'en trouve souvent la cause. L'enfant, aujourd'hui, n'a aucune retenue à exprimer son opposition et les parents, ayant souvent idéalisé l'enfant, sont surpris par les premières colères de leur chérubin et se voient démunis pour réagir. Qu'en est-il aujourd'hui de l'apprentissage de la patience ? Se recentrer, pour être attentif aux réels besoins de l'enfant, et dédramatiser sera mon message. Là encore, seule la pleine conscience permet de poser efficacement et justement les limites qui permettront à l'enfant de s'épanouir en toute sécurité.

Les troubles du comportement devraient susciter une analyse de notre propre comportement de parents, au plus tôt, afin d'éviter l'escalade. Enfin, les troubles du sommeil, de l'alimentation et l'influence des perturbations de l'environnement concluent le chapitre.

Un chapitre particulier aborde les troubles du comportement à type d'*hyperactivité*, sujet d'actualité. Comprendre que l'hyperactivité est une manière de réagir à son environnement pour ne pas tomber dans la dépression. Sont décrites les principales causes reconnues qui perturbent le développement harmonieux de l'enfant au sein de sa famille, de l'école, des lieux de vie en société. Le but est d'informer pour élaborer une stratégie préventive. Des clés de compréhension des causes possibles et des voies possibles d'aide thérapeutique sont proposées. Le recours aux médicaments est évoqué autour du débat sur ses effets secondaires, malheureusement peu pris en compte.

Un chapitre intitulé « *Soigner les petits bobos* » sur les gestes utiles où sont développées des notions de soins de base, pour que les parents ne soient pas démunis au premier incident. Sont décrits les moyens naturels de base pour appréhender la fièvre, les gastro-entérites, la toux et les rhumes, la varicelle et la rougeole. Une partie est dédiée aux questionnements que posent les remèdes « anti ».

Enfin, un livre sur la santé des enfants ne peut échapper au difficile sujet des « *vaccinations* » que j'aborderai surtout sous l'angle du serment d'Hippocrate : Soigner mais ne pas nuire !

Un petit chapitre sur « *La place de l'enfant aujourd'hui* » est issu d'une conférence que j'ai donnée dans le cadre de l'Université Populaire. Ce sujet m'a semblé compléter et résumer les enjeux de l'environnement familial et social sur la vie de nos petits.

Enfin un épilogue pour exprimer combien j'envisage mon rôle de partenaire, à travers ce livre, en toute humilité et avec cœur.

La Santé, aujourd'hui ?

Depuis des millions d'années, l'homme a su tenir sa place dans la nature et composer avec elle pour assurer sa survie. L'interdépendance de l'être humain avec l'environnement, vis-à-vis de la nature pour se nourrir, trouver un abri, son intégration dans les biorythmes sont autant de notions oubliées par l'homme postmoderne de ce début de vingt et unième siècle.

La nature se rappelle à nous inévitablement comme en témoignent l'évolution du climat et les catastrophes climatiques, les conséquences sur l'écologie de l'agriculture intensive et industrielle. L'interaction avec la nature est encore très palpable dans notre belle Haute-Savoie, mais qu'en est-il des familles qui vivent dans les cités de béton ? Mes week-ends parisiens de formation me donnent l'occasion de mesurer combien je me sens orpheline lorsque je parcours les avenues bétonnées, bitumées, où le tronc des arbres est encerclé de goudron. Mais où ces géants verts trouvent-ils l'énergie de se dresser, magnifiquement feuillus et parfois fleuris. Un miracle ! Le besoin que j'ai de toucher la terre, biner les plates-bandes, d'admirer le jardin en rentrant du travail, de visiter Dame Nature en montagne où l'air est plus pur et les couleurs plus vives est-il une originalité ? Je suis convaincue que ce besoin est au plus profond de chacun de nous et qu'il manque à la conscience de l'humain d'aujourd'hui, en tout cas pour beaucoup. Nous, les parents, responsables d'offrir le meilleur à nos enfants, ne devrions-nous pas réfléchir, rechercher et retrouver la conscience de l'impact fondamental de l'environnement, tant au niveau social que concernant l'habitat, le rythme de vie, la nourriture du corps et de l'esprit, l'instruction et la culture ? Le milieu urbain, isolant la nature dans les parcs et les pots de fleurs, le rythme de vie totalement insensé, l'alimentation devenue si éloignée de son origine naturelle, le manque chronique de sommeil sont autant de facteurs qui minent la santé.

La médecine moderne offre tant et tant de moyens diagnostiques et thérapeutiques, préventifs et hygiéniques. Alors comment se fait-il que nous soyons de plus en plus malades ? C'est ce que je constate au quotidien. L'espérance de vie ne cesse de progresser, mais l'être humain voit sa santé se fragiliser, se détériorer car l'intoxication se révèle de plus en plus tôt. La bronchiolite génère deux ou trois épidémies par an, la varicelle n'a plus de saison, les gastro-entérites couvrent les trois quarts de l'année, les rhino-pharyngites sont perannuelles, les allergies touchent plus d'un tiers de la population, et atteignent chez certains patients une importance spectaculaire, touchant plusieurs classes de pollens ou d'aliments - protéines végétales et animales, légumes, fruits - chez un même sujet ! L'être humain ne supporte plus un environnement de plus en plus pathogène. Le troisième âge voit son espérance de vie se prolonger, mais voyage avec un panier de médicaments.

Las ! La médecine scientifique ne donne que des réponses basées sur l'expérimentation en laboratoire, utilisant des médicaments chimiques brevetés pour pallier les symptômes gênants, sans explorer les origines du problème. La nutrition classique préoccupée de notions quantitatives sur le grand trio protides-glucides-lipides a sans doute trop longtemps négligé le rôle prépondérant des oligo-éléments et vitamines dont la nature, moins spectaculaire, est néanmoins indispensable à la vie. Les troubles de santé modernes, tels les maladies immunitaires, la maladie d'Alzheimer, le déficit attentionnel, les allergies risquent de nous obliger à envisager une vision plus globale de la santé. La spirale inquiétante de l'emprise économique sur les décisions de santé publique nous entraîne, vous les patients, et nous, les médecins de terrain, à remettre en cause les certitudes de la science moderne pour retrouver le bon sens et l'intelligence naturelle de l'homme sensible à son instinct et à son environnement écologique.

La consommation des produits laitiers est un exemple caricatural des travers de l'alimentation moderne. D'ailleurs, sans la chaîne du froid et les possibilités modernes de transport, cette industrie ne serait pas viable. Cela suffit à affirmer son caractère artificiel, s'il en était besoin. Je constate, tous les jours, le lavage de cerveau fait à nos concitoyens par la presse, la télévision, la publicité, les médecins eux-mêmes ; bien que ces dernières années émergent quelques émissions de parler franc, dédouanées de l'influence des lobbies. Car à les écouter, on pourrait croire que le calcium n'existe que dans le lait de vache ! Alors que c'est probablement le sel minéral dont on risque le moins de manquer, tant il est ubiquitaire. Encore faut-il pouvoir l'assimiler. Voilà un exemple qui souligne l'importance de l'aspect qualitatif et originel. Certes, le lait de vache est l'un des aliments qui contient le plus de calcium par cent grammes de produit, mais il est aussi le plus difficile à assimiler, avec un rendement d'à peine un tiers[1]. Aux patients qui me disent : mais alors où trouver le calcium, je leur demande :

Où donc la vache trouve-t-elle le calcium pour fabriquer un lait aussi riche en calcium et construire son énorme squelette ?

- Dans l'herbe et le foin...

Où donc la poule trouve-t-elle de quoi fabriquer une coquille d'œuf par jour ?

- Dans les débris végétaux ...

Où donc l'huître trouve-t-elle de quoi fabriquer sa coquille ?

- Dans l'eau de mer et le planton...

Le bon sens est dans la nature.

Et si l'allergie avait un sens ?

Je ne veux pas ici développer un chapitre sur l'allergie mais questionner le lecteur sur les perturbations de notre mode de vie. En prendre conscience est le premier geste qui permettra d'en limiter l'impact sur nos enfants.

Etre allergique signifie ne pas supporter son environnement. Le système immunitaire déclenche une réaction contre une substance qu'il est censé tolérer, puisqu'elle fait partie de l'alimentation ou de l'environnement normal de l'être humain. Par extension, peut-on se poser la question de savoir ce qui est intolérable pour l'enfant ?

La vie moderne imprime un mode de vie stressé, particulièrement mal adapté au respect du rythme de vie de tout être humain et notamment des tout-petits. A la naissance, l'enfant est immergé dans une ambiance familiale, émotionnelle, qu'il connaît déjà certes, depuis neuf mois, mais à

1 Voir chapitre sur le lait page 56 et note 38 page 62

laquelle il doit à nouveau s'adapter, sans le filtre du corps de sa mère. La rencontre avec le monde devient-elle trop difficile à tolérer ?

Les premiers jours de vie trouvent parfois une jeune maman isolée, inexpérimentée et fragilisée par la surinformation, voire désinformation. Souvent désolidarisés de la famille par l'éloignement qu'impose notre époque, les parents sont souvent la proie de l'inquiétude pour ce bébé tant attendu, et le manque de confiance qui en découle leur fait oublier d'écouter le bon sens. Le terrain devient favorable pour le bébé de développer des pathologies d'angoisse, en particulier d'angoisse de séparation, qui s'expriment en premier lieu sur la peau (eczéma). Le comportement du bébé devrait conduire à s'interroger sur la qualité de l'environnement qui l'accueille.

La reprise du travail de la maman impose de réveiller l'enfant. Les siestes sont calquées sur le rythme scolaire des grands, le temps des courses, etc. Le coucher est souvent bien tardif, pour voir papa qui rentre tard du travail, ou parce que maman rentre tard elle-même. Alors que l'enfant devrait se réveiller spontanément d'une longue nuit d'au moins douze heures, voire quatorze heures en hiver.

Etre allergique signifie ne pas supporter certains éléments de son environnement vis-à-vis desquels nous devrions être tolérants et développer à leur contact des réactions exagérées, voire dramatiques. Il peut s'agir d'aliments, de particules en suspension dans l'air (pollens, poussières...), de produits appliqués sur la peau (phanères d'animaux, composants des produits d'hygiène, la laine, etc...). Ces dernières années ont vu s'aggraver de façon exponentielle la fréquence des allergies, et surtout augmenter le nombre des patients présentant des allergies multiples. Certains bébés ne supportent ni les protéines du lait de vache, ni du soja, ni l'œuf et le gluten ! Comment les nourrir... Cette exagération pose question.

Il convient ici de faire un aparté pour que nous nous entendions bien. Il est souvent fait mention aujourd'hui des intolérances alimentaires. Il existe en effet nombre de situations d'hypersensibilité qui semblent ne jamais conduire à des réactions immédiates et généralement intenses – urticaire, œdème ou gonflement de la peau ou des muqueuses, gêne respiratoire jusqu'à la crise d'asthme ou l'asphyxie par œdème du larynx, voire choc - qui sont les symptômes des allergies. Dans le cas des intolérances alimentaires, il s'agit bien d'une hypersensibilité puisque l'éviction amène la disparition des troubles, mais la médiation cellulaire bien que non totalement élucidée n'est pas la même que pour les allergies et les réactions sont dites retardées. Les intolérances ont pour manifestations des troubles plus insidieux et chroniques tels que douleurs abdominales persistantes et inexpliquées par l'analyse organique, des troubles cutanés ou muqueux – que ce soit au niveau respiratoire, digestif, vésical ou génito-urinaire – des douleurs rhumatismales, migraines, fatigue chronique, etc. La prise en charge n'est pas fondamentalement différente puisque dans les deux cas l'éviction temporaire est nécessaire afin de rétablir la juste perméabilité muqueuse intestinale. L'allergie justifie par contre la mise en place d'un protocole de soins d'urgence en cas de réaction pouvant mettre en jeu le pronostic vital, ce qui n'est pas nécessaire en cas d'intolérance.

Notre environnement serait-il devenu intolérable ? Notre alimentation, en particulier, ne serait-elle pas devenue dénaturée à tel point que notre corps ne saurait en accepter davantage ? Nos modes de vie ne seraient-ils pas devenus insupportables à nos bébés ? La course à la consommation - travailler plus, pour consommer plus - entraîne bon nombre d'entre nous à un marathon - travail, courses, loisirs, sports - bien stressant pour nos enfants qui ont, avant tout, besoin de temps, de calme, d'assurance, de disponibilité et que l'on soit bien à ce qu'on fait quand on s'occupe d'eux. Un ami, jeune papa, qui a bien compris cela, me faisait remarquer que son enfant se mettait aussitôt à protester lorsque sa mère, l'allaitant, détournait son attention et faisait autre chose en même temps. Les enfants nous envoient sans doute foule de signaux de ce type, sans que nous ne comprenions ce qu'ils veulent nous dire. La tête emplie des mille choses à faire dans la journée d'une femme, d'un homme moderne, nous ne sommes plus assez disponibles pour être attentifs(ves) à l'autre, surtout lorsque la communication est non verbale, chez les bébés. Si nous nous posons un peu, cependant, nous nous apercevons qu'il peut être facile de deviner ce que l'enfant veut nous dire par ses protestations ou ses pleurs. Il suffit de se mettre à sa place. Qui de nous, adultes, supporterait que l'on nous traite de la sorte ? Et hop ! Bébé est attrapé sans mot dire, pour être emmené dans ce magasin grouillant de monde, trop chaud, trop bruyant, alors qu'il était paisible à la maison. Les parents plus centrés, plus satisfaits, plus en joie de vivre l'instant présent, apporteront à leur enfant des énergies positives qui ne peuvent que concourir à une bonne santé.

Il me semble important que la famille de l'enfant allergique se questionne sur ce qui peut être intolérable dans son environnement. Cela peut être l'environnement physique, géo-biologique, plus directement matériel (matériaux de construction, revêtement muraux et de sol, matériaux des meubles, bois collé, aggloméré...), les émanations des produits volatils (peintures et colles des meubles, produits de nettoyage, de ménage, désodorisants, insecticides...), le rythme de vie, les conditions de garde, l'environnement familial (noyau parental et intergénérationnel, fratrie), les habitudes alimentaires familiales. Etant bien entendu que les disfonctionnements peuvent franchir plusieurs générations. La prise de conscience est le premier pas vers la guérison.

Pour parler en particulier de l'alimentation, lorsque l'allergie est identifiée, la conduite à tenir, logique et admise, consiste bien sûr en l'éviction des produits incriminés. Les scientifiques préconisent une éviction d'un à deux ans, selon les écoles, suivie d'une réintroduction en milieu hospitalier pour évaluer la disparition de l'hyperréactivité.

Outre l'éviction, il convient d'œuvrer à *restaurer la santé de l'intestin*, première barrière à la pénétration des aliments et premier contact avec le système immunitaire qui en tapisse toute la muqueuse. C'est dire que l'intestin abrite la majeure partie du système immunitaire du corps humain - 70% -, ce qu'a oublié la médecine scientifique en faveur d'une analyse avant tout quantitative de notre alimentation (même si depuis une ou deux dizaines d'années, l'essor de la nutrithérapie et autres naturopathies a œuvré en faveur de l'aspect qualitatif) et au détriment du respect de l'alimentation de l'homme héritée de millions d'années d'existence.

L'homme des cavernes consommait des légumes (feuilles et racines), des fruits, des graines oléagineuses, de la viande ou du poisson. L'humanité mange seulement depuis dix mille ans un peu de céréales et des produits laitiers depuis six mille ans. Cette adaptation très récente (six mille ans sur sept millions d'années d'évolution de l'humanité, c'est bien peu) ne concerne encore aujourd'hui que bien peu de monde. Une étude américaine[2] sur l'obésité (se posant la question du rôle de la qualité des aliments comme responsable et non seulement la quantité) a découvert l'importance des intolérances alimentaires dans l'obésité et, fortuitement - comme toutes

2 *4 Groupes Sanguins, 4 Régimes*, Dr Peter J D'Adamo, Editions Michel Lafon, 2000

les grandes découvertes - que les gens du même groupe sanguin avaient tendance à avoir les mêmes intolérances alimentaires. Ce qui me fait dire, et constater tous les jours en consultation, que la majorité de la population (en France les groupes A et O représentent 85% de la population) ne supporte pas le lait, ni le blé complet, entre autres. L'industrie alimentaire moderne ayant développé le commerce de ces deux aliments de façon outrancière, malheureusement soutenue par une bonne partie du corps médical, enseigné et dopé par leurs sponsors, intoxique donc plus des trois quarts de l'humanité. L'inflammation chronique au niveau de l'intestin, entretenue par une alimentation non adéquate, fait le lit de l'hyperréactivité intestinale, puis de l'intolérance alimentaire, voire de l'allergie. Au-delà l'inflammation chronique perturbe le fonctionnement de l'ensemble du corps ce qui conduit aux maladies inflammatoires chroniques des muqueuses, de la peau, des articulations sans compter la nutrition perturbée du cerveau qui engendre les troubles du développement, du comportement, des acquisitions scolaires. Le diagnostic d'allergie ou d'intolérance impose donc, en premier lieu, de rétablir la santé de l'intestin. La suppression des aliments responsables et la restauration d'une flore intestinale équilibrée, la lutte contre l'inflammation de la muqueuse, source d'hyperperméabilité, sont des conditions indispensables au retour vers une assimilation intestinale normale et une fonction de barrière immunitaire efficace. Des produits naturels comme l'eau argileuse[3], le charbon végétal activé[4], les pré et probiotiques, les plantes (fenouil, mélisse, menthe, cardamome, curcuma, téguments de psyllium blond...) aideront à recouvrer la santé intestinale. Les prébiotiques sont des nutriments pour la flore intestinale qui l'aident à se développer et se rééquilibrer. Les probiotiques représentent une flore de substitution, utilisés pour compenser une flore déséquilibrée, mais ne s'implantent pas dans l'intestin et sont éliminés dans les selles. Une flore intestinale équilibrée est composée de 10^{14} bactéries dont la composition est propre à chacun de nous. Une véritable carte d'identité. A savoir que notre corps humain serait constitué de 10^{13} cellules ! Ces bactéries travaillent pour nous, digèrent, assurent notre défense contre les bactéries pathogènes et

3 Une cuillère à café rase d'argile verte surfine dans 200 ml d'eau. Bien agiter, puis laisser reposer toute la nuit. Boire l'eau (laisser le dépôt) dans la journée. Continuer jusqu'à obtenir durablement un transit normal, c'est à dire des selles quotidiennes, non irritantes (pas de brûlures anales, pas d'érythème fessier), sans glaires, ni nauséabondes (signe de putréfaction), ni sèches.

4 Disponible en pharmacie et boutique diététique, en poudre, gélules ou granulés, la valeur de 200 mg (une gélule ou un quart de cuillère à café) une à trois fois par jour.

synthétisent pour nous. La digestion utilise les voies de la putréfaction et de la fermentation qui doivent être rigoureusement équilibrées à moins de déclencher une rupture de la santé intestinale. Pour nourrir les bactéries putréfiantes, il faut consommer des protéines. Pour nourrir les bactéries fermentantes, il faut consommer des végétaux apportant des fibres. Un excès d'hydrates de carbone dans l'alimentation (sucres, glucides) et de levures va conduire à une dysbiose de fermentation. Un excès de protéines mène à une dysbiose de putréfaction. Dysbiose, c'est-à-dire déséquilibre de la flore intestinale, veut dire déséquilibre enzymatique et troubles de la perméabilité intestinale, donc troubles de la digestion des aliments qui, insuffisamment dégradés, vont traverser la barrière intestinale et activer le système immunitaire, créant les allergies ou intolérances alimentaires. Chez le nouveau-né, qui naît avec un intestin stérile, l'ensemencement de la flore se fait au moment de la naissance et pendant six mois, dans les conditions naturelles - et les meilleures - avec l'allaitement maternel. Les professionnels de l'alimentation infantile ont compris l'enjeu des pré et probiotiques dans le développement harmonieux de la santé intestinale, donc de l'enfant, bien qu'on ne sache pas encore totalement aujourd'hui, la justesse de ces ajouts. Il est cependant indéniable, d'un point de vue clinique, observationnel, que ces formules enrichies permettent un meilleur développement du fonctionnement intestinal et améliorent la santé.

L'alimentation moderne ressemble bien peu à nos réels besoins. Combien sommes-nous à pouvoir encore se prévaloir d'aller chercher les légumes au jardin avant de les préparer ? Légumes cultivés avec amour, et soins naturels, légumes fraîchement cueillis pour garder leur teneur en vitamines et oligoéléments.

Heureusement, nous pouvons faire notre marché devant les étals de fruits et légumes garnis par les agriculteurs locaux qui font vivre les marchés de nos villes et villages. Mais le commerce nous offre des produits dits « frais » cueillis depuis plusieurs jours, voire congelés puis décongelés, passés aux rayonnements X, ionisants, qui freinent la germination et le développement des moisissures. La pasteurisation, le chauffage à ultra-haute température, laissent-ils du vivant dans nos aliments ? L'industrie agro-alimentaire a développé un arsenal chimique étonnant (détonnant !) pour « répondre aux besoins du consommateur » : pesticides, insecticides, engrais chimiques, conservateurs, antioxydants, édulcorants, émulsifiants, colorants et maintenant organismes génétiquement modifiés.

Devant les carences engendrées par l'alimentation moderne, par les hauts rendements et les traitements chimiques agricoles qui appauvrissent le sol, la science de la micro nutrition nous concocte des mélanges substitutifs qui nourrissent sûrement encore le commerce, mais pas forcément notre corps. En tout cas, pas comme la nature sait le faire, si on la respecte. Il suffit d'expérimenter la différence d'efficacité entre les substituts chimiques et les compléments naturels. Dans la nature, au sein d'un même aliment, tout est prévu pour une bonne assimilation, les cofacteurs, les enzymes, les catalyseurs, les sels minéraux, oligoéléments, etc...

Le rapprochement peut se faire avec la phytothérapie qui n'expose pas le patient aux effets secondaires de l'allopathie. Les chimistes se sont évertués à extraire les principes naturels actifs pour utiliser leurs qualités thérapeutiques, et l'industrie pharmaceutique pour en tirer brevets et profits. Mais en gélule, le principe actif, isolé du totum, est capable d'effets indésirables. Il n'y a pas de médicament allopathique, de substance chimique, qui ne soit active sans effet secondaire. Dans la plante entière, ces effets sont naturellement tamponnés par les principes secondaires. La nature est bien faite.

Quant à *la façon de manger*, elle est tout aussi importante. Partager un repas, dans le calme, en étant conscient de se nourrir, et non pas devant la télé, la tête ailleurs. Mâcher suffisamment chaque bouchée, pour faciliter et débuter la digestion, se régaler pleinement de son goût et de sa consistance, permettant au cerveau de développer, en son temps, la satiété. A noter qu'en société, le repas est aussi le moment de nourrir la relation au sens du lien.

Le *contenu des repas* d'aujourd'hui participe sans aucun doute à atteindre la limite de la tolérance pour notre corps. Jusqu'à preuve du contraire, l'homme est omnivore, pour ce qui existe dans la nature : légumes – racines, gousses et feuilles - fruits, viandes, poissons, œufs ; céréales, légumineuses ; huiles végétales, fruits secs, graines oléagineuses. Voici les classes naturelles des aliments. Les laitages et desserts sucrés sont d'invention humaine et non utiles aux besoins du corps humain, comme le prouvent les milliards d'êtres humains qui ont vécu sans, depuis des millions d'années. Source très lucrative de revenus pour le commerce, il est de plus en plus admis, qu'ils sont aussi source de troubles de la santé pour les consommateurs[5]. L'obésité, et son cortège de pathologies (diabète, hypertension artérielle, arthrose...), infections répétées, troubles digestifs (constipation, diarrhée, douleurs abdominales, inflammations intestinales chroniques) et les maladies qui en découlent : infections rhino-pharyngées à répétition, otites, sinusites, bronchites et asthme, eczéma, etc... et allergies !

Les industriels ont bien analysé les effets du sucre ! Véritable drogue, il agit au niveau des récepteurs des neurotransmetteurs qui donnent le signal du plaisir. Son absence peut produire un vrai syndrome de manque avec fatigue, irritabilité, sensation de faim irrésistible. Les producteurs d'aliments pour bébé exploitent ces effets et sucrent à 15% les desserts lactés infantiles ! Imaginez trois morceaux de sucre dans votre yaourt ! Bien évidemment, les enfants seront les premiers consommateurs de gourmandises, si tant est qu'ils sont partie prenante dans le choix des courses alimentaires !

Le sucre, glucose ou saccharose, extrait de plantes sucrières, a la même valeur que les principes actifs extraits de plantes ou de synthèse. Isolé de son contexte naturel, il est actif et responsable d'effets secondaires, parce que non tamponné par les principes secondaires de la plante. Cet effet n'est absolument pas attendu par notre corps. Il n'appartient pas à nos besoins naturels. Ce n'est pas un aliment !

Le seul sucre dont nous ayons besoin est inclus dans le menu de la nature. Dans les légumes doux tels que carotte, petit pois, betterave, etc. Dans les fruits frais et les fruits secs. Les sucres dits lents, les farineux, nous apportent notre ration énergétique sans qu'il n'y ait besoin de sucres rapides autres que les fruits. Le miel nous apporte du sucre, mais aussi nombre de vitamines, oligoéléments, principes toniques et immunostimulants.

Les aliments contenant du sucre ajouté devraient donc être considérés seulement comme une gourmandise, au demeurant tout à fait légitime dans les règles de convivialité, et non comme de la nourriture. Difficile de faire comprendre cela aux enfants qui déambulent dans un hypermarché ! Nous, les adultes, responsables, leur mettons à disposition, de préférence sur des étalages à portée de leurs yeux et de leurs mains, un véritable poison très appétissant ! Et lorsqu'ils veulent nous le faire acheter, nous leur disons que ce n'est pas bon ! La logique du tout-petit est mise à mal.

---

5 *Lait, mensonges et propagande*, Thierry Souccar, Editions Thierry Souccar, 2007, 2ème édition en 2008 revue et enrichie. Voir aussi du même auteur *Santé, mensonges et propagande*

C'est ce que je lui explique, immanquablement, pour que tout soit clair entre nous, lorsqu'il s'agit de tempérer le surpoids d'un petit patient. Oui, il y a des tas de rayons des grandes surfaces qui devraient disparaître pour assainir notre marché.

Voici ce que j'ai écrit en 2009, puis envoyé par courriel, un soir, en revenant du cinéma où j'avais vu « *Nos enfants nous accuseront* ». J'étais assez remontée !

Chers amis et famille,

Je vous fais suivre ce document car je pense l'info importante sur un plan global.

La présentation peut paraître primaire. Mais ce qui compte, c'est l'esprit de cette affaire. Les industriels de l'agro-alimentaire se moquent de la santé et du devenir des populations. Une seule chose compte : le profit. Quitte à mettre des produits chimiques reconnus hautement toxiques dans l'alimentation ! Génocide mondial ! En toute conscience criminelle. Oui, je suis remontée. Ce soir, j'ai vu le film « Nos enfants nous accuseront » et débattu ensuite avec des intervenants et une salle motivée. Oui, ils nous accuseront et auront raison de le faire. Rien ne peut justifier l'aveuglement des criminels industriels, ni celui des consommateurs qui continuent de faire l'autruche !

L'horreur de réaliser à quel point nous avons été bernés, à quel point nous sommes restés irresponsables pour laisser faire des choses pareilles, en achetant les yeux fermés de l'alimentation-poison dont nous nourrissons nos enfants, ne peut justifier à aucun prix que nous gardions la tête dans le sable.

SI NOUS N'ACHETONS PAS CES PRODUITS, LES INDUSTRIELS DEVRONT REAGIR.

C'est notre pouvoir. Utilisons-le.

Malheureusement me direz-vous, la majorité des gens n'ont aucune conscience de cette arnaque criminelle (il y en a bien d'autres...). Mais continuer d'acheter ces produits et se taire, c'est être complice.

Prenez conscience que « vous devenez ce que vous mangez ». Tout ce que vous ingurgitez et faites avaler à vos enfants, l'organisme le déconstruit (digestion) et le reconstruit (anabolisme) pour l'INCORPORER à son image, au Soi.

Qu'advient-il de tous ces produits chimiques qui ont envahi notre nourriture ? Ils nous empoisonnent. Sachez que le plus grand nombre est indécomposable, indestructible par l'organisme humain, parce que ces molécules ne font pas partie de notre patrimoine, qui est naturel. Nous ne savons pas les dégrader, la nature non plus. D'ailleurs, le biotope des micro-organismes dont le travail est ce nettoyage est en voie de disparition... Les terres traitées aux pesticides deviennent stériles. Elles perdent leurs populations d'insectes et rampants qui travaillent à la transformation de l'humus. Devenue incapable de nourrir les cultures, il faut ajouter à la terre nombre d'engrais – chimiques ! – pour faire fructifier le sol. Ces produits chimiques sont donc persistants dans le corps et dans la nature ! Sachez qu'on retrouve dans le sang des bébés nouveau-nés plus de 300 produits chimiques ! Les bébés sont plus intoxiqués que leurs parents, qui le sont plus que les grands-parents. Aujourd'hui, la jeune génération est plus malade que celle de ses parents ! C'est la première fois dans l'histoire de l'humanité !

Les effets de ces ajouts chimiques ? Un grand nombre sont des perturbateurs endocriniens, dès le stade fœtal. Par exemple, le fameux Bisphénol A[6] *devenu célèbre par sa présence dans les biberons, entre autre. A l'origine, ce produit a été inventé comme œstrogène de synthèse. Il n'a jamais pu être utilisé comme tel en raison de ses effets secondaires (!!) Sa reconversion s'est donc opérée dans le plastique qu'il a la propriété de rendre rigide ! ... Rien ne se perd ! ...*

Les effets provoqués par ces perturbateurs endocriniens : anomalies des organes génitaux chez le garçon (multipliées par dix depuis trente ans), diminution de la fertilité (15 à 20% des couples ont à faire à un problème d'infertilité dans les pays industrialisés. La fertilité masculine a baissé de 60% en trente ans[7]*.), puberté précoce chez les petites filles, développement prématuré des seins, augmentation des cancers hormono-dépendants (sein, prostate, testicule). Effets sur la glande thyroïde qui joue un rôle important dans le développement neuropsychomoteur de l'enfant d'où anomalies de développement, troubles du comportement*

---

6 Bisphénol A, pesticides, phtalates, parabènes, filtres solaires, muscs artificiels, retardateurs de flammes bromés, composés fluorés. Voir *Polluants chimiques – Enfants en danger*, Anne-Corinne Zimmer, Les éditions de l'Atelier, 2006

7 Une étude française, relayée dans Human Reproduction le 5 décembre 2012, fait mention d'une baisse de 32,2% du nombre de spermatozoïdes par millilitre entre 1989 et 2005 et de 33,4% du nombre de spermatozoïdes normaux.

(hyperactivité, troubles de l'attention et de la concentration, difficultés d'acquisition des apprentissages - 17% des enfants américains souffrent de troubles du développement - psychoses et toxicomanies. La fréquence de l'autisme infantile est multipliée par trois en dix ans).

Les produits chimiques de synthèse sont aussi neurotoxiques (Alzheimer ?...) - sans parler des métaux lourds - cancérigènes, allergisants, hépatotoxiques.

Bref, me voilà repartie dans le débat...

Puisque les gouvernements et responsables sont irresponsables et ne diffusent bien sûr pas ces infos, nous devons nous-mêmes chercher et diffuser l'information.

Je vous en prie, allez voir le film « Nos enfants nous accuseront », dramatique mais bien fait, car il transmet le message de la nécessité de prendre conscience et devenir responsable et nous confirme la nécessité d'agir à notre niveau.

Je vous en prie, lisez le livre « Polluants chimiques, Enfants en danger » d'Anne-Corinne Zimmer, journaliste scientifique, qui a fait un énorme travail de collecte d'informations.

N'en faites pas des cauchemars, ne vous laissez pas envahir par la peur, cela ne mène à rien. La peur paralyse, vous le savez. Ce n'est pas le moment de rester paralysé !

Réveillons-nous et agissons chacun chez soi et autour de soi. La tâche d'huile fera son travail de diffusion.

Avec mes meilleures pensées affectueuses, Anne

Aujourd'hui, je lancerais le même cri d'alarme. L'information doit passer et se diffuser. Nous avons, vis-à-vis de nos enfants, le devoir de réveiller nos consciences de consommateurs.

Outre l'impact de l'alimentation, d'autres facteurs me paraissent prépondérants quant à la nuisance imposée à notre santé en ce début de XXIème siècle.

Le *rythme de vie* effréné de nos jours est grand consommateur d'énergie. Notre organisme doit sans cesse s'adapter à un rythme artificiel. Nos capacités à gérer le stress sont bien souvent débordées. La demande est trop forte. Il s'ensuit une fatigue qui agit sur notre équilibre émotionnel et qui est immunodépressive. Une des ressources fondamentales de l'être humain, outre l'alimentation, le sommeil et l'équilibre des relations affectives, se trouve dans le contact avec la nature. Si dans ma région Rhône-Alpes, on peut dire que nous sommes particulièrement privilégiés, encore faut-il inclure dans son programme hebdomadaire ce contact avec la nature. Encore faut-il en avoir le temps ! Et l'envie ! Après des journées marathon, grande est la tentation de se laisser aller sur le canapé devant la télévision, nouvelle source de dépense énergétique monstrueuse et de perturbation des champs électromagnétiques, nous y reviendrons. Jouer dans la nature est une excellente source de détente et de récupération pour les enfants soumis à de longues journées d'école. Idéalement chaque soir dans le jardin au retour de l'école, sinon après une semaine où ne font que s'accumuler les dépenses d'énergie, se ressourcer au cours d'une belle randonnée en montagne ou promenade en campagne voire au parc proche de chez vous est un acte de reconstruction, de détente, de partage, outre le bénéfice d'un exercice physique qui dynamise notre organisme. Les activités sportives dans des clubs si prisés par la société moderne, bien souvent en salle, sont amputées de cette relation indispensable à la nature. La vie moderne nous a fait largement oublier que l'être humain s'inscrit dans la nature. Notre quotidien dispose de tant d'outils non naturels, créés par l'homme industriel et démultipliés par l'informatique, que nous omettons de nous considérer comme appartenant à la nature. Les peuples dits « premiers » - cette qualification surprenante ayant l'avantage d'éviter la connotation supérieure et inférieure inscrite dans d'autres vocables – sont encore là pour nous rappeler nos origines naturelles. La philosophie des peuples Kogis[8], basée sur le respect de tout ce qui est issu de la nature, c'est à dire eux-mêmes, êtres humains, et leur environnement à cent pour cent, devrait nous inciter à réfléchir sur nos comportements dits modernes ! Je crois que malheureusement, une grande majorité des populations urbaines vivent, de nos jours, quasi totalement coupées de la nature, donc de leurs racines. Si l'on vit en respectant la nature, on vit en se respectant soi-même et les autres :

« ... On pourrait apprendre ou réapprendre que l'homme fait partie

8 Les Indiens Kogis, *La Mémoire des Possibles*, Eric Julien, Editions Acte Sud, 2009 – et *Kogis, Le Message des Derniers Hommes,* Editions Albin Michel, 2004. Les indiens Kogis vivent dans les montagnes de la Sierra Nevada de Santa Marta dans l'extrême nord de la Colombie. Repoussés par la guérilla qui pille leur réserves alimentaires, par les incursions de l'armée, par la déforestation, les pilleurs de tombes, les narcotrafiquants, ils sont acculés à vivre sur des espaces de plus en plus réduits. Eric Julien a créé l'association Tchendukua dans le but de racheter leur terre et de collaborer à la protection du peuple Kogi.

de la nature, que c'est une partie de nous, qu'il est possible de vivre en harmonie avec elle. Si on apprend à connaître la nature, à la respecter, on peut apprendre à se respecter soi-même ; pour cela, il faut être patient et respecter le temps. Les Indiens peuvent encore nous enseigner cette réalité, ils n'ont pas oublié qu'ils font partie de la nature. »[9]

Cette rupture du lien avec nos origines nous entraîne bien loin de nous-mêmes. Nous nous retrouvons décentrés, happés à l'extérieur de nous-mêmes par toutes ces stimulations incessantes de la vie moderne. Impossible de marcher dans une rue sans être harponné par une image publicitaire, des affiches, une vitrine spécialement étudiée pour attirer l'œil. Sur les six kilomètres que je parcours pour me rendre à mon lieu de travail, pas moins de trente-cinq panneaux publicitaires dont dix-sept sur deux kilomètres en ville... Sans prise de conscience et sans efforts de recentrage quasi permanent, nous vivons à côté de nos pompes !

« Ce qui compte vraiment dans cette démarche d'accompagnement (des Indiens Kogis), ce n'est pas tant que nous ayons besoin (des Kogis), c'est que nous avons besoin de développer les qualités humaines qui sont nécessaires pour les accompagner, celles-là mêmes qu'il nous faut pour nous sauver nous-mêmes. »[10]

Comment pouvons-nous imaginer offrir un terrain fertile à nos enfants pour se développer et s'épanouir dans une telle ambiance éparpillée, dispersée, polluée. Comment s'étonner de leur agitation, de leur distractibilité, de leur manque d'attention, de leur sommeil perturbé par des réveils angoissés et des cauchemars, de leur soi-disant hyperactivité. Accepteriez-vous pour guide de voyage un individu agité, distrait, inconstant ? Où trouveriez-vous l'assurance dont vous avez besoin à ce moment ? Il est facile d'imaginer l'instabilité que l'on crée chez nos enfants à travers ce rythme de vie complètement fou d'aujourd'hui, alors que ce petit d'homme, le seul petit mammifère dont la période de développement qui conduit à l'âge adulte est aussi longue, a besoin d'une guidance permanente alliant écoute, disponibilité, exemplarité et amour. Ces carences répétées de notre guidance parentale génèrent un état de stress chronique, lui-même immunodépresseur. Sur le strict plan de la santé, nous comprenons comment le seul stress de la vie quotidienne est responsable

9 Gentil Cru, colombien, compagnon d'Eric Julien au cours de son aventure chez les Kogis. Séquestré et assassiné par les milices paramilitaires colombiennes en novembre 2004.

10 Jean-Marie Pelt, *La Terre en Héritage*, Essai Poche, Paris, 2002

de son altération. Savoir faire des choix, préserver une ambiance calme, s'écarter de toute stimulation intempestive et non désirée, afin de rester centré et à l'écoute de soi est un devoir lorsque l'on est parent. L'enfant a besoin d'un guide, d'un pilier sur lequel s'appuyer pour grandir en paix. Ce guide doit pouvoir lui offrir sérénité et assurance. La vie est une source quotidienne d'incertitudes, me direz-vous. Je vous oppose que le fait de se poser des questions, existentielles ou non, d'avoir à faire des choix, de ne pas connaître le lendemain ni l'avenir, n'a rien à voir avec l'assurance et le dévouement dont l'enfant a besoin pour grandir. Assurance ne veut pas dire maîtrise, contrôle de tout mais plutôt présence fidèle, simplement être sûrement soi-même. Donner à l'enfant une image de pseudo-perfection de l'adulte et de plein savoir serait un énorme mensonge. C'est bien notre condition d'être humain que de ne pas tout connaître, en particulier le futur. Mais, c'est la même condition pour tout être humain, pour tous les êtres humains. L'enfant l'acceptera s'il sent que nous faisons tout notre possible et de tout notre cœur. Alors il connaîtra la sérénité et la confiance. Une chose doit être sûre, l'enfant peut compter sur nous à tout moment et pour toujours. Cette notion de solidarité affective est essentielle à transmettre.

Outre l'impact majeur des perturbations du rythme de vie, bien éloigné du rythme de la nature, s'ajoutent les perturbations de la qualité de notre champ de vie, en particulier *les perturbations électromagnétiques*. Durant ce dernier siècle, avec la généralisation de l'électricité, des appareils de télécommunications, des appareils électroménagers puis de l'informatique, notre environnement énergétique a considérablement changé. Les troubles du comportement ont toujours existé, certains individus ne parvenant pas à s'adapter. Mais je peux vous dire que je n'ai pas besoin d'études statistiques pour constater que les troubles du comportement (hyperactivité, agressivité, inattention) voire les perturbations de la personnalité sont en augmentation inquiétante.

Dans l'organisme vivant, le réseau de communication intercellulaire est basé sur des échanges ioniques et des mouvements d'électrons qui évoluent dans un champ électromagnétique. Ce champ, en perpétuel mouvement, subit les influences extérieures des autres champs électromagnétiques, celles des champs terrestres, célestes et cosmiques, auxquels s'ajoutent aujourd'hui, tous ceux créés par l'homme industriel. Les champs électromagnétiques s'opposent ou se renforcent entre eux. Il est alors aisé de comprendre qu'il peut s'en suivre des perturbations qui influent sur la santé. Totalement négligées par les fabricants, profit oblige, et le législateur, soumission oblige, ces perturbations électromagnétiques affectent particulièrement les enfants dont l'organisme est en maturation.

De *la télévision*, dont l'influence du champ électromagnétique se propage jusqu'à huit fois le diamètre de l'écran, aux écrans d'ordinateurs et aux jeux vidéo, aux multiples appareils électriques meublant la maison, sans compter le réseau des câbles électriques et aujourd'hui réseaux électroniques et autres ondes wi-fi, les sources de perturbations sont quasi omniprésentes. Les possibilités d'adaptation du corps humain semblent aujourd'hui largement dépassées. Une étude marseillaise a démontré qu'une exposition de plus de cinquante minutes par jour à la télévision divisait par deux les résultats scolaires des enfants. Que penser des séances de télévision des tout-petits, le matin au réveil, avant d'aller à l'école ? Des maîtresses m'ont témoigné qu'elles peuvent dire lesquels de leurs élèves regardent la télévision le matin. L'influence du champ électromagnétique des écrans soumet l'organisme à un stress, grand consommateur de neurotransmetteurs, sans parler du contenu du film ou des jeux qui peut majorer le stress émotionnel. La dépense est alors considérablement supérieure à la possibilité de régénération. Il n'est donc plus possible de faire face au stress, normal, de l'attention à l'école. Plus de carburant ! Les problèmes d'inattention, de distractibilité signalées par les enseignants aux parents, dès les classes maternelles, ont probablement leur origine principale dans ces perturbations. Il est urgent d'agir sur celles que nous pouvons maîtriser. Télévision, ordinateur, jeux vidéo devraient être d'un usage contrôlé, limité à une demi-heure au maximum par séance, et mieux vaudrait aménager, sans doute, des jours de repos complet.

La télévision, à laquelle sont souvent soumis nos enfants dès le plus jeune âge, n'est pas seulement perturbatrice quant au contenu des programmes et à l'environnement électromagnétique. Des études ont démontré qu'il existe des perturbations sur la nature du regard, sur la volonté du téléspectateur, sur l'endormissement de son esprit critique. Ces perturbations se manifestent sur l'enregistrement électrographique du cerveau ou de l'activité cardiaque[11].

---

11 Lire le fascicule édité par Anthrosana, *Télévision et physiologie humaine*, Rainer Patzlaff (Case postale CH – 4144 Arlesheim, info@anthrosana.ch, www.anthrosana.ch, Tél + 41 61 701 15 14)

Le regard est un geste actif. La fovea (le centre de la rétine) scanne l'image que l'œil choisit de regarder à la fréquence de 5 images par seconde. La télévision en délivre au moins 25 par seconde. Dépassé, l'œil, après un court moment, se fige et le regard devient passif, sans intervention de la volonté, et l'esprit critique se retrouve endormi ! Prenons conscience de cela. D'ailleurs, nous avons tous remarqué combien les enfants (et les adultes aussi...) étaient captés par le petit écran. Réalisons combien vont loin ces influences sur leur organisme, mais aussi sur leur développement intérieur, leur personnalité, l'épanouissement de leur individualité.

Il est évident que ces remarques s'appliquent aux écrans vidéo, consoles de jeux ou ordinateurs.

Le *téléphone sans fil et le téléphone portable ne devraient jamais être utilisés à moins d'un mètre cinquante d'un enfant*, particulièrement du nourrisson. La distance d'influence électromagnétique d'une antenne relais de téléphone portable a été estimée à 150 mètres, celle d'un pylône de ligne électrique à haute-tension ou d'un transformateur électrique à 300 mètres.

L'organisme humain se distingue par une multitude de petits et grands processus (...) rythmiques se déroulant sur un modèle de base qui est très flexible et peut s'adapter à différentes exigences conditionnées par le milieu extérieur. Le téléphone portable, lui, émet des signaux numériques à une fréquence donnée. Il envoie 217 fois par seconde un très bref signal de hautes fréquences, pulsées à basse fréquence à la station de base. Ces cadences fixes imprègnent les processus rythmiques de notre organisme dont elles influencent la variabilité et la flexibilité. (...) Un être humain dont le système rythmique « s'étrique », parce qu'influencé par ces ondes, montre à la longue les signes classiques de baisse de production et de rigidité et, en conséquence, voit sa santé mise en danger.[12]

Voici les effets rapportés par la recherche liés à l'utilisation du téléphone portable ou à la proximité des antennes relais : réchauffement de l'oreille[13], modification du tracé de électroencéphalogramme[14], augmentation de la

12 *La téléphonie mobile – une communication à risques*, Edwin Hüber, Anthrosana

13 Le même effet de chaleur est utilisé dans les fours à micro-ondes

14 Enregistrement de l'activité électrique du cerveau

perméabilité de la barrière hémato-encéphalique[15], favorise l'agrégation des globules rouges (ce qui entraîne thrombose et infarctus), effet cancérigène, troubles du comportement et de la santé (avortements et malformations, amaigrissement, apathie, troubles nerveux...) démontrés chez les animaux (souris, animaux de la ferme).[16]

Le téléphone avec fil semble aujourd'hui dater de l'antiquité. Il nous semble difficile de faire marche arrière. Mais conscients de ces effets, nous minimiserons l'usage du téléphone, particulièrement dans l'environnement immédiat des enfants, et notamment des tout-petits.

Je ne m'étendrais pas sur l'influence du réseau Hartmann, des réseaux d'eaux souterraines et autres influences géologiques naturelles qui peuvent perturber, en particulier, les tout-petits. J'en veux pour preuve l'amélioration des troubles du sommeil de certains enfants lorsque l'on découvre le bon endroit dans la chambre, ou dans une autre chambre, pour qu'ils trouvent le repos réparateur.

Les Indiens Kogis ont des connaissances ancestrales sur l'influence de la nature et du cosmos sur notre organisme. Ils savent ainsi où construire leur maison, leur potager, leurs lieux de réunions, la nué, où enterrer leurs défunts pour que l'harmonie du lieu de vie ne soit pas rompue. Ils savent, comme nos ancêtres, comment associer les végétaux pour que la nature leur offre l'harmonie nécessaire aux cultures. Ils savent aussi gérer les influences des hommes entre eux. Leur vie sociale est basée sur l'échange et le respect d'autrui et du groupe. Toute décision est soigneusement réfléchie à tout niveau. Chaque individu est consulté lorsque la moindre décision doit être prise.

Puissions-nous retrouver cette force de la parole et de la connaissance ancestrale dans nos communautés familiales et sociales. Puissions-nous retrouver le respect de la nature et des humains dans notre mode de vie. Las, les conflits d'intérêts sont énormes et tranchent souvent les débats.

Il est de notre responsabilité d'adulte, de parent, d'en être conscient et vigilant, à chaque instant, afin de protéger au mieux l'environnement de nos enfants.

---

15 Barrière entre le sang et le cerveau

16 Ibid.

L'Histoire du Lait

A en croire l'industrie laitière et les recommandations que diffuse de concert le Programme National Nutrition Santé (PNNS), sans lait point de salut ! La condamnation est l'ostéoporose[17] pour les rebelles.

Or, il y a moins de dix mille ans que nous consommons des produits laitiers ! La première identification remonte à la découverte de traces de lait dans un bol datant d'il y a six mille ans, ce qui correspond aux débuts de l'agriculture[18]. Et pourtant les premières traces de l'humanité remontent à sept millions d'années. Comment avons-nous fait pour survivre sans voler son lait au petit de la vache ? Comment avons-nous pu subir un tel lavage de cerveau ?

Dans le grand livre de la nature que lisons-nous ? Chaque femelle mammifère élabore un lait dont la composition est exactement adaptée aux besoins de croissance et de développement de son petit. Et ce petit se nourrit du lait maternel jusqu'à ce que sa maturité lui permette d'ingérer ce que mange sa mère. Je me suis amusée à observer notre chatte Mina. Nous avons accueilli huit portées ! Pour mettre au monde sa première portée, elle s'installa avec entêtement sur le lit de mon fils... entourée des trois enfants ! Elle nous offrit la plus belle leçon de sciences naturelles à

---

17 Voir plus loin page 55

18 Thierry Souccar, *Lait, mensonges et propagande,* 1re édition 2007 - 2ème édition 2008 revue et enrichie. Ce chapitre est largement inspiré de mon expérience quotidienne auprès des patients et du magnifique travail de Thierry Souccar.

laquelle je n'ai jamais assisté. Elle les allaita exclusivement pendant un mois, jusqu'à ce qu'ils sachent parfaitement se déplacer et descendre les marches de l'escalier ! Puis, les petits commencèrent à accompagner leur mère jusqu'à l'écuelle. La durée de la gestation de la chatte est de deux mois. Petit à petit, les chatons goûtent puis se nourrissent de mieux en mieux de l'alimentation adulte. Puis à l'âge de deux mois, alors que leur mère leur a appris à chasser, elle se met à les repousser lorsqu'ils s'approchent de ses mamelles. Elle les a pourtant nourris jusque-là avec un amour indéfectible et tendre. Cette attitude m'avait surprise la première fois. Puis, observant qu'elle se renouvelait à chaque portée, il me semblait indubitable que les choses dussent se passer comme cela. Je m'intéressais alors aux autres mammifères et interrogeais mon oncle, agriculteur. La gestation du veau dure environ neuf mois et demi. Il commence à goûter l'herbe à cinq mois... Petite remarque au passage... Pour construire cet énorme squelette de vache ou d'éléphant, de quoi se nourrit l'animal ?!... D'herbe, de fourrage, de feuilles !! Sans blague, y aurait-il assez de calcium dans l'herbe ?? Alors là ! Que nous raconte-t-on ? Pourquoi agite-t-on le spectre de l'ostéoporose ?

Donc, reprenons. La vache produit un lait idéal pour nourrir le veau. Un lait riche en calcium élaboré en mangeant de l'herbe. Enfin, lorsque les choses se passent de façon naturelle. Car assez rares sont les vaches qui ont le privilège de brouter l'herbe aujourd'hui. L'alimentation des bovins a été pervertie par l'insatiable recherche de profits des industriels, même en ce qui concerne nos pauvres amies les bêtes. Rappelez-vous. Ils leur ont donné à manger les carcasses de leurs congénères ! La vache n'étant pas carnivore, il fallait bien s'attendre à un massacre. Les humains aussi ont payé avec la maladie de la vache folle qui a transmis à l'homme le prion responsable de la maladie de Crosswell-Jacob... Autrefois, maintenue dans un environnement naturel, la vache broutait de l'herbe, engendrait des veaux qu'elle nourrissait de son lait. Vous vous rappelez la bonne viande tendre du veau de lait ? Au début du XXème siècle, une vache produisait 4 à 5 litres de lait par jour, jusqu'à la prochaine gestation, et elle vivait une quinzaine d'année, jusqu'à vingt ans. Dès les années 50, les éleveurs obtenaient 8 à 10 litres par jour. Mais aujourd'hui, une vache laitière vit 3 à 4 ans, emmenée à l'abattoir avant qu'elle ne tombe d'épuisement et de maladie, et produit en moyenne 40 litres de lait par jour ! Ces résultats sont liés à la sélection génétique issue des laboratoires de recherche agronomique et à l'alimentation artificielle des vaches. Cette alimentation est devenue une science fragile dont le moindre écart peut coûter la vie à la bête et entamer gravement le porte-monnaie des éleveurs. Les animaux sont parqués dans des étables, entravés dans des boxes, tels les veaux élevés en batterie, arrachés à leur mère dès la naissance, gavés pendant une semaine au biberon de lait de leur mère (!), puis parqués à l'unité d'élevage, nourris au lait de... vache additionné de farine et facteurs de croissance !! Quelle vie ! Quelle violence faite au vivant ! La vache est aujourd'hui une usine laitière. Imaginez les toxines produites par ce stress permanent qui arrivent dans votre bol de lait ou votre assiette de bœuf bourguignon... Les vaches qui paissent dans les champs sont des privilégiées, ainsi que les consommateurs qui récoltent de bons produits laitiers ou de boucherie. J'ai remarqué ces dernières années qu'elles étaient beaucoup moins nombreuses dans les alpages...

Le lait de vache convient donc parfaitement au veau qui a une énorme croissance osseuse et musculaire. Il va passer en un an de 30 à 40 kilos à la naissance à presque 200 kilos. Soit sept fois son poids de naissance. Quelle différence avec le petit enfant qui, en une année, va tripler son poids et prendre seulement 50% de sa taille. Par contre, ce petit humain aura vu son cerveau passer de 400 à 800 grammes, soit les deux tiers de son poids adulte. En dix-huit mois, le veau sera parvenu à sa taille adulte et la femelle sera fécondable à trois ans, mais son cerveau n'aura quasiment pas bougé. Il est capable de se déplacer seul dès sa naissance, mais il n'apprendra qu'à brouter. Pendant ce temps, le petit être humain aura retracé la phylogénèse[19] en développant le mouvement et le langage. De la vie aquatique in utero, il passe vers 5 à 7 mois à la mobilité des reptiles, puis des quadrupèdes et enfin il se relève et passe à la verticalité ; il aura appris à parler, commencé à développer sa pensée, à vivre en relation avec les autres. Le lait de vache contient de fortes quantités de protéines et de facteurs de croissance. Comment s'en étonner ? Le veau en a besoin pour assurer une croissance si rapide. Et comment s'étonner que les pays les plus gros consommateurs de produits laitiers aient vu leur taille s'accroître en une très courte période en comparaison de l'évolution de la taille de l'être humain au cours des âges[20].

19 Développement de la vie

20 Op. cit. p.116

L'histoire de l'humanité nous permet de comprendre l'évolution de l'alimentation qui s'est faite sur sept millions d'années. Le corps humain a donc eu le temps d'effectuer des adaptations, conditions vitales de la subsistance. Comment donc se nourrissait l'homme des cavernes ? Il n'y a qu'une réponse possible... : de ce qu'il trouvait dans la nature ! Il est consternant de voir à quel point l'industrie et le commerce nous ont fait occulter le fait que nous appartenions à la nature. Notre ancêtre s'alimentait donc de ce que la nature lui offrait. Feuilles, tiges, gousses, racines - soit des légumes et probablement des légumineuses lorsqu'il a découvert le feu - fruits, graines sauvages, viande ou poisson selon l'environnement. Mais comment a-t-il pu survivre ? Ni céréales, ni produits laitiers ! Et ce pendant plus de 6 990 000 ans ! Comme le dit très malicieusement Thierry Souccar, « *si l'on rapporte ces sept millions d'années à un an, cela fait à peine depuis la fin de l'après-midi du 31 décembre que nous consommons des produits laitiers*[21] »...

Ce qui me préoccupe énormément, et qui devrait interroger les parents, ce sont les dégâts engendrés par une consommation outrancière de produits laitiers. Les recommandations du PNNS indiquent trois à quatre produits laitiers par jour, en précisant : un verre de lait (digeste seulement pour l'intestin du veau, par définition), deux yaourts, du fromage (rendus plus digestes par la fermentation ou la cuisson). Voilà l'équivalent d'un litre de lait par jour, voire davantage. Une part de quinze grammes de gruyère apporte autant de calcium qu'un verre de lait.

Les parents donnent des produits laitiers à leurs enfants car ils veulent le meilleur pour leurs petits, et on ne cesse de leur répéter que le lait est riche en calcium, et que l'on construit son capital osseux pendant l'enfance. Ce discours est né dans l'après-guerre et il est un discours commerçant.

Au début de ma carrière de pédiatre, j'exerçais en Tunisie. Les populations d'Afrique du Nord consomment peu de produits laitiers. Mais voilà, atteints par la frénésie commerçante des industriels européens de la production laitière, ils se mettent à en manger de plus en plus. Mes consultations étaient remplies de petits enrhumés, d'asthmatiques, d'eczémateux. Soigner les rhinopharyngites à répétition à coup d'anti-inflammatoires, de mucolytiques[22], voire d'antibiotiques me posa vite question. Utiliser

21 Op. cit. p.32

22 Remède qui liquéfie les glaires

l'homéopathie n'était pas facile à l'époque, les médicaments n'étant pas disponibles sur place. La question de l'alimentation comme première médecine s'imposa alors. « Que ton aliment soit ton médicament » disait Hippocrate. L'essai d'exclusion des produits laitiers apporta bien souvent la solution à ces problèmes ORL à répétition. De petits asthmatiques virent s'espacer puis disparaître les crises provoquées par les rhumes. Les eczémas guérissaient comme par enchantement. De retour en France après sept années, la constatation de l'extrême fréquence de ces pathologies, et la demande très importante des parents de ne pas nuire à la santé avec les médicaments chimiques – toujours porteurs d'effets secondaires possibles – me fit choisir la thérapeutique homéopathique de façon prépondérante, bien sûr lorsque c'est possible. La prescription d'antibiotiques ne dépasse pas une vingtaine d'ordonnances par an ! Quel bonheur d'exercer l'art de la médecine en respectant le serment d'Hippocrate : « *Soigner, mais ne pas nuire* ». Il y a quelque temps d'ailleurs, je cherchais le texte du serment que nous prêtons le jour de la soutenance de thèse. Quel ne fût pas mon étonnement de voir que la phrase princeps avait disparu pour faire place à la phrase suivante : « Je jure de respecter et promouvoir les progrès de la science » ! ... Sans commentaires, tellement il me faudrait de pages pour exprimer mon indignation !

Ainsi, je soignais ces petits bronchiteux avec le moindre mal. Mais nombre d'entre eux n'étaient pas parfaitement guéris. Je repris alors mon cheval de bataille de l'alimentation - première médecine - quelque peu remisée dans cette ambiance franco-française, médico-scientifique. Il n'était pas toujours facile de convaincre les mamans d'abandonner un ingrédient qui inonde tous les plats, tous les repas. Mais je dois dire que la patientèle qui fréquente mon cabinet me gâte beaucoup. En bavardant avec mes confrères à propos de la fréquentation de nos cabinets, je me sens extrêmement privilégiée de recevoir cet auditoire ouvert et en quête. Bien sûr, il faut du temps pour expliquer, et je le paie par les très longues journées de travail. Mais quelle satisfaction de « *Soigner, mais ne pas nuire* ». Quel bonheur de voir ces petits vivre sans rhumes, ni otites. L'exclusion du lait, puis sa réintroduction si besoin est de faire preuve, permet dans bien 80% des cas de problèmes ORL et cutanés à répétition, d'apporter la preuve tangible que la guérison est obtenue en diminuant, voire en supprimant les produits laitiers. La rechute ne manque pas à l'essai de réintroduction, ou lorsque la consommation redevient trop importante. Les mamans sont le plus souvent faciles à convaincre - de plus en plus, d'ailleurs - bien que je sois obligée parfois de répéter pendant plusieurs consultations cette proposition d'expérience. A terme, le succès est quasi constant. Dans les services hospitaliers, cette histoire d'intolérance, parfois d'allergie, conduit à un discours incontournable de tentative de réintroduction après la période d'exclusion, dont la durée a d'ailleurs tendance à raccourcir au fil des années. Mais pourquoi donc serions-nous obligés de consommer des produits laitiers, de manger de tout ! Bien évidemment, tout le monde sait que l'homme est omnivore. Mais à chacun de respecter sa propre physiologie, héritée de millions d'années de vie humaine, différente selon l'environnement et les habitudes de vie. L'essentiel est de manger varié, afin de n'être exposé à aucune carence, mais pas forcément de tout. Il est donc, pour moi, évident que le lait rend malades ceux qui ne le digèrent pas.

Nous sommes, en France, de forts consommateurs de produits laitiers, dépassés par les Anglais et les Nordiques, notamment les Suédois. Et pourtant, nous sommes fortement atteints par « l'épidémie » d'ostéoporose ! Bizarre... Comment l'expliquer ? Thierry Souccar[23] donne des éléments de réponse dans son livre, extrêmement documenté par une bibliographie imposante portant sur le lait et le calcium. Le lait n'est consommé, en dehors des campagnes, qu'à partir de la fin du XIXème siècle, grâce au développement des transports ferroviaires. Mais ce n'est qu'au début du XXème siècle que l'essor de la réfrigération permet la généralisation de la consommation du lait et sous-produits laitiers. Nestlé fusionne au début du XXème siècle avec le découvreur du lait concentré sucré, l'anglo-Swis Condensed Milk Company, et promeut une gamme de produits laitiers destinés aux enfants. Tout le monde connaît l'essor de cette industrie du lait en poudre qui, dans bien des contrées, a favorisé la diminution de l'allaitement maternel et développé une mortalité infantile par malnutrition et infections, dans les pays africains notamment. Au XVIIIème siècle, lorsque les nourrices, débordées et affairistes, ont tenté de nourrir les trop nombreux bébés qui leur étaient confiés par du pain trempé dans du lait de vache, la mortalité infantile des nourrissons a connu des taux records. Le petit enfant n'a pas les mêmes capacités digestives ni les mêmes besoins que le veau, s'il en fallait la preuve, j'en ai déjà parlé.

---

23 Thierry Souccar, *Lait, mensonges et propagande*, 2008 p. 61 à 103

Pour en revenir à l'ostéoporose, cette maladie se définit par une trame protéique de l'os déminéralisée, c'est-à-dire vidée de ses sels minéraux, donc fragilisée et exposée aux fractures. L'incidence de l'ostéoporose se mesure par le taux de fractures du col du fémur pour une tranche d'âge. S'agit-il d'une carence d'apport en calcium, comme nous le fait croire le complexe industrio-agro-médico-scientifique, ou bien d'une perte ou d'une fuite de calcium ? Les populations exposées à l'ostéoporose sont justement celles qui ont adopté le mode d'alimentation moderne américano-anglo-européen : beaucoup de céréales raffinées, beaucoup de sucre, de viande, de produits laitiers. Tous ces aliments, issus de la production à l'échelle industrielle, sont acidifiants. Ils apportent des acides ou conduisent à la fabrication d'acides par la digestion. Or le pH sanguin doit être parfaitement stable, très légèrement basique entre 7,35 et 7,45. Pour ce faire, notre organisme dispose d'un grand réservoir de composants alcalinisants, les sels minéraux, dans nos os ! Notre squelette va donc faire les frais du mode d'alimentation moderne. L'os va se vider de son calcium notamment, le plus important minéral en quantité de notre corps, pour neutraliser l'acidité produite par l'apport excessif d'aliments acides et acidifiants[24], par la digestion, le stress, le manque de sommeil, le manque d'exercice physique de l'homme moderne. Voilà comment on provoque l'ostéoporose ! L'augmentation de la consommation de calcium ne permet pas de résoudre cette déminéralisation, au contraire, plusieurs études le concluent[25]. Seule l'industrie laitière, et derrière elle l'académie de médecine, se refuse à reconnaître cette vérité, et pour cause ! Passe encore pour l'industrie dont l'existence est basée sur la rentabilité et l'expansion, mais que dire du corps médical ! Malheureusement, quelques représentants se sont fourvoyés dans les tentacules du lobby de l'agro-business, et sont amenés à produire des contre-vérités et des contre-sens dont, hélas, seuls pâtissent, pour l'instant, les consommateurs et les malades. Car notre société n'est pas prête à reconnaître qu'elle s'est trompée, et a été trompée, depuis plus d'un siècle.

Combien de calcium devons-nous ingérer chaque jour pour être en bonne santé ? Quel calcium ? Les apports journaliers recommandés[26] (AJR) ne

24 Voir annexe 1 en fin d'ouvrage

25 Op. cit. p.62 Les preuves que les laitages ne préviennent pas l'ostéoporose.

26 Les AJR sont des valeurs repères utilisées en tant que référence pour l'étiquetage des produits alimentaires pour un nutriment donné. Il s'agit d'une approximation réglementaire et simplificatrice qui ne prend pas en considération l'âge ou le sexe ni le mode de vie.

sont que des déductions d'analyses de consommation étudiées dans une population donnée - encore faut-il que cette population ait une alimentation naturelle et originelle - ou de calculs obscurs de rapports entre l'ingesta (ce que nous ingérons) et les pertes. Tout cela comporte donc un caractère tout à fait arbitraire et aléatoire, du fait qu'il n'est tenu aucun compte du métabolisme et des différences physiologiques entre les individus.

De récentes études sur l'alimentation de certaines populations, dont la plus connue est celle des crétois, ont renversé pas mal d'a priori. La population d'Okinawa, au Japon, se distingue par une longévité exceptionnelle, quatre fois plus de centenaires qu'en Occident, mais aussi trois à quatre fois moins d'ostéoporose et de cancers[27]. Les personnes âgées restent aussi plus longtemps en bonne santé. Et tout cela avec un régime sans produits laitiers, très peu de céréales et féculents, mais beaucoup de légumes frais et frits, soupe miso[28], fruits et poisson ! Les apports en calcium sont de l'ordre de 350 mg par jour ! Même constat dans les populations d'Afrique, Amérique latine et Asie qui ne consomment pas de laitages et absorbent entre 500 et 600 mg de calcium par jour. Ce qui a conduit l'OMS à revoir à la baisse ses conseils d'apport recommandé en calcium : de 1000 mg par jour on passe à 540 mg ! De plus, les études montrent que le calcium laitier n'est assimilé qu'à hauteur de 30%, alors que le calcium végétal l'est à 70%.

Que dit-on en France ? Les recommandations sont les suivantes :
Enfants de 1 à 3 ans : 500 mg par jour
Enfants de 4 à 9 ans : 800 mg par jour
Adolescents : 1 200 mg par jour
Adulte : 900 mg par jour
Femme de plus de 55 ans : 1 200 mg par jour
Homme de plus de 65 ans : 1 200 mg par jour
Femme enceinte et allaitante : 1 500 mg par jour

On passe du simple au double ou triple des recommandations de l'OMS et de la consommation de plus des trois-quarts de la planète où l'ostéoporose est beaucoup moins fréquente. Les études montrent que plus on mange de

27 Op. cit. p 36

28 Le miso est un aliment traditionnel japonais qui se présente sous forme de pâte fermentée à haute teneur en protéines. Il est fabriqué à partir de graines de soja, de riz ou orge, de sel marin et d'eau, de ferment à base de blé ou riz inoculé avec un champignon de type Aspergillus.

protéines animales, plus on perd de calcium. Plus on mange de sel, plus on perd de calcium[29]. Moins il y a de calcium dans une cellule graisseuse, l'adipocyte, plus il déstocke les graisses[30]. Plus on mange de calcium, moins la vitamine D est transformée en sa forme active qui contrôle le taux de calcium dans le sang. D'autre part, l'acidité liée à la consommation excessive de produits laitiers inhibe l'action de l'enzyme qui active la vitamine D au niveau du rein. Quand on sait le rôle que la vitamine D joue dans la croissance, la régulation du métabolisme phosphocalcique, l'immunité et son rôle anti-cancer, vous voyez poindre une possibilité de compréhension des maladies modernes... Etant donné la monstrueuse consommation de calcium laitier des français, il n'est pas étonnant de constater les carences – pseudo-carences ? – en vitamine D, que l'on va bien sûr compenser par un fructueux marché de compléments en vitamine D, voire de compléments calcium-Vitamine D. Cela pourrait faire rire, tellement le ridicule est flagrant, si ce n'est le drame de nombre de nos concitoyens qui ont vu leur vie basculer dans le handicap ou la maladie chronique à cause du bol de lait et du yaourt !

Je vous suggère vivement de lire l'ouvrage de Thierry Souccar que vous pourrez compléter avantageusement avec son précédent livre, *Santé, mensonges et propagande*. Vous y puiserez nombre d'informations et d'explications, basées sur une importante bibliographie, pour vous y retrouver dans cette arnaque médico-industrielle.

Par exemple, dans les années soixante, T. Colin Campbell, professeur de nutrition à l'université Cornell, découvre qu'en présence d'un cancérogène, l'aflatoxine[31], au cours de l'expérimentation chez l'animal, génère un cancer à 100% chez les animaux nourris avec 20% de caséine, la principale protéine du lait, alors que ceux qui n'en consomment que 5% ne développent pas de cancer[32]. La contre-expérience avec une protéine végétale, en l'occurrence le gluten, est négative même en présence d'aflatoxine. Le cancer ne se déclenche donc pas seulement en présence de cancérogène, mais en fonction du taux et de la nature des protéines ingérées, en l'occurrence la

29 Op. cit. p 224

30 Ibid. p 185

31 L'aflatoxine est une mycotoxine produite par un champignon de l'espèce Aspergillus qui contamine les céréales, les arachides et les noix issues des climats chauds et humides. Elle est cancérogène, hépatotoxique, tératogène et immunodépressive.

32 Op. cit. p 105 et suivante

caséine du lait ! Pire, l'expérience est reproduite avec le virus de l'hépatite B comme cancérogène. Les résultats sont identiques[33] !

Le cancer de la prostate est 3 à 5 fois plus fréquent chez les hommes qui consomment plus de deux produits laitiers par jour. Le yaourt serait davantage en cause dans le cancer de la prostate, le fromage plus impliqué quant au cancer du testicule. Idem chez la femme pour le cancer du sein. En outre, le lait contient des quantités très importantes d'œstrogène et de progestérone, puisque les vaches sont traites pendant la gestation, y compris pendant la deuxième moitié où les taux d'hormones sont les plus élevés. Or ces hormones sont très proches des nôtres. Comment peut-on ne pas penser qu'elles exercent une action sur nos récepteurs ?

L'insuline bovine, proche de l'insuline humaine, non détruite par la digestion, pourrait entraîner une réponse immunitaire altérée à l'origine du diabète.

Le lait de vache contient plusieurs facteurs de croissance dont l'IGF-1 (insulin growth factor), qui a pour propriété de faire se multiplier les cellules, y compris les cellules précancéreuses et cancéreuses. Cet IGF-1 du lait de vache est en tout point identique au nôtre et n'est pas détruit par la digestion, contrairement à ce que prétendent les industriels laitiers, puisqu'on le retrouve à 70% dans la circulation ! Des études[34] ont montré la corrélation entre un taux élevé d'IgF-1 dans le sang et la consommation importante de produits laitiers, notamment chez les enfants et adolescents, mais aussi chez l'adulte : un facteur de croissance pour les cellules cancéreuses ! On peut rapprocher de cette notion, celle de la corrélation de la consommation des produits laitiers avec l'augmentation de la taille. En France, un homme mesure en moyenne 1,75 mètres, 1,80 aux Etats-Unis et 1,84 aux Pays-Bas. Vingt pour cent des Néerlandais mesurent plus de 1,90 mètres. A l'inverse, les Japonais qui boivent peu de lait mesurent en moyenne 1,65 m. En 1970, le Français mesurait en moyenne 1,70 m, soit une augmentation de 5,5 cm en près de 35 ans. En comparaison, la taille moyenne des recrues sous Louis XV et Louis XVI est de 161,7cm. C'est à dire qu'il aura fallu trois cents ans pour qu'un Français gagne 8 cm et seulement 35 ans pour qu'il en gagne 5,5 cm depuis les années 70[35].

---

33 Op. cit. p 112

34 Ibid p 137

35 Campagne de mensurations de l'industrie textile en 1970 et 2004, op. cit. p 115

Un peu d'histoire[36]... La production et la vente de lait, après la découverte du lait concentré sucré, ont été exploitées par l'industrie pour fournir les armées au cours de la première guerre mondiale. Après la guerre, le marché s'effondre et l'industrie cible la population infantile. L'industrie agro-alimentaire laitière cherche des débouchés et s'adresse au plus haut... Elle se place en bonne position d'influence dans les gouvernements. En Angleterre, le Milk Act en 1934, puis en France, en 1954, le gouvernement, sous l'égide de Mendès France, introduit les distributions de lait dans les écoles. Un verre de lait est distribué quotidiennement aux écoliers. En 1943, le même programme est infligé aux petits Américains. Mais, c'est depuis les années 60, le marché s'essoufflant quelque peu, que l'industrie infiltre le monde médical, avec, comme cheval de bataille, le fameux calcium, jusqu'aux recommandations fallacieuses du PNNS : 3 à 4 produits laitiers par jour !

Dire que nous sommes les dindons de la farce est peu de chose, mais se profile au fil des études de plus en plus critiques, un scandale sanitaire des plus vastes : augmentation de l'ostéoporose, des cancers hormono-dépendants, diabète, obésité, allergies, troubles et maladies digestives, troubles chroniques ORL et broncho-pulmonaires et asthme, maladies auto-immunes. Toute cette épidémiologie est curieusement calquée sur les habitudes alimentaires qui comprennent une forte consommation de lait et laitages.

Il est plus que temps d'ouvrir les yeux, à plus forte raison lorsque l'on devient parent. Si votre enfant fait rhume sur rhume, des bronchites à répétition, y compris la fameuse bronchiolite, dont le nom n'est pas utilisé toujours à bon escient, de l'asthme, de l'eczéma, testez le régime sans lait. Le principe est simple. La preuve par l'expérimentation. Il convient de supprimer de manière stricte tous les produits laitiers, le lait à boire, les yaourts, le fromage, et tous les desserts lactés. Chez certaines personnes particulièrement sensibles, la consommation rare d'un peu de lait dans le fond du bol de céréales, même s'il n'est pas bu, peut suffire à entretenir les rhumes ou l'eczéma. Le lait cuit, et surtout additionné aux farineux – dans les gâteaux ou les biscuits par exemple – ne pose en général pas de problème. Je parle bien sûr des cas d'intolérance digestive et non d'allergie aux protéines du lait. L'exclusion durera deux à quatre semaines selon la pathologie. L'irritation chronique avec son cortège de glaires de la

36 Op. cit. p 31

muqueuse digestive ou respiratoire guérit rapidement en une semaine le plus souvent. L'eczéma chronique mettra plus volontiers deux semaines à se calmer. Pendant cette période d'exclusion, on note le comportement de l'enfant, son appétit, l'évolution des plaintes et des symptômes. Il est bien évident qu'une amélioration franche devrait pouvoir rendre inutile la tentative de réintroduction. Mais, il en faut parfois plus pour convaincre des parents bien embêtés de devoir changer la préparation des repas et les courses. Il faut faire la preuve pour s'apercevoir que le petit ne se plaint plus de maux de ventre après le petit déjeuner qui ne comporte plus de bol de lait.

Après deux à quatre semaines, vous reprenez vos repas habituels avec le lait et les laitages, et vous notez le comportement de l'enfant. Y a-t-il changement des selles, de la peau, réapparition des symptômes ? Et puis, votre enfant a-t-il toujours envie de manger ou boire du lait ? Observez attentivement et honnêtement. On m'a raconté nombre de fois que le nez recommençait à couler le soir même, voire parfois dans l'heure ! Cette expérience toute simple, sans surcoût pour la Sécurité Sociale, faite honnêtement, peut résoudre, sans médicament, les pathologies chroniques qui font souffrir nos bambins ! Les mamans qui nourrissent et soignent les enfants sont le plus souvent assez faciles à convaincre. Les papas semblent par contre très attachés à leur bol de lait, ou plutôt au plateau de fromage... ! Surtout quand ils sont agriculteurs ou fromagers... Il m'est arrivé de devoir insister pendant plus d'un an, voire plusieurs années dans certaines familles, pour convaincre de tenter cette expérience, et revoir le petit enfin guéri de ses rhumes et otites à répétition. Les habitudes et l'influence des messages mensongers sont tenaces. D'ailleurs, après quelques années de répit, je revois parfois l'enfant grandi présenter à nouveau les symptômes à répétition, ou une pathologie nouvelle selon l'âge. Par exemple l'asthme du grand enfant qui se révèle chez un ancien eczémateux. Immanquablement, il s'avère que l'enfant, allant mieux, s'est remis à consommer du lait et des laitages... J'ai rencontré un soir, au concert, une jeune fille de douze ans que je suivais depuis sa naissance. Le papa m'avait appelée quelques jours auparavant pour me dire qu'elle faisait de l'asthme ! Une enfant bien portante, qui mange correctement, mais qui, petite, avait eu des problèmes cutanés résolus par une alimentation sans lait ni laitages... Je n'ai pu m'empêcher, en bavardant, de lui poser la question : as-tu repris la consommation des produits laitiers ? « Ah ! Oui, mais très peu, et pas souvent » !... « Eh bien, ma grande, je te propose d'essayer le test d'éviction et on en reparle dans quelques temps ». Bien qu'à cet âge, l'implication des facteurs psycho-émotionnels jouent un rôle certain dans l'asthme, il est fort probable, vu ses antécédents, que l'arrêt des produits laitiers conduit à l'amélioration. Et, c'est exactement ce qui s'est passé. Tous les troubles se sont amendés lorsque l'éviction des produits laitiers a été à nouveau respectée.

Dans 85% des cas, la population française ne digère plus le lait dès la deuxième année, puisque 40% de la population est du groupe O - chasseur-cueilleur - et 45% du groupe A qui tolère seulement les laitages fermentés, mais pas les fromages à pâte dure, très denses, ni le lait à boire. Vous imaginez les difficultés à persuader les gens d'abandonner le gruyère, le comté ou le beaufort, la fondue et la raclette en Haute-Savoie ! Seuls, les héritiers de la tradition nomade sont aptes à digérer, même adulte, le lait et les fromages. Ce sont les populations du groupe B qui se sont adaptées, au cours des millénaires, à la consommation du lait de leurs troupeaux ; mais ils ont perdu, par contre, l'adaptation à digérer les céréales. Ils représentent 12% de la population en France. Ces individus sont particulièrement vulnérables au blé qui a considérablement évolué génétiquement. Du gluten[37], il y en a partout, comme le lait en poudre et le lactose du lait. Il est alors fort compréhensible que l'organisme, qui ne reconnaît comme aliment acceptable, que ce qui appartient au règne de la nature, soit déboussolé de la présence de ces extraits isolés, et penche vers des désordres inflammatoires et dysimmunitaires. Le système immunitaire permet la reconnaissance du soi et du non-soi, pour garantir l'intégrité de l'organisme. Comment reconnaître ce qui n'appartient pas au registre naturel engrangé dans la mémoire cellulaire depuis des millions d'années ?

Je vous suggère donc de faire confiance à votre tout-petit. Son instinct le guide pour accepter de manger ce qui est bon pour lui. Avant d'en arriver à la pathologie, regardez-le lorsque vous introduisez la première cuillère de yaourt. Attention ! Du yaourt non sucré. Car, dans ce cas, comment saurez-vous si votre enfant aime le yaourt ou plutôt le sucre ou la compote qui y est mélangée ? Il est remarquable – que la nature est bien faite ! – de constater que la plupart des enfants du groupe O feront une terrible grimace et recracheront cet aliment qu'ils sentent mauvais pour eux. Je suis en admiration devant l'intelligence instinctive des tout-petits. Pourtant,

37 Voir page 113

si vous n'interprétez pas cette réaction et continuez à lui présenter le yaourt tous les jours, votre enfant finira par accepter ce que vous voulez lui donner à manger. Pour l'enfant, ce que l'adulte fait est a priori un exemple à suivre ! Dès lors, avec un intervalle libre plus ou moins long selon chaque individu, en lien avec une sensibilité propre à chacun, les dégâts évolueront à bas bruit, puis de manière symptomatique. Il n'est donc pas évident, pour le profane, de faire le lien avec un aliment introduit il y a quelques semaines, mois ou années. Nombre d'enfants, et particulièrement les enfants du groupe O, ont déjà du mal à accepter les laits pour nourrissons. Même améliorés, ces laits issus du lait de vache, sont loin de présenter la composition idéale du lait de femme, d'ailleurs trois à quatre fois moins riche en calcium que le lait de vache[38]... Il est incroyable, d'ailleurs, de voir l'étonnement des parents lorsque je leur dis que les laits en poudre pour nourrissons sont élaborés à partir de lait de vache. A l'âge des bébés, les coliques – si souvent mises sur le compte de la nécessaire adaptation à la vie extra-utérine ou sur l'angoisse des parents – sont l'expression la plus commune, avec les régurgitations, du rejet du lait et de l'incapacité de certains enfants à digérer le lait, même adapté. Mais que faire lorsque la maman n'allaite pas ? Commence alors la recherche du lait que le bébé acceptera. Je m'en remets toujours à l'instinct de ce petit être. C'est lui qui choisit, je propose. D'instinct, il est capable de nous faire comprendre quel lait lui convient. Quel soulagement alors pour les parents de voir ce bébé retrouver le sommeil, les sourires et les gazouillis.

A l'âge où le petit commencera à vouloir vous imiter, laisser le s'approcher du fromage et observez sa réaction lorsqu'il le porte à sa bouche. Et respectez !

Enfin, quand dépister les enfants qui ont supporté le lait pour nourrissons et qui, grandissant, le tolèrent de moins en moins, du fait de la diminution naturelle de la lactase, enzyme qui permet de digérer le lactose, sucre du lait[39], entre autres ? Cela survient très généralement dans la deuxième

38 Le lait maternel contient 33 mg de calcium pour 100 ml, contre 900 à 1200 pour le lait de vache, selon les sources. De plus, le calcium du lait de vache est difficilement assimilable (au tiers) car ce lait contient trop de phosphore par rapport au calcium (rapport calcium/phosphore de 1,2) et pas assez de magnésium. Dans le lait de femme le rapport calcium/phosphore est de 2.

39 La diminution de la lactase n'est pas la seule raison de l'intolérance aux produits laitiers. La nature des protéines - la caséine est une énorme protéine en regard des protéines du lait maternel - joue un rôle important ainsi que le rapport calcium/phosphore insuffisant dans le lait de vache (1,2 contre 2 pour le lait maternel).

année, voire au moment de l'entrée à l'école. Tiens donc, cet enfant qui prenait toujours son biberon de lait le matin, se met à faire rhume sur rhume. Bien sûr, la première raison incriminée est l'école, grande pourvoyeuse de microbes... Le petit fait son immunité ! Que nenni ! Dans les écoles, les classes sont généralement surchauffées – on ne tient pas compte de la chaleur humaine qui pourrait générer bien des économies de chauffage... L'enfant peut certes subir au décours des entrées et sorties en récréation des chaud-froid successifs. Mais la plupart des rhino-pharyngites à répétition de l'enfant de petite section maternelle sont résolues grâce à l'éviction du lait ! Quand ce n'est pas le lait en berlingot ou le yaourt proposé par la maîtresse pour le goûter du matin qui fait rechuter l'enfant alors qu'il mange correctement à la maison.

Mais souvent, l'intolérance est manifeste bien avant l'entrée à l'école. Bien qu'aujourd'hui ce test spontané soit souvent retardé parce que les enfants continuent à boire le lait au biberon jusqu'à un âge avancé - jusqu'à six ans, ai-je vu... - il est très intéressant d'observer la réaction de l'enfant lorsque, désirant faire comme les grands, il a envie de venir à table et prendre le petit-déjeuner au bol. Cela survient entre 16 et 18 mois si vous observez bien les signaux de votre enfant. Il vous dit toujours comment évoluent ses besoins. Regardez-le ! C'est alors que, dans 85% des cas, je vous l'ai dit, le petit ne boira plus que très peu de lait ou pas du tout. Il refusera cet aliment, pourvu que l'on n'ait pas mis de sucre ou de chocolat pour en modifier le goût, et qu'on l'ait tiédi car le froid atténue l'odeur. Le biberon, devenu objet fétiche, masquait l'odeur du lait qui écœure ceux qui ne le digèrent pas. Mais, beaucoup de mamans se désespéreront de constater qu'il ne boit plus de lait. Alors, elles reviendront au biberon ! Pour respecter l'évolution de l'enfant, c'est le moment de lui donner judicieusement des laits végétaux variés. Le lait de chèvre peut convenir aux petits du groupe A, mais aucun lait animal ne convient aux enfants du groupe O.

L'intolérance aux produits laitiers peut être dûe à la baisse des lactases comme vu plus haut, à la nature des protéines du lait de vache, mais aussi à la transformation des graisses. Le lait qui serait bu au pis de la vache serait le plus digeste. Il serait même toléré par les intolérants. En effet, la pasteurisation, et a fortiori le traitement du lait à très haute température (U.H.T.) émulsionnent les graisses qui deviennent ainsi plus indigestes et athérogènes.

Ne soyez pas inquiets. Lorsque vous proposez à votre enfant un régime varié, riche en légumes et fruits, céréales, légumineuses, etc. il ne risque pas de manquer d'apport de calcium. Veillez par contre à ce qu'il dorme suffisamment, bouge assez, et communie régulièrement avec la nature. Ainsi, l'acidification humorale[40] ne sera pas majorée et votre enfant n'aura pas besoin de réparer cette acidité excessive en perdant son calcium. N'oubliez pas non plus qu'une des sources végétales de calcium la plus importante se trouve dans les amandes. Elles contiennent deux fois plus de calcium que le lait de vache et ce calcium est six fois mieux assimilé. Une petite poignée d'amandes, gros comme la main de l'enfant, lui donnera la bonne dose quotidienne. Bien évidemment, chez le petit enfant, vous utiliserez la purée d'amande blanche, sans sucre ajouté. Il se régalera avec des cracottes tartinées de purée d'amande, ou bien vous mettrez une cuillère à café dans la compote dès l'âge de sept mois. Rappelez-vous, les Okinawais se nourrissent essentiellement de végétaux et poissons, et ils ont très peu d'ostéoporose et vivent vieux et en meilleure santé.

Toute pathologie à répétition ou chronique doit conduire à s'interroger sur l'origine véritable du mal. Et, je vous assure qu'il ne s'agit jamais des microbes ! Sauf au sens du déséquilibre de la flore intestinale par inflammation chronique de la muqueuse. Je vous le rappelle, notre intestin abrite 70% de notre système immunitaire. L'alimentation est le seul corps étranger que notre organisme doit accepter de tolérer. Nous nous construisons à partir du contenu de notre assiette. Nous devenons ce que nous mangeons ! La digestion gastrique puis intestinale découpe, déconstruit les aliments. Le foie complète une déconstruction beaucoup plus poussée puis réintègre les éléments primaires, acides aminés, acides gras, sucres simples, oligo-éléments, minéraux pour construire et reconstruire nos tissus en perpétuel renouvellement, et synthétiser les enzymes, protéines diverses et cofacteurs, les hormones, etc. qui assurent le bon fonctionnement de nos organes et de notre métabolisme. Comment réfuter que l'alimentation joue un rôle fondamental dans la santé !

---

40 La charge acide est le résultat de l'apport d'aliments acides et liée à la digestion des aliments qui produit des acides. Les aliments acidifiants sont principalement les protéines animales, les céréales raffinées, les produits laitiers, les sucres et produits sucrés. En outre le manque de sommeil, d'exercice physique en excès, la fatigue sont acidifiants.

Retrouvons nos sens et notre bon sens pour offrir à notre corps, et nous les parents, à nos enfants, les meilleurs ingrédients, une nourriture juste, variée et équilibrée, en résistant aux multiples tentations et propagandes de l'agro-business.

Redécouvrir l'alimentation saine

Il suffit de se « rincer » du lavage de cerveau publicitaire et médiatique, et d'accepter de regarder la réalité en face pour observer que notre alimentation moderne est tout simplement dégénérée ! Pas de produits frais (j'entends par là, cueillis au jardin et préparés aussitôt), multiples ajouts chimiques, modes de préparation antinaturels (micro-onde[41], cuisson à haute température[42])... L'industrie alimentaire, en mal de gains, nous offre, soi-disant pour nous servir et répondre à nos « besoins », des plats :

◊ *amidonnés* (amidon riche en amylopectine à index glycémique élevé[43] amidon provenant le plus souvent de maïs - génétiquement modifié ?)

◊ *édulcorés* : l'aspartame, édulcorant au goût sucré, à 37° est transformé

41 Le principe du four à micro-onde est issu des restes de la deuxième guerre mondiale (qu'il fallait recycler...) : le klystron, utilisé dans les radars, émet sur 2,4 gigahertz, la fréquence propre de la molécule d'eau. Le problème réside dans la violence du principe qui produit la chaleur par une agitation extrême des molécules d'eau. Ceci induit une véritable déflagration cellulaire des aliments réduisant ceux-ci en une bouillie chimique. Il s'ensuit la destruction de la vitalité des aliments (dont enzymes, vitamines...). Dans votre assiette, il reste un aliment, dévitalisé, mort. De plus cet échauffement violent et fulgurant génère des produits de transformation toxiques, hautement néfastes à la santé des intestins !...

42 Le processus est moins violent, mais Jean Seignalet (*L'alimentation ou la Troisième Médecine*) conseille de ne pas cuire au-dessus de 110°, pour les mêmes raisons de destruction ou transformation des constituants alimentaires en poisons cancérigènes.

43 L'index glycémique mesure la capacité d'un glucide donné à élever la glycémie (taux de glucose dans le sang) après le repas par rapport à un standard qu'est le glucose coté 100.

en acide formique neurotoxique. Cet acide nous pique et nous enflamme à la suite d'une piqûre de fourmi ! Il est tenu responsable, dans des études américaines, de l'augmentation des tumeurs du cerveau chez les diabétiques qui consomment beaucoup d'édulcorants[44].

◊ *émulsionnés* : le plus souvent par des phosphates dont plusieurs équipes de recherche ont montré que la suppression dans le régime alimentaire améliorait le comportement de certains enfants atteints du syndrome d'hyperactivité et déficit de l'attention.

◊ au goût rehaussé, « *exhausté* » par le glutamate, bien sûr artificiel et non reconnu par notre corps comme le glutamate naturel qui joue le rôle de neurotransmetteur, d'où des dégâts aboutissant à la mort neuronale par intoxication de la cellule nerveuse due à une entrée massive de calcium, sodium et eau ! Le glutamate est présent dans presque toutes les préparations alimentaires industrielles, y compris les aliments pour enfants (petits pots, biscuits...) car il permet d'utiliser moins de matière première sans diminuer le goût. D'autre part, le glutamate étant irritant pour le tube digestif, il entraîne une faim mécanique qui pousse à la consommation[45] !

◊ *onctueux*, grâce, en particulier, au lait en poudre, protéines de lait et autres dérivés du lait que l'on retrouve dans de très nombreuses préparations alimentaires industrielles. Même là où on ne s'y attend pas, comme le saucisson, les sorbets...

◊ *colorés* - et là où des substances naturelles comme le curcuma et la betterave pourraient être utilisées, les produits chimiques rivalisent quant à leurs effets secondaires en particuliers allergisants. De nombreux colorants autorisés sont responsables d'hyperactivité[46] ! (E 102 – 104 – 107 – 110 – 120 – 122 – 123 – 124 – 127 – 128 – 131 – 132 – 133 - 142 – 151 – 154 – 155). La plupart d'entre eux sont aussi responsables du déclenchement de l'asthme et seraient cancérigènes et ils sont autorisés ! L'aluminium, utilisé comme colorant gris... est pourtant largement mis en cause dans les maladies modernes (Alzheimer, Parkinson, sclérose en plaque, fibromyalgie, syndrome de fatigue chronique, etc.)

◊ *aromatisés* : certains arômes sont dits naturels car ils sont tirés de produits issus de la nature. Mais croirez-vous que l'arôme fraise est tiré de copeaux de bois...

◊ « *conservables* » : pratiques, consommables pendant de longs jours ou

44 Vérités Santé Pratiques n° 45 page 4, et voir plus loin page 67

45 Soignez-vous n°13 page 4

46 *Additifs alimentaires, Danger,* Corinne Gouget, Editions Chariot d'Or, 2006, réédité en 2014

semaines !! Grâce à des conservateurs, anti-oxydants, etc... qui ajoutent au cocktail chimique leurs effets secondaires souvent de l'ordre de l'allergie, voire du risque de cancer. Une expérience américaine a montré que le pain hamburger mettait plus de trois semaines à moisir...

◊ *dévitalisés* : le fait de manger conservé nous fait ingérer des aliments qui ressemblent à des cadavres de légumes, fruits, viande, etc. ... ayant perdu leur vitalité et donc leur utilité pour nourrir nos organes.

Il me faut, ici, faire une parenthèse sur deux additifs particulièrement toxiques :

L'Aspartame – E 951 : Malgré son usage dans de très nombreux produits alimentaires ou pharmacologiques (plus de cinq mille produits de par le monde), ce produit inventé « *en 1965 par un chimiste américain qui tentait de créer un nouveau médicament pour soigner les ulcères, n'aurait jamais dû être commercialisé. Dès 1973, des chercheurs américains indépendants avaient prouvé que l'aspartame détruisait le système nerveux et était hautement cancérigène. Mais sa mise sur le marché fut imposée dans les années 80 avec beaucoup d'argent* »[47]. L'aspartame est parfois désigné comme exhausteur de goût sur certaines étiquettes. La FDA[48] reconnaît 92 effets secondaires, du simple mal de tête au cancer du cerveau, maladie de Parkinson, Alzheimer et sclérose en plaques[49] !... Les diabétiques américains nourris aux édulcorants meurent prématurément de maladies neuro-dégénératives et de tumeurs du cerveau.

L'aspartame est composé de phénylalanine (50%), acide aspartique (40%) et ester de méthyle (10%) qui se transforme, dès 30°, en méthanol puis formaldéhyde (classé dans le même groupe que les drogues comme le cyanure et l'arsenic), acide formique et diketopiperazine, tous responsables de tumeurs du cerveau[50]. Il attaque la cellule nerveuse en l'excitant jusqu'à la détruire, provoquant des symptômes très divers que l'on retrouve dans l'épidémiologie des XXème et XXIème siècles[51] !

---

47 Corinne Gouget Ibid.

48 Food and Drug Administration (Office de contrôle des denrées alimentaires et des médicaments aux USA)

49 Vous trouverez toute la liste dans le livre de Corinne Gouget, op. cit.

50 Corinne Gouget op. cit.

51 Liste dans l'ouvrage de Corinne Gouget, op. cit.

Pour en savoir plus, vous pourrez consulter des sites internet[52] et l'ouvrage du Dr H.J. Roberts qui traite des effets secondaires de l'aspartame et des excitotoxines[53].

Le glutamate – E 621 (Glutamate Monosodique ou GMS) : Ce produit est utilisé comme exhausteur de goût. Produit chimique ajouté dans les aliments par nos gentils industriels pour exciter nos papilles gustatives et celles de nos petits ! Les voyez-vous devant un paquet de chips... Impossible de s'arrêter, ils se jettent sur le deuxième paquet. C'est comme les cacahuètes. Certaines personnes y sont allergiques, et du coup, doivent exclure TOUTE alimentation industrielle. Le glutamate joue un rôle certain dans l'épidémie d'obésité actuelle, du fait de l'augmentation de l'appétit et donc de la ration alimentaire et du risque de dépendance aussi réel que celui de la nicotine ou de certaines drogues dures. Depuis la deuxième moitié du XXème siècle, comme pour beaucoup d'autres additifs, en particulier les phosphates, les industriels de l'agroalimentaire l'ont utilisé de plus en plus et en quantités de plus en plus importantes, afin de faire plus de profit et de donner plus de goût aux aliments conservés, perdant naturellement leur saveur, voire sans saveur d'emblée du fait d'une agriculture trop intensive et rapide. Ce produit a aussi tendance à augmenter la production d'insuline par le pancréas, pouvant provoquer le diabète de type 2, maladie de civilisation en augmentation depuis la fin du XXème siècle... Le glutamate considéré, au même titre que l'aspartame, comme une excitotoxine, détruit le système nerveux et est cancérigène[54]. Le docteur Russel Blaylock, neurochirurgien et nutritionniste américain, cite dans son ouvrage plus de 490 références et études scientifiques datant de 1950 à 1993 démontrant les effets du glutamate, alors que la France ne dit rien sur la toxicité de cet additif. On peut même dire qu'il est camouflé[55] puisque le glutamate est **toujours** présent - sans être nommément indiqué - sous les noms suivants :

Acide glutamique (E620), huiles ou graisses végétales hydrogénées, protéines hydrogénées, gélatine, caséinates de sodium ou de calcium, levure rajoutée, extrait de levure, glutamate monopotassique (E622), diglutamate de calcium (E623), glutamate d'ammonium (E624), diglutamate de magnésium (E625) et certaines huiles de maïs...

52 Voir la bibliographie en fin d'ouvrage

53 *Aspartame DISEASE, an Ignored Epidemic,* Dr H.J. Roberts (2001)

54 Pour en savoir plus : *Excitotoxins : The taste that kills (Excitotoxines : Le goût qui tue),* Dr Russel Blaylock, 1997

55 Corinne Gouget, op.cit.

Contiennent **souvent** du glutamate : extraits de malt, bouillons, arômes de malt, arômes artificiels, arômes naturels, arômes naturels de porc ou de poulet, extraits d'épices, protéines de blé, de nombreux assaisonnements et épices, maltodextrines, sauce au soja, produits fermentés ou fortifiés, acide citrique (ou concentré), sirop de maïs, arôme de caramel (colorant).

Le glutamate est présent dans la majorité des produits transformés, en particulier dans les soupes en sachets, les chips, les plats surgelés, les plats préparés, **les bonbons, les pâtes à tartiner**, les « produits de régime ».

Le petit livre très pratique à mettre dans le sac à main, « *Additifs alimentaires* »[56] sera fort utile lorsque vous ferez vos courses pour vous renseigner sur les risques et les effets secondaires des additifs alimentaires autorisés. Cet aparté sur ces deux additifs alimentaires, probablement les plus toxiques, en est largement inspiré. Autorisé ne veut pas dire inoffensif ! De nombreux produits sont décrits comme pouvant déclencher l'hyperactivité et les allergies.

Un grand nombre d'additifs sont reconnus par de multiples études, capables de déclencher **asthme et hyperactivité** : en particuliers des colorants (E102 à 133, E 142-151-154-155 – 180), des conservateurs (E210 à 219, E250 à 252), des anti-oxydants (E310 à 312, E321-322), des acidifiants (E338 à 342), les phosphates (E450 à 452 et E541 à 545, E1410 et 1442)) utilisés comme émulsifiants, stabilisants et correcteurs d'acidité, le guanylate disodique (E627) autre exhausteur de goût qui remplace le sel mais qui se métabolise en acide urique qui se dépose dans les tissus et provoque la goutte ; l'azodicarbonamide ou azoformamide (E927a) interdit en Allemagne depuis 1958 et en Australie...

Deux remarques, rapportées par Corinne Gouget, pour en terminer sur les additifs, que je laisse à votre appréciation :

Le E 542 - phosphates d'os : dérivé de déchets d'os de carcasses d'animaux d'abattoirs !

Le E 1520 : Propylène glycol aussi connu sous le nom d'antigel !

Dans quel abîme d'inconscience et de perversité sont tombés les chercheurs de profit, jusqu'à empoisonner les humains, et en particulier les enfants, en toute connaissance de causes et conséquences.

56 Op. cit.

Nous pouvons mesurer, aujourd'hui, chez nos petits, le prix à payer ! Ils ne supportent plus les aliments qui ont depuis toujours constitué la base de nos repas. Nous devons donc réapprendre à utiliser les produits naturels de base, et à fabriquer nous-même des menus délicieux, car composés de produits frais, cuits à basse température, préservant tout leur arôme, relevés par du sel marin non raffiné, mélangé ou non à des plantes séchées aromatiques, ou fraîches en saison.

Nos petits allergiques ou intolérants au lait de vache, gluten, soja, œuf, devront donc se régaler de légumes[57], de fruits[58], de céréales ou graines sans gluten[59], de légumineuses, de graines oléagineuses riches en vitamines, oligo-éléments, sels minéraux (100 g d'amandes contiennent 250 mg de calcium, conjugués au magnésium à taux idéal pour une juste absorption), graisses poly-insaturées dans les huiles végétales, fruits secs, viandes et poissons.

Même sans consommer de laitages, pain et œuf, on peut avoir une alimentation fameuse et diversifiée. Certes, cette cuisine est loin de la réalité des grandes surfaces, mais combien plus proche de la nature-mère !

Les légumes seront cuits à feu doux pour ne pas les dénaturer, préserver leur saveur, (de façon idéale dans une casserole à double paroi, qui permet néanmoins une cuisson rapide).

Les gâteaux seront liés avec la crème de riz, d'amande, d'avoine (sauf pour les intolérants au gluten) ou de châtaigne, additionnée ou non d'agar-agar ou d'arrow-root, aromatisés avec la purée ou poudre d'amande, noisette, essence de citron, eau de fleur d'oranger, cacao dégraissé...

Les « laits » végétaux, ou plutôt boissons à base de végétaux, se substitueront au lait de vache pour le petit déjeuner et les desserts, bien sûr après l'âge d'un an. Pendant la première année de vie, un lait adapté aux besoins du nourrisson est indispensable. La crème de soja ou d'avoine, d'amande ou de riz, sera utile pour les quiches.

Depuis quelques années déjà, je guide les parents avec l'étude du Dr Peter J. D'Adamo[60] qui a découvert - par hasard ! - que l'héritage digestif

57 Tout en sachant que des légumes peuvent être aussi reconnus par l'intestin hyper réactif comme des allergènes, tels les petits pois, céleri, pomme de terre, etc...

58 Certains enfants ne supportant pas les pommes crues, les poires crues, il faudra leur proposer des compotes, ces fruits cuits étant généralement bien supportés.

59 Riz, sarrasin, millet, tapioca (manioc), quinoa (à rincer avant cuisson), maïs (moins digeste), tef, fonio

60 « *4 Groupes Sanguins, 4 Régimes* » Dr Peter J. D'Adamo, éditions Michel Lafon, 2000 plusieurs fois réédité. Propos tirés du livre avec l'autorisation de l'auteur.

des êtres humains était repérable par le groupe sanguin. Les groupes sanguins seraient apparus successivement dans l'histoire de l'humanité, reflétant le mode de vie, en particulier l'alimentation. Il y aurait interaction entre les antigènes du sang, portés entre autre par les globules rouges, et certaines protéines des aliments, notamment les lectines[61]. Dans ce cas, une hémagglutination (agglutination des globules rouges) pourrait être à l'origine de l'intolérance alimentaire. Cette description de l'alimentation guidée par le groupe sanguin a reçu bien des critiques, arguant de l'absence de rigueur scientifique. Pourtant, les bébés m'ont bien vite renseignée, par leur instinct, sur la valeur de cette étude. Et je l'ai vérifié, maintes fois, depuis de nombreuses années. Ce postulat peut servir de fil conducteur. Bien sûr, les enfants et les adultes qui vont bien peuvent manger comme ils veulent, ou plutôt comme ils le sentent. Mais être en bonne santé signifie ne pas avoir de douleurs abdominales régulières, ni maux de tête, bien dormir, avoir une peau douce sans rougeurs ni boutons ou démangaisons, avoir un transit normal, c'est-à-dire des selles quotidiennes, pas nauséabondes, ni irritantes, ni glaireuses, ni sèches, homogènes ; pas de mauvaise haleine, ni langue chargée ; pas de sensation de fatigue, ni de maladies, ni occasionnelles, ni à répétition. Combien d'entre nous peuvent se targuer, de nos jours, d'être ainsi en parfaite santé !

Typiquement, les bébés du groupe O font la tête au premier biberon du sevrage à base de lait de vache, même adapté, ou à la première cuillère de yaourt non sucré. Alors que les bébés du groupe B s'en régalent. Ceux du groupe A ne digèrent pas la viande rouge, ni ne supportent l'acidité de l'orange ou de la tomate. J'ai remarqué que ces bébés ne prennent pas volontiers les fruits crus lors de la diversification, alors qu'ils aiment les compotes pour la plupart. Ils ne supportent pas non plus le jus d'orange, par exemple. Par contre, il est très intéressant de voir le comportement des adultes au sujet des goûts alimentaires. J'ai pu constater maintes fois, lors des consultations, la réaction des parents lorsque j'expose les tableaux de

61 Les lectines sont des protéines qui se lient spécifiquement à certains glucides. En se liant aux antigènes du sang, elles déclenchent une hémagglutination (agglutination des globules rouges). Elles sont présentes dans de nombreux végétaux (graines et légumineuses notamment) mais aussi dans les champignons et les animaux. Ce pourrait être un des mécanismes de l'intolérance, outre leur effet irritant sur l'intestin (nausées, vomissements, diarrhée) lorsque les aliments consommés sont riches en lectines (ex. soja, gluten).

l'alimentation selon le groupe sanguin. Typiquement, le ou les parents me disent : « Tiens, c'est drôle, c'est exactement ce que je mange »... ou alors, « Alors là, je ne mange que ce qui est dans la colonne à éviter » ! Et oui ! L'adulte est ou non à l'écoute de lui-même...

On peut résumer, très schématiquement, les différences entre les types d'alimentation selon le groupe sanguin de la façon suivante :

◊ **Groupe O** : Intolérance au lait de vache, sous toutes ses formes. Il ne doit pas être consommé de manière habituelle. Les laitages à base de lait de chèvre ou de brebis peuvent être consommés, mais pas quotidiennement. J'ai pu constater que deux à trois fois par semaine était un maximum. Autre intolérance majeure, celle du blé. Il peut être remplacé par le petit épeautre, le seigle, le blé kamut. Ce groupe est par contre bien disposé à digérer la viande. Il s'agit du profil digestif de l'homme des cavernes !

◊ **Groupe A** : Difficulté à gérer l'acidité d'où la mauvaise digestion de la viande rouge - pour laquelle il faut une bonne acidité gastrique - de la tomate, des oranges, des vinaigres. Par contre, tolérance des produits laitiers. Cependant ils ne tolèrent pas le lait non transformé, à boire, dès que le taux de lactase diminue au niveau intestinal, ce qui se situe généralement dans la deuxième ou troisième année. Tolérance des céréales, sauf le blé complet, d'autant plus qu'il a évolué génétiquement. Le blé moderne a 21 gènes alors que les blés ancestraux en ont 7 ! (Une des conséquences en est une plus forte concentration en gluten - 69% au lieu de 7% pour le petit épeautre ou engrain - et une transformation du gluten encore plus indigeste). C'est là le profil de l'agriculteur. Je rappelle que l'agriculture est apparue à la fin du Mésolithique, il y a huit mille ans.

◊ **Groupe B** : C'est le profil digestif des nomades qui consomment les produits laitiers de leurs troupeaux et les tolèrent bien. Mais ils ne digèrent pas les crèmes glacées, point trop n'en faut ! (Cette recette moderne cumule le lait, la crème et maintenant la poudre de lait, pour des glaces bien onctueuses. Du lait puissance trois !) Par contre, les céréales sont nombreuses à ne pas être supportées, le blé, de même que le blé kamut[62], seigle, orge. Egalement le sarrasin, dit blé noir,

62 Le blé kamut contiendrait autant de gluten que le blé, mais serait plus digeste du fait qu'il contient plus de protéines hydrosolubles.

mais qui n'a aucune parenté avec les graminacées et appartient à la famille des polygonacées et ne contient pas de gluten. Sont bénéfiques le petit épeautre, l'avoine et dans les autres graines, le riz, le millet, le quinoa, le tapioca ou manioc. Une autre intolérance notable, celle des graines oléagineuses : cacahuètes, graines de tournesol, noisettes, noix de cajou. Ces graines couramment consommées, de même que leurs huiles, peuvent être responsables de troubles dont l'origine peut rester longtemps ignorée. La viande est généralement tolérée, voire bénéfique pour l'agneau et le lapin, mais les viandes d'animaux à plumes sont néfastes. Le poulet est donc à éviter. Et il est curieux de voir ces bébés du groupe B faire la moue et régurgiter le poulet pourtant réputé facile à digérer !

◇ **Le groupe AB**, apparu à la fin du dix-neuvième siècle, correspondrait à l'homme moderne. Une grande tolérance immunitaire - adaptation à la pollution ? - voire trop grande, et une tendance aux pathologies modernes le définissent, nous le verrons plus loin. Il cumule les caractéristiques des groupes A et B. Il présente donc une difficulté à digérer la viande rouge, sauf l'agneau, et les viandes d'animaux à plumes. Il ne digère pas bien le blé, le kamut, l'orge, le sarrasin, mais le seigle lui est bénéfique. Même intolérance que le groupe A aux aliments acides, à l'orange, par contre il tolère la tomate. Même intolérance que le groupe B aux graines oléagineuses et à leurs huiles : noisettes, graines de tournesol, courge, sésame, pavot.

Ces caractéristiques digestives vont de pair avec des tendances pathologiques particulières. Ce qui souligne, une fois de plus, le rôle de la santé intestinale et celui de notre alimentation, dont nous sommes construits.

◇ **Groupe O** : Tendances à l'acidité[63], à l'hypo insulinémie en présence des lectines[64] du gluten et à l'hypofonctionnement de la glande thyroïde, d'où prise de poids et difficulté à la perte de poids. Prédisposition aux colites et ulcères digestifs.

◇ **Groupe A :** Les prédispositions pathologiques sont les affections cardiaques, les cancers (notamment digestifs), le diabète. Le métabolisme

63 Voir note 40 page 64

64 Voir note 61 page 73

est ralenti par la consommation de produits mal tolérés (protéines animales, blé) stockés en graisses, par les laitages (hypo insulinisme), tendance à la rétention d'eau.

◇ **Groupe B :** Sclérose en plaques, lupus et syndrome de fatigue chronique sont les tendances pathologiques. Les lectines contenues dans les aliments décrits comme mal tolérés engendrent un ralentissement du fonctionnement d'organe et des phénomènes de fatigue, rétention d'eau et hypoglycémie.

◇ **Groupe AB :** caractérisé comme les deux groupes précédents par une sensibilité digestive à l'acidité, un système immunitaire tolérant à l'excès, une tendance aux cancers, particulièrement cancer gastrique et cancer du sein, et aux pathologies cardiovasculaires.

Cette étude du docteur Peter J. D'Adamo nous permet d'envisager les dysfonctionnements d'organes liés à notre mode de vie et à notre alimentation et nous offre un moyen facile, sans surcoût, et naturel, d'agir sur notre santé et celle de nos enfants, qui plus est, dans une action préventive. Nous en verrons une application des plus intéressantes quant au problème du surpoids[65], devenu un des fléaux de notre époque avec un taux plus que doublé entre 1997 et 2012 dans la population des jeunes français et qui concerne en 2012 presque un adulte sur deux[66].

L'alimentation du tout-petit

Je me guide volontiers sur ces observations pour adapter le régime des nourrissons qui présentent des réactions négatives lors de la diversification ou au sevrage. Mais avant de parler de cuisine pour le tout-petit, un livre de pédiatrie ne peut s'envisager sans consacrer un chapitre à **l'allaitement maternel**.

C'est enfoncer une porte ouverte de dire que l'allaitement maternel est l'aliment le plus adéquat pour le petit d'homme, qui plus est le plus naturel. Quoique d'aucuns dénoncent la présence de toxiques dans le lait des femmes, il n'en reste pas moins qu'il convient au mieux aux besoins du

65 Voir page 111

66 47% des français sont en surpoids ou obèses. Etude Ob Epi Roche 2012

tout-petit. Et pourquoi le lait de vache, vivant dans le même monde, serait-il moins toxique ?

Le démarrage de l'allaitement est parfois incertain. L'accompagnement à la maternité de la jeune mère allaitante est tout à fait aléatoire. Selon la sage-femme de garde, vous serez formidablement soutenue ou bien vite découragée. La vie moderne réclame des femmes liberté, égalité, indépendance, et l'allaitement est devenu un choix parmi d'autres et celles qui ont décidé d'allaiter devront s'accrocher ! A la naissance, la mode du peau à peau a promu la tétée précoce. Les études montrent qu'il favorise une meilleure mise en route de l'allaitement. Evidemment, la rupture de la perfusion par le cordon met le bébé dans un rapide besoin de nourriture, et la mise en jeu hormonale de l'allaitement nécessite une mise au sein rapide. Le petit est doué de mouvements réflexes qui lui permettent de ramper sur le ventre de la mère, jusqu'au sein. Regardons le faire ! Le réflexe de la marche automatique ne lui permet pas de marcher... mais de ramper pour aller seul vers le sein, réflexe de survie !

Pour éviter les crevasses[67], l'enfant sera présenté bien face au sein. La mode et l'évolution des mœurs et de la recherche préconisent diverses positions pour l'allaitement. Celle qui vous convient le mieux sera la bonne. Coucher l'enfant sur le dos à côté de sa maman, ne me paraît pas être très physiologique. Je ne me vois pas déglutir en étant allongée... Mais si vous êtes confortables, faites comme vous le sentez. La position assise, bébé installé demi-assis sur vos cuisses, la tête et le tronc soutenus par votre bras appuyé sur l'accoudoir du canapé ou sur le coussin d'allaitement, me semble plus naturelle, surtout pour les bébés qui font de gros rots accompagnés de régurgitations. Le haut de l'estomac étant maintenu plus élevé que le bas, permettra à l'air dégluti de remonter sans entraîner le lait. Coussin d'allaitement ou non, à vous de trouver la position la plus confortable, car au début, une tétée peut durer plus d'une demi-heure, bébé ayant besoin de faire des pauses. En effet, téter est un exercice qui demande beaucoup d'effort. Le nouveau-né est parfois bien fatigué après la naissance. Il tête avidement quelques minutes pour apaiser la désagréable sensation de faim, puis s'endort, lové dans les bras de maman. Mais il n'est pas forcément repu. Laissez-le se reposer une bonne dizaine de minutes, puis bougez-le un peu pour qu'il se réveille et termine son repas. Ou bien

---

67 Dès le début de l'allaitement, vous pouvez utiliser, en prévention, la pommade Castor Equi TM à 4%, à appliquer après chaque tétée. Pour soigner, et aussi prévenir, les crevasses, les coupelles d'argent ou la solution d'argent colloïdal font merveille.

changez-le s'il a déjà fait sa selle, puis il prendra bien un dessert avant de se recoucher. Pour les bébés qui tètent goulûment, certains vont avaler beaucoup d'air. Vous l'aiderez en interrompant gentiment la tétée toutes les trois à quatre gorgées au début, afin qu'il reprenne tranquillement son souffle, sinon gare aux coliques dites venteuses !

Allaiter à la demande est probablement l'idéal. Bien qu'il faille comprendre quand bébé a faim, ce qui n'est pas évident les premiers jours. En effet, la tétée est quasi une obsession chez le bébé nouveau-né, toujours question de survie. Dès qu'il a l'œil ouvert, il cherche souvent avidement le sein, pas toujours motivé par la faim. Si l'enfant espace raisonnablement les tétées, pas de problème. Par contre, si le bébé réclame souvent – est-ce bien cela qu'il réclame ? – il risque de faire de petites tétées qui ne vont pas bien le rassasier car, n'allant pas jusqu'au bout de la tétée, il ne bénéficiera pas du lait bien riche en graisses excrétées à la fin. La composition du lait varie tout au long de la tétée, dans la journée et selon l'âge de l'enfant. D'abord riche en eau, sels minéraux et sucré pour calmer la faim, le lait devient de plus en plus riche en protéines et gras en assurant la satiété. Ainsi, lorsque bébé pleure trop rapidement après une tétée, si vous pensez qu'il a correctement tété, ne vous précipitez pas à le remettre au sein. Peut-être a-t-il simplement un rot à évacuer, besoin d'être changé ou bien envie de rester blotti contre vous, comme au temps où il était lové dans votre ventre.

Quoique certains bébés aient besoin de prendre des tétées rapprochées, cela survient le plus souvent sur une partie de la journée. Par exemple en fin de journée, ce qui leur permettra d'ailleurs de faire provision et dormir plus longtemps la nuit. Si c'est le cas, n'hésitez pas à lui donner le sein. En somme, le nouveau-né réclame six à huit tétées par vingt-quatre heures, les plus avides dix, dans le premier mois. Cependant, si vous vous rendez compte que votre bébé ne tête pas vraiment mais pleure dès que vous retirez le sein, c'est peut-être qu'il a un besoin de succion[68], mais pas forcément faim à ce moment-là. Et lui servir de sucette n'est pas juste, ni pour lui qui risque de faire des repas incomplets ou au contraire de se gaver, ni pour vous qui risquez les crevasses et la fatigue. Mettez de l'ordre en faisant patienter bébé, quitte à le garder contre vous, en écharpe ou non. Dès que vous aurez espacé les tétées de deux heures et demie –

68 Ces bébés qui ont un besoin intense de téter le font souvent à cause d'une tension au niveau de la nuque, qu'ils cherchent à compenser en avant. Un bon ostéopathe remettra de l'ordre en une séance. Les bébés qui semblent avoir du mal à téter sont justiciables du même traitement qui s'avèrera souvent spectaculaire.

trois heures, il aura une bonne faim qui lui donnera la force de prendre efficacement un bon repas. Il s'en suivra une bonne sieste qui permettra naturellement d'espacer suffisamment les repas.

Tous les conseils vous seront donnés, par l'entourage, les amies qui ont eu des enfants avant vous, vos mères et belles-mères, y compris dans ce livre... J'en finirai en vous conseillant vivement de vous écouter et d'observer votre enfant. Si ce n'est le flot émotionnel qui résulte naturellement d'un évènement aussi fort que la naissance d'un enfant, vous êtes à même d'écouter et comprendre les signaux que vous adresse le bébé. Et puis, mettez-vous à sa place. Si vous vous endormiez dans les bras de votre compagnon, et qu'il vous transportait dans le lit, ne vous réveilleriez-vous pas ? Lorsque vous tentez de mettre votre bébé endormi au lit et qu'il se réveille, ce ne sont pas forcément les coliques, ou le besoin de téter à nouveau, mais juste le fait d'être dérangé. Dirigez-vous vite et sûrement vers son petit lit, et posez-le en le détachant doucement de vous. Puis gardez le contact, sans parole qui risquerait de le réveiller tout à fait. La main posée sur lui le sécurise. Après un petit moment, lâchez très doucement la pression de votre main sur son ventre, puis éloignez-vous sans bruit.

Les bébés s'endorment en phase de sommeil paradoxal[69]. Il est donc normal qu'il y ait des bruits - qui ressemblent souvent chez le nouveau-né à de petits gémissements - voire un début de pleurs, ou des mouvements, qui ne le réveilleront normalement pas. Sauf si vous êtes déjà là et le sortez de son sommeil par votre présence ou vos paroles.

Assez rapidement, bébé va prendre des forces et les tétées vont devenir plus efficaces, se raccourcir et le rassasier complètement en une seule traite, si je puis dire ! Cependant, la tétée sera très différente d'un bébé à l'autre. Pour certains, elle durera quelques cinq minutes et il sera repu. Pour d'autres, il faudra bien une bonne demi-heure, voire plus ! Certains seront quasiment à quatre repas dès la maternité, tandis que d'autres prendront huit repas jusqu'à plus de deux mois. Nous sommes tous différents ! Cependant au cours du deuxième mois, il est concevable de considérer que la plupart des bébés accepteront de suivre un rythme de quatre à six repas par jour. Nous verrons plus loin, d'ailleurs, qu'il est bon d'apprendre à votre enfant à patienter un peu. Le nourrir immédiatement, dès qu'il ouvre la bouche, peut conduire plus tard au « Tout, tout de suite ». Doucement l'éveiller à la patience est un des piliers d'une vie heureuse en société.

---

69 Voir chapitre sur le sommeil p. 149

L'alimentation de maman est d'une grande importance pour le bébé. Il digère, lui aussi, tout ce que vous mangez. Cependant, ne vous mettez pas en tête qu'il faut manger spécialement. Ni plus, ni moins que vos besoins. Mangez à votre faim. Si le persil - à forte dose -, l'artichaut et le poireau sont diurétiques (n'en abusez pas, ils diminuent le lait) il est dit que les céréales favorisent la lactation. Mangez équilibré et varié, sans oublier les légumes midi et soir, et les fruits quotidiennement, plutôt au goûter. N'oubliez pas de manger des amandes très riches en calcium, mais aussi en magnésium et tous les nutriments dont nous avons besoin, les algues – délicieuses en tartare[70] - et les huiles riches en omega 3, importantes pour la bonne croissance cérébrale de bébé, sa vision, la qualité de ses membranes cellulaires, son immunité. Et surtout, au début de l'allaitement notamment, buvez beaucoup. Même si vous ne mangez pas bien, vous trouverez dans vos réserves, voire à vos dépens, la plupart des nutriments mais vous ne pouvez fabriquer autant de liquide que nécessaire pour l'allaitement si vous ne buvez pas suffisamment. Trois à quatre litres de liquides par jour au début, eau ou tisanes. Après les premières semaines, adaptez-vous aux besoins, car nous avons tous un rendement de l'eau différent.

Certains aliments donnent un goût prononcé au lait comme l'ail. Testez et vous verrez comme bébé apprécie ou non ! L'ail étant au demeurant un condiment tout à fait sain. D'autres aliments seront plus ou moins digestes pour bébé, tels ceux réputés donner des gaz comme les choux, les légumineuses, le poivron, l'oignon. Des astuces peuvent les rendre plus faciles à digérer comme les cuire à deux eaux, ou mettre un quart de cuillère à café de bicarbonate de soude – ne pas saler en plus – de l'origan ou marjolaine dans la cuisson des légumineuses. Les faire tremper depuis la veille améliorera leur digestion, pour vous et le bébé. Certains aliments acides comme la tomate, l'orange, les épinards pourront produire un érythème fessier érosif. Faites le lien entre la digestion de bébé et ce que vous mangez.

La fatigue influence beaucoup la lactation. Reposez-vous. Faites la sieste en même temps que votre bébé, le repassage attendra !

---

70 A acheter tout prêt en boutique bio ou à faire soi-même : réhydrater les algues - prendre plutôt un mélange d'algues type Salade du pêcheur - ajouter de l'ail, des échalotes, huile d'olive ou de noix, jus de citron ou vinaigre de cidre, et une plante aromatique comme ciboulette, persil, feuilles fraîches de coriandre. A déguster sur une cracotte avant le repas.

L'allaitement est une aventure merveilleuse pour vous deux et reste, malgré toutes les allégations des laits pour nourrissons, la meilleure nourriture pour votre bébé.

Au **sevrage**, ou dès l'introduction du biberon, la première réaction de l'enfant me semble très importante à observer. Tout en sachant que l'être humain est hyper adaptable, car tout son programme est orienté vers une lutte pour la vie, à tout prix. Cependant, dans une optique résolument préventive, et contre le courant actuel qui tend à diversifier absolument l'alimentation tous azimuts, même en cas d'intolérance, je suis convaincue qu'éviter les aliments que nous ne digérons pas ne peut être que bénéfique. Il ne s'agit pas forcément d'exclure complètement les aliments mal tolérés, mais de ne les consommer que rarement. Je pense que consommer des aliments qui nous font réagir (douleurs abdominales, troubles du transit, problèmes de peau ou de muqueuses) ne peut à long terme que produire la maladie (migraine, arthrose, rhumatismes, diabète gras...), les troubles du comportement ou le surpoids.

Observez donc vos nourrissons ! Et si bon nombre d'entre eux tolèrent *les laits infantiles*, préparations adaptées à base de lait de vache, je le rappelle, il en est beaucoup pour qui le biberon semble un supplice. Je dirais même que de plus en plus d'enfants, absolument déterminés, refusent avec entêtement de prendre le biberon. Il est parfois difficile de trouver le lait qui convient. Mais alors, d'un coup, le petit se met à téter goulûment ! Je suis, à chaque fois, stupéfaite de la justesse de l'instinct. Les groupes A et O réunissent, à peu près à part égale, le groupe A étant un peu plus fréquent, 85% de la population en France. Les groupes B et AB forment les 15% restants. C'est dire que le lait de vache ne convient pas à grand monde ! Pourquoi, d'ailleurs, s'en étonnerait-on[71] ? Je le redis, les laits de mammifères ont une composition exactement adaptée aux besoins et à la croissance de leurs petits. En observant la vie des mammifères, on remarque que vers la moitié de la durée de l'allaitement le petit animal commence à manger la nourriture des adultes de sa race. Rapporté au petit humain, on pourrait dire que l'âge idéal de la diversification est donc bien le cinquième mois. Ce qui coïncide exactement à ce que j'ai pu observer. C'est à cet âge, en effet, que bébé regarde votre assiette et le mouvement de la cuillère vers la bouche. Après une période d'observation, il vous imite

71 Voir chapitre : Histoire du Lait, page 49 et suivantes

en ouvrant la bouche, puis finit par agiter ses petits bras, l'air de dire : « Et moi, alors ! ». Peut-on extrapoler et dire que l'âge idéal du sevrage est à neuf mois ? Je n'en suis pas loin ! La vache nourrirait son veau pendant un an si on la laissait faire, la chatte son chaton pendant deux mois. Et j'ai maintes et maintes fois constaté que le petit enfant de neuf mois, qui acquiert la possibilité de se mouvoir par le rouler, le ramper, le quatre pattes, s'intéresse alors à un périmètre plus grand que le corsage de sa mère et que souvent, à ce moment-là, il peut montrer quelque désintérêt pour le sein. Déjà ! Les mamans, extrêmement motivées pour protéger et nourrir leur petit le plus longtemps possible, s'inquiètent ! Le temps a passé si vite. Espèrent-elles profiter encore de ce bébé qui a tant grandi ? Dès lors, le bébé, pour peu qu'il soit conciliant, sent le besoin de sa mère et revient au sein... Les signes sont discrets mais évidents pour qui veut bien les percevoir. Combien de maman me disent : c'est lui qui décidera ! Encore faut-il voir et comprendre les signaux ...

Aucun lait de substitution ne vaut le lait maternel. Mais lorsque les circonstances font que la maman ne peut allaiter, il convient de se débrouiller pour proposer à l'enfant le meilleur lait de remplacement !

Les bébés du groupe A, 45% de la population en France, supporteront en général les laits adaptés standards. En tout cas jusqu'à un an.

Les bébés du groupe O, avec une bonne hérédité, un bon capital santé au départ, toléreront, sans enthousiasme, le lait infantile. Il y aura peut-être des coliques, des régurgitations, un peu d'eczéma, une constipation, mais dans l'ensemble, l'adaptation sera bonne. Jusqu'au jour où vous lui présenterez la cuillère. Et là, vous verrez votre petit préférer nettement l'alimentation solide au biberon ! Par contre, un certain nombre de bébés, à l'hérédité plus sensible, vont régurgiter, ressentir des douleurs abdominales récurrentes et pénibles, avoir des selles anormales, molles déchiquetées, irritantes, nauséabondes ou souvent des selles dures. La constipation fonctionnelle du tout-petit – c'est-à-dire sans pathologie d'organe – est quasiment toujours due à une intolérance au lait de vache. Ces bébés vont présenter des problèmes de peau allant des simples dartres à l'eczéma. Ils vont faire rhume sur rhume, voire des bronchites sifflantes ou otites à répétition. Il n'est pas normal qu'un bébé soit enrhumé ! On entendra que les bébés « tombent » malades pour construire leur immunité ! L'expérience de plus de vingt-cinq ans d'exercice pédiatrique, outre celle d'avoir élevé trois enfants en bonne santé, m'ont convaincue que cette légende ne sert qu'à assurer la clientèle du corps médical ! On entendra souvent que c'est les dents ! Mais bon nombre de bébés faisant leurs dents sans aucun problème, j'en déduis qu'il y a là quelque chose qui fragilise l'enfant et dont la poussée dentaire n'est que la goutte d'eau qui fait déborder le vase ! La médecine mettra ces bébés siffleurs sous corticoïdes inhalés en traitement de fond, alors qu'un changement de lait peut radicalement supprimer toutes ces conséquences de mauvaise digestion !

Les bébés des groupes B et AB ne posent généralement aucun problème pendant la période lactée, sauf hérédité particulière, allergique par exemple.

Pour les bébés qui manifestent des signes d'intolérance, et ces signes ont toute leur valeur prédictive lorsqu'ils sont repérés dès les premières semaines, il existe des *formules lactées modifiées* par fermentation, aux protéines hydrolysées, avec un rapport caséine sur protéines solubles plus bas - plus proche de la composition du lait maternel - des formules acidifiées, ou d'autres enrichies en pré et ou pro biotiques. Ces formules restent des laits préparés à base de lait de vache, mais la digestibilité est améliorée. Les formules épaissies peuvent avoir un effet sur les régurgitations liées à une hypotonie de l'estomac voire à une hypertonie, ou à un cardia immature (clapet qui ferme la jonction avec l'œsophage), mais elles n'amélioreront guère la digestion des petits intolérants.

Les bébés qui persistent, malgré l'essai de ces formules sus citées, à avoir des troubles digestifs gênants ou répétitifs – douleurs, régurgitations, troubles du transit - ou des manifestations associées cutanées, ORL, broncho-pulmonaires voire des troubles du comportement – bébé irritable - ou des troubles du sommeil, devront vous conduire à d'autres essais, jusqu'à ce que la paix revienne.

Les laits hypoallergéniques, de plus enrichis en pré biotiques et pro biotiques, conviennent dans la plupart des cas. Cependant, certains enfants ne supporteront même pas ces formules très améliorées de lait de vache modifié. Dès lors, il ne reste plus qu'à essayer *les laits végétaux* adaptés au tout-petit. Le lait de soja a sauvé des générations d'intolérants. Cependant, il n'est pas rare de constater chez les plus grands, lors d'une utilisation régulière de lait de soja, l'installation des mêmes troubles digestifs, a fortiori chez les bébés des groupes B et AB. C'est pourquoi, je ne le conseillerai pas en utilisation quotidienne. De nombreuses polémiques ont agité les médias depuis quelques années sur le lait de soja, publications dans des revues dont les pages sont inondées par des publicités sur les produits laitiers... Ces accusations concernent le risque d'hypofertilité, voire de troubles endocriniens chez les petits garçons et puberté avancée chez les fillettes. Elles résultent d'études, entre autres, sur les rats nourris exclusivement par du soja (je rappelle ici que le lait de vache contient beaucoup d'œstrogènes[72]...). Que pourrait-on attendre d'autre ! Le soja n'est pas la nourriture naturelle du rat et la mono diète prolongée ne pouvait que donner des troubles de santé. Des contre-études ont montré que les Américains intolérants au lait de vache et nourris au lait de soja n'ont pas de baisse de fertilité par rapport aux Américains ayant consommé du lait de vache dans leur enfance. L'utilisation du lait de soja n'est pas récente et les enfants allergiques au lait de vache lui ont longtemps dû la vie avant l'apparition des laits hypoallergéniques et des hydrolysats de protéines. Certes, il faut remarquer que le soja n'est pas un aliment traditionnellement utilisé par nos populations occidentales. En outre, les Asiatiques, qui eux le consomment traditionnellement, ne l'utilisent que sous forme cuite et fermentée et en petite quantité. Cependant, je reste persuadée qu'il vaut mieux consommer du lait de soja, adapté pour le nourrisson bien sûr, que d'avoir une inflammation chronique de l'intestin qui conduira immanquablement à des troubles de l'immunité.

A savoir qu'il existe aujourd'hui une autre alternative de formules végétales pour nourrissons préparées à partir de protéines de riz. Ces laits respectent bien sûr toutes les normes en matière de nutrition infantile, c'est-à-dire qu'ils apportent tout ce dont l'enfant a besoin pour grandir, dans l'état actuel des connaissances. Pour les bébés qui ne supportent pas les laits végétaux adaptés, existent les hydrolysats poussés de protéines qui sont alors des laits de régime prescrits par le médecin. Leur indication, en principe, est celle de l'allergie, mais elle peut rendre service aux petits intolérants qui ont rejeté les autres formules. Je reste pour ma part très méfiante des « cuisines » de laits végétaux divers dont la composition n'est pas adaptée aux besoins du tout-petit avant l'âge de douze mois. A fortiori, depuis la consultation en urgence d'un nourrisson, que je voyais pour la première fois, ayant fait un « syndrome de mort subite manquée ». Ce bébé de quatre mois nourri aux laits de riz et d'avoine, qui présentait au

72 Voir page 58

bilan biologique une baisse très importante du taux de protides sanguins et d'hémoglobine, a failli y laisser sa vie !

Les besoins du petit nourrisson correspondent à une période de croissance explosive : poids doublé en cinq mois et triplé en un an, périmètre crânien, et donc croissance cérébrale, de plus dix centimètres en six mois, taille de plus cinquante pour cent en un an ! Ces besoins sont parfaitement satisfaits uniquement par l'allaitement maternel jusqu'à six mois, dont on essaie tout au plus de s'approcher par les laits infantiles. D'ailleurs, je suscite souvent l'étonnement lorsque je parle de lait de vache à propos de ces formules, mais il ne faut pas oublier que ces préparations pour nourrissons sont fabriquées à partir de lait de vache. Et qui plus est, de lait de vache de laiterie qui n'a aucun caractère bio. Le terme d'agriculture biologique signifie qu'elle n'utilise pas de produits chimiques, c'est à dire que les vaches sont nourries avec des produits ne contenant ni pesticides, ni insecticides, ni aucun ajout chimique. Quand on sait quel sort alimentaire l'agriculture moderne fait subir à ses élevages bovins, on comprend mieux l'augmentation des « allergies ». Il y a de quoi être réactif, lorsque la pauvre vache est nourrie de poudre de carcasse de ses congénères (aujourd'hui interdite, mais n'y a-t-il vraiment aucune protéine animale dans les granulés pour vache ?), de foin fermenté - donc alcoolisé - (les vaches sont cirrhotiques, et leur lait intoxiqué par leur insuffisance hépatique), de céréales ou soja, alors que la nourriture naturelle de la vache est l'herbe, et seulement l'herbe ou les plantes fourragères, fraîches ou séchées. Nous nous efforcerons donc de trouver le meilleur substitut au lait maternel, dont la formule sera adaptée aux besoins du petit nourrisson, en tout cas jusqu'à douze mois. Il faut noter ici que l'agriculture biologique permet aujourd'hui d'élaborer des formules infantiles à base de lait de vache, chèvre ou brebis, issu de l'agriculture biologique, avec un cahier des charges respecté, qui seront tout à fait bien tolérées par les bébés qui digèrent bien le lait.

Il m'arrive cependant, chez des bébés nourris au sein, et qui ne supportent pas les laits adaptés au sevrage après six mois, ou pour des bébés refusant obstinément le biberon (sans doute pas par hasard !), de diversifier assez tôt l'alimentation, à partir de 4 mois. Mais, ceci uniquement dans le cas où l'allaitement maternel est poursuivi pour au moins trois repas par jour.

La diversification est au mieux envisagée à partir de cinq à six mois. Je l'ai dit, il me semble que c'est le bon âge pour introduire quelques cuillères de légumes, puis de compotes, car c'est à cet âge que les bébés commencent à montrer un vif intérêt pour ce qui se passe dans l'assiette de papa, maman ! Depuis le cinquième mois, le tout-petit a commencé à vous observer manger. Ce geste de va-et-vient entre l'assiette et la bouche le captive. Il vous regarde paisiblement manger. Puis dans un geste de mimétisme – tout ce qu'il apprend, il le fait par imitation – il ouvrira aussi la bouche. Quand enfin, il agitera aussi les bras, il sera temps de lui faire goûter autre chose que le lait. Cependant, il arrive que des bébés ne veuillent rien savoir lors de vos tentatives de diversification. Ils ferment obstinément la bouche devant la cuillère. Ne vous inquiétez pas. Votre bébé n'est pas prêt. Vous réessaierez de temps à autre. Vous pensez bien que vous ne pouvez pas le forcer. Laissez donc tomber vos angoisses et faîtes-lui confiance. Certains bébés attendent neuf voire douze mois pour changer leurs habitudes alimentaires. Si la médecine enseigne qu'ils devraient manger de tout à cet âge, je n'ai jamais constaté de dommages à la santé de ces enfants peu pressés.

Ainsi, **à partir de cinq à six mois**[73], lorsqu'il vous aura fait signe, vous pourrez faire goûter à bébé des légumes réputés faciles à digérer :

carotte, courgette, courge, potimarron, patate douce

Chaque légume sera introduit seul la première fois, cuit à feu doux. Jean Seignalet[74] insiste sur la température de cuisson. Au-delà de 110°, la nature subit des transformations qui au mieux la rendent inutilisable pour l'organisme, au pire toxique. Plus de vitalité dans votre assiette. Il ne reste que de la matière physique vide d'énergie. Certains composants sont transformés en substances de nature toxique, souvent cancérogènes comme cela est bien connu pour le beurre (de même pour les graisses cuites au barbecue, noircies). Il n'est pas utile d'ajouter du sel, ni matière grasse. Le même légume sera donné deux jours de suite[75], pour évaluer

73 Voir Annexe 3 en fin de l'ouvrage

74 *L'alimentation ou la Troisième Médecine*, Dr Jean Seignalet, Editions François-Xavier de Guilbert, Collection Ecologie Humaine, 2001, 4ème édition refondue et augmentée

75 Pour voir quelle selle l'aliment produit. Mais pas une semaine ! Avec la carotte, votre bébé pourrait être constipé, expérience parfois bien douloureuse.

comment bébé le digère. Ainsi bébé ne doit pas faire la moue, même si on peut accepter comme étonnement celle de la première cuillère. Il ne doit pas être dérangé pendant la phase de digestion. Pas de rots tardifs odorants, de bébé grognon, de régurgitations du légume, de gaz nauséabonds, de selles glaireuses, ni sèches, irritantes ou nauséabondes. Cependant, il faut noter que les selles dorées et d'odeur légèrement âcre du bébé allaité au sein vont, avec l'alimentation diversifiée, évoluer vers une consistance plus ferme que je compare à de la purée, une odeur « plus sûre » de caca, mais modérée et pas nauséabonde. Cela va de pair avec la transformation de la flore intestinale.

Quand cette base de purée aura été testée, on pourra alors faire des mélanges, et notamment introduire des légumes contenant plus de fibres, tels que :

Fenouil, salade verte, endive, cœur d'artichaut, persil

A noter que le persil peut être utilisé cru pour préserver la vitalité de la vitamine C et du fer. Cela fera de tous petits morceaux que la plupart des bébés acceptent avec plaisir.

Les premières cuillères seront proposées après un début de tétée, ou un demi biberon, dans le but de calmer la faim de bébé, afin qu'il soit moins impatient pour la cuillère qui lui délivrera une moins grande quantité de nourriture que le biberon. Votre bébé va téter la cuillère. C'est comme cela qu'il sait manger. En attendant de découvrir la déglutition adulte, sa succion fera forcément ressortir un peu de nourriture. Mais vous constatez qu'il se régale et ouvre grand la bouche pour la cuillère suivante. Ne prenez donc pas ceci pour un dégoût. C'est votre bébé qui décide de la quantité. Tant qu'il ouvre la bouche, donnez-lui. Ce ne sont pas les légumes et les fruits qui font grossir ! Dès qu'il montre un refus, continuez alors la tétée ou le biberon jusqu'à plus faim.

Dès que vous sentez que votre bébé est prêt, les aliments solides réduits en purée pourront être donnés au début du repas, et il finira tranquillement son repas au sein ou au biberon, avec un bon câlin.

Lorsque ces premiers menus de légumes auront été testés et approuvés par bébé, maman et papa pourront introduire les compotes au goûter, en préférant les fruits de saison, et en évitant les fraises jusqu'à douze mois (allergisantes et urticariantes[76] car riches en histamine), et les fruits exotiques jusqu'à 18 voire 24 mois. La banane est d'ailleurs un fruit exotique mais traditionnel ! Blanchie au début, elle pourra cependant être donnée à partir de sept mois, en petite quantité.

En hiver, *compote de pomme, poire, pruneau ou figue réhydratés*

En été, *compote ou coulis d'abricot, pêche, brugnon*

Les fruits seront les premiers délices sucrés de bébé. Il vaut mieux choisir de bons fruits, bio si possible, c'est à dire cultivés sans produits chimiques, sinon bien lavés (l'eau chaude permet de mieux éliminer les produits chimiques) et épluchés. Ainsi, avec des fruits bien mûrs, il ne sera pas utile de rajouter du sucre, ce qui est préférable. De toutes façons, s'il en est besoin, utiliser plutôt du sucre brun, ou non raffiné (type Rapadura), donc riche en fibres et sels minéraux, oligo-éléments et vitamines ; ou bien du sirop de riz, de blé, de la mélisse ou du sirop d'érable ou d'agave. Ces produits seront rajoutés après la cuisson, qui ne dure d'ailleurs que quelques minutes, à feu très doux. Un vrai régal !

Si bébé a des selles anormales, c'est à dire, je le répète, glaireuses, sèches, irritantes, - et oui, ce n'est pas normal d'avoir les fesses rouges, sauf lors des poussées dentaires - nauséabondes, ou bien s'il a des gaz nauséabonds, cela veut dire qu'il a mangé un aliment qu'il ne digère pas, et cela, il faut absolument le repérer ! L'intestin donne des signaux dès qu'il reçoit un aliment indigeste pour lui. Mais il deviendra muet, force loi de l'adaptation, si vous continuez à donner cet aliment à votre enfant. Et vous croirez, à tort, que votre enfant digère cet aliment, alors qu'il s'est simplement résolu à manger ce que vous avez insisté à lui donner ! Cependant, après une période de tolérance, plus ou moins longue, l'intestin risque de décompenser à nouveau vers l'inflammation et désordres de la flore. Il semble que cette capacité à tolérer soit de moins en moins grande, au vu des intolérances alimentaires et allergies qui envahissent de plus en plus mes consultations. Le symptôme, je le répète, est le plus souvent un

76 En dehors de toute allergie, les fraises peuvent provoquer une crise d'urticaire, notamment lorsqu'elles sont consommées très tôt au printemps. L'organisme n'est sans doute pas prêt à recevoir les fraises du sud, en pleine saison du foie. Les personnes sensibles pourront soit les blanchir, soit ajouter quelques gouttes de jus de citron. Le mieux est néanmoins d'attendre le mois de juin pour consommer les fraises.

problème « ORL » à répétition, voire de l'asthme, ou de l'eczéma, mais aussi des douleurs abdominales récurrentes, en particulier le matin après le petit déjeuner. Tiens donc ! Après un bon bol de lait…

J'insiste donc sur l'importance, qui me paraît fondamentale pour garder une bonne santé, d'observer et de respecter les signaux en rapport avec la digestion.

A partir de six mois, ou un mois environ après le début de la diversification pour les bébés moins pressés, nous pourrons continuer à élargir la gamme de légumes et augmenter le volume du repas. Selon la saison, vous lui présenterez, en n'introduisant qu'un seul nouveau produit à la fois, tous les deux jours, pour observer sa réaction :

L'hiver : *brocolis, choux frisé, romanesco*
choux rave, vert du poireau[77]
betterave ou carotte rouge (en petite quantité)
topinambour, radis blanc (navet long)
carotte, panais, courge, potimarron
endive, salade (cuite), persil

Au printemps : *les salades, feuilles de pissenlit, épinard, blette (côte et feuille), artichaut, fanes de radis*

En été : *les haricots verts, pois mange-tout, petits pois, blettes, épinards, tomates bien mûres (sans la peau ni les grains), salades, carottes nouvelles, fenouil, radis noir ou blanc,*

A l'automne : *les haricots cocos, blettes, les brocolis, les courges et potimarron, butternut, carotte, panais*

Toujours cuits à feu doux ou à la vapeur et nature ! La quantité sera décidée par votre enfant. Elle sera de 150 grammes pour les petits appétits à 250 grammes pour les bons mangeurs. Pas plus, car il y a encore un demi biberon après ! Certains légumes ne sont pas aisés à digérer tels que navet rond, blanc de poireau, oignon. Il convient de tester et d'éviter de les donner fréquemment.

77 Le blanc du poireau est comme l'oignon (un insecticide, comme disait le Dr Catherine Kousmine)

D 'une manière générale, les chercheurs qui travaillent sur les allergies et les intolérances multiples ont démontré l'importance de varier l'alimentation. Il faudrait respecter un tournus minimum de cinq jours, ce qui veut dire ne pas donner le même aliment à moins de cinq jours d'intervalle ! Oui, oui, c'est possible ! Je me souviens de l'étonnement de l'assistance, lorsqu'au cours d'une conférence, nous avons dénombré pas moins d'une trentaine de légumes d'hiver !

Au goûter, vous présenterez les fruits de saison en compote :

L'hiver : *pomme, poire, pruneau, figue trempés*

En été : *pêche, nectarine, abricot,*
melon (en petite quantité), prune, mirabelle

A l'automne : *poire, figue fraîche, pomme*
raisin (ôter la peau et les grains)

A partir de sept mois : Les fruits rouges tels que *cerise, cassis, myrtille, framboise* pourront être consommés l'été et l'automne en petite quantité (pas plus d'une cuillère à soupe), associés à des fruits doux tels la poire, la pomme. Les fraises des bois semblent moins urticariantes que la fraise commune. Nous attendrons douze mois pour goûter au kiwi, en prenant la précaution de ne donner que la pulpe, à l'exclusion des grains noirs. La banane sera blanchie, c'est-à-dire trempée quelques secondes dans de l'eau frémissante. Les fruits pourront être donnés crus en petite quantité (deux cuillères à soupe par exemple), associés à de la compote pour le reste du repas.

A sept mois, il convient d'introduire *les protéines animales*, histoire de varier. On choisira pour commencer la viande blanche. La viande rouge ne sera donnée qu'après un an. Vous ferez goûter à votre enfant le poulet (qui écœurera les bébés du groupe B), la dinde ou le veau, pour peu qu'il s'agisse d'un bon veau idéalement élevé sous la mère. Deux cuillères à café suffisent, deux à trois fois par semaine au début. L'apport en protéines est largement assuré, à cet âge, par le lait maternel, le biberon et les produits laitiers pour ceux qui ne veulent plus du biberon à midi. A partir d'un an, la dose journalière admise en viande ou poisson est de 10 grammes par jour et par année d'âge, soit 20 grammes à deux ans, 50 grammes à cinq ans. Pour mémoire, à l'âge adulte, il est recommandé de ne pas dépasser 130 grammes chez la femme, 150 grammes chez l'homme, quatre fois par semaine.

A cet âge, nombre de bébés n'ont plus envie de téter au déjeuner et délaissent le biberon après le plat. On pourra alors suivre les préceptes de chronobiologie[78] en ne donnant qu'un plat unique en quantité suffisante, la partie à augmenter concernant les légumes. Il est possible aussi de donner *un yaourt*, mais non sucré. Je le rappelle, observez la réaction de votre bébé à la première cuillère. S'il fait la moue, respectez son dégoût instinctif. Il est fort probable que son intuition soit la marque d'une difficulté à digérer. Vous pouvez essayer le yaourt de lait de vache, de brebis ou chèvre, voire yaourt de soja. Vous avez là un panel qui vous permet de varier. A noter que le petit suisse, traditionnel laitage du bébé, est le moins digeste des produits laitiers, trop gras. A moins qu'il ne soit sucré ou aromatisé, mélangé avec des fruits, la plupart des bébés sont dégoûtés par le petit suisse nature...

Par contre, à cet âge, je conseille également d'introduire *les huiles*. D'après l'alimentation selon les groupes sanguins, il ressort que les huiles d'olive et de noix sont tolérées par l'ensemble de la population. Elles seront donc préférées. Sachant que l'huile d'olive, presque parfaite, contient des omégas 3 en quantité insuffisante, il convient d'associer l'huile de noix plus riche en omégas 3. Une cuillère à café d'huile d'olive à midi ajoutée dans l'assiette de purée, une cuillère à café d'huile de noix le soir, dès que vous donnerez de la purée au dîner. Bien entendu, il s'agit des huiles de première pression à froid.

C'est souvent à cet âge qu'il convient, en général, d'introduire une petite *purée de légumes le soir*. Le signal sera donné par un réveil plus matinal. La quantité sera de 100 à 150 grammes. Cela ne doit pas faire diminuer le volume du biberon, car les légumes, peu caloriques, ne suffiront pas à caler votre bébé pour la nuit.

C'est à 7 mois que j'introduis également *la purée d'amande*, une cuillère à café dans la compote, voire dans la purée qui sera ainsi bien onctueuse, dégustée directement à la cuillère ou pour les plus osés à

78 Voir plus loin pages 104 et 107

lécher sur une cracotte. Je considère cet aliment comme le complément nutritionnel par excellence. En effet, les amandes contiennent absolument tous les nutriments dont nous avons besoin. Or, comme nous savons que les aliments d'aujourd'hui sont moins nourrissants qu'autrefois, du fait du mode de culture intensive et de l'emploi d'engrais, de pesticides et insecticides, qui rincent les cultures de leurs oligo-éléments, vitamines et autres nutriments, la mode des compléments alimentaires est devenue quasi indispensable. Servons-nous donc des ressources que nous offre la nature. On utilisera la purée d'amandes blanches sans sucre ajouté. Je déconseille l'emploi d'amandes en poudre, à moins de la préparer soi-même tous les trois ou quatre jours... En effet, les qualités nutritionnelles diminuent rapidement sous cette forme, alors que présentée en purée, l'huile naturelle de l'amande en conserve parfaitement les vertus. Rares sont les bébés qui refusent la purée d'amande, que vous trouvez facilement en boutique bio. Ces quelques enfants pourront alors goûter la purée de noisette ou de sésame dont les peuples ancestraux nourrissent leurs nouveau-nés !

A cette période, bébé peut avoir envie de manger par lui-même, surtout lorsqu'il participe au repas familial. La tentation sera grande de lui donner du pain ou des biscuits. En ce qui concerne le pain, aliment de base de la plupart des populations depuis huit à dix mille ans, il faut reconnaître qu'aujourd'hui, il rend malade nombre de nos concitoyens. Douleurs abdominales, ballonnements, troubles du transit, troubles de l'humeur sont les principaux symptômes de l'intolérance au blé. Mais parfois, problèmes ORL et broncho-pulmonaires à répétition, troubles cutanés voire troubles de la croissance staturo-pondérale chez les enfants peuvent être révélateurs. Je n'irais pas jusqu'à retarder l'introduction du pain après un an, car c'est vraiment entre 5 et 9 mois que l'enfant doit découvrir son écologie alimentaire, mais je me permets d'attirer l'attention des mamans qui constatent que leur bébé devient « accro » au pain. Méfiance ! Il y a là le signe d'un effet opiacé que l'on rencontre en cas d'hyperperméabilité intestinale. De ce fait, les peptides dits opioïdes issus du gluten du blé, insuffisamment digérés, passent la barrière intestinale puis la barrière hémato-encéphalique - qui normalement filtre les échanges entre le sang et le cerveau - et vont se fixer sur les récepteurs spécifiques du cerveau et entraîner des troubles du fonctionnement cérébral. La désaturation de ces récepteurs pourrait entraîner un syndrome de manque qui se manifeste par l'envie irrésistible de pain et les troubles de l'humeur et du comportement. On peut observer la même chose avec la caséine du lait, qui se manifeste par une attirance exagérée du lait ou des yaourts. Le rejet ou l'attirance compulsive d'un aliment doit toujours alerter, et il importe d'en trouver le sens. Pourquoi donc ne pas donner un morceau de carotte à ce bébé qui veut découvrir la nourriture. De même, les biscuits ne devraient être introduits qu'avec parcimonie. Outre le blé qu'ils contiennent, ainsi que le gluten ajouté dans la biscuiterie et la viennoiserie industrielles comme agglutinant ils n'apportent aucun bénéfice à la santé. Si ce n'est le plaisir qu'ils procurent, et qui n'est pas négligeable mais devrait être cultivé comme tel, ils n'apportent rien d'intéressant qu'on n'ait déjà dans la ration alimentaire. Le sucre en tant que tel n'est pas bénéfique du tout. Outre son aspect acidifiant, il représente lui aussi une drogue dont les industriels ont bien compris l'intérêt pour leur portefeuille. Je considère donc les biscuits et autres gâteaux plutôt comme une gourmandise, ce qui est permis, mais pas tous les jours, ou comme une marque de convivialité, ce qui n'est pas plus quotidien. Il faut donc faire comprendre cela à nos enfants, et le meilleur moyen, peut-être le seul, de l'éducation est... l'exemple !

Un autre prétexte à donner des biscuits : le petitou' a besoin de mordre pour « faire » ses dents. Mordiller, oui, mais pourquoi avec quelque chose qui se mange ? Quel rapport entre l'envie de calmer la douleur de ses gencives et la nourriture ? Il existe nombre d'alternatives pour répondre justement à la question. De nombreux anneaux dentaires se trouvent dans le commerce, du classique caoutchouc à l'anneau de bois non traité, en passant par le bâton de guimauve. Et bébé sera aussi content. Mais si vous lui donnez le goût du sucré, c'est fichu ! Peu nombreux sont les bébés qui n'aiment pas. Le plus tard possible sera le mieux et toujours avec parcimonie. Une bonne alternative du biscuit au moment du goûter est offerte par les galettes de riz, quinoa, châtaigne ou sarrasin. Ces produits ne sont généralement pas sucrés, ou très peu, juste pour donner le craquant, et tout aussi plaisants.

A huit mois, nous pourrons présenter à l'enfant le poisson. Une fois par semaine suffit à raison de deux cuillères à café. De nombreuses polémiques agitent la mer et les rivières, milieux pollués à souhait. Poisson d'élevage ou sauvage ? Le poisson est pourtant une nourriture fort intéressante, riche en phosphore notamment, qui apporte autant de protéines que la viande mais est beaucoup moins gras. Les poissons mi-gras et gras (qui contiennent 5 à 12% de lipides) apportent des acides gras polyinsaturés dont les propriétés bénéfiques, voire indispensables, pour le développement et le fonctionnement cérébral, pour la vision, les membranes cellulaires, l'immunité, la fluidité du sang, etc. sont maintenant bien connues. Pour commencer, nous choisirons cependant des poissons peu gras, classiquement à chair blanche, de haute mer, plutôt sauvages, ou poissons d'élevage d'agriculture biologique. Pour s'y retrouver[79] :

◇ Poissons maigres : colin ou merlu, cabillaud, lieu, raie, sole

◇ Poissons mi-gras : merlan, limande, carrelet ou plie, éperlan, églefin, rascasse, saint-Pierre, brochet, daurade, grondin, roussette truite de mer

◇ Poissons gras : maquereau, sardine, saumon, thon, hareng frais, truite saumonée, flétan, lotte ou baudroie, mulet, perche, rouget.

Les petits poissons gras, au début de la chaîne alimentaire, sont les moins pollués et pourront être donnés après dix à douze mois. Seront évités absolument l'espadon, le thon (sauf d'élevage biologique) la daurade qui sont des poissons carnassiers, se nourrissant des petits poissons, donc plus pollués par les produits chimiques et les métaux lourds, par effet d'accumulation. Dans nos régions éloignées de la mer, la solution du poisson congelé n'est pas si mauvaise, pour garantir la fraîcheur. Congelés sur le bateau, les poissons conservent un maximum de qualités nutritionnelles, à condition d'être consommés dans les deux mois. Ensuite la vitalité diminue.

A neuf mois, c'est le moment d'introduire les dernières classes d'aliments : *céréales et légumineuses*. Elles feront partie du plat du déjeuner et du dîner. A midi, tels les plats traditionnels, vous pourrez préparer avec amour un plat de légumes avec céréales, viande ou poisson, œuf ou légumineuse. J'ai déjà parlé du blé. Testez-le chez votre enfant et observez ses réactions. Un ventre ballonné, des gaz nauséabonds, des selles molles et nauséabondes doivent vous alerter. D'autres céréales, tout aussi bénéfiques, sont disponibles : petit épeautre – le grand épeautre est plus proche du blé, mais pourra convenir à certains – blé kamut, avoine, orge, seigle ; et les autres graines : millet, quinoa, sarrasin, fonio, tef, tapioca ou manioc, amarante vous donnent un choix large. Hélas, vous

79 Un très bon dossier sur le poisson sur le site de Terre Vivante www.terrevivante.org/102-quels-poissons-consommer-.htm

ne trouverez pas ces aliments en grande surface, où le blé est roi, mais en boutique bio. N'oubliez pas qu'il est important de *varier la nourriture*, y compris dans une même classe d'aliments. Ces graines seront ajoutées au plat du déjeuner pour un tiers et au repas du soir pour moitié, dans la purée de légumes, voire sous forme de muesli dans le biberon les soirs où vous n'aurez pas le temps de cuisiner. Dans ce cas, ne pas suivre les prescriptions inscrites sur les boîtes, toujours beaucoup trop fortes. Une à deux cuillères à soupe suffisent à cet âge, selon l'appétit. Dans les boutiques bio, vous trouverez nombre de céréales ou graines sous forme de flocons précuits. Il faut avouer que cela est bien pratique car rapide à utiliser. Les ajouter à la fin de la cuisson des légumes et mixer le tout, ou non, selon l'âge de votre bébé. De même que le blé est devenu indigeste, le maïs n'est pas une céréale de consommation traditionnelle en Europe. Si elle constitue un aliment de base en Amérique du Sud, elle est plutôt ici un aliment du bétail. Le grain de maïs contient à 55% de la zénine qui est une protéine insoluble, appartenant au groupe des prolamines, au même titre que la gliadine du gluten du blé, et susceptible d'être mal tolérée. La polenta sera plus digeste, maïs débarrassée de sa coque de cellulose alors broyée, laquelle ne peut être digérée par l'être humain. De plus, le maïs est une céréale soumise à la transformation génétique dont je me méfie à priori. Toute transformation de la nature me paraît susceptible d'effets secondaires. Des millénaires d'évolution et d'adaptation de la nature ne seront jamais égalés par les élucubrations de l'humain, beaucoup trop brutales et rapides, souvent inconséquentes.

Les légumineuses sont nombreuses mais longues à préparer. Elles sont particulièrement nourrissantes, contiennent 20 à 30% de protéines, et notamment du fer et les vitamines du groupe B. Mais la coque de cellulose qui les entoure les rend difficiles à digérer pour nous. Les herbivores ont plusieurs poches pour digérer la cellulose et à l'intérieur d'une panse de vache, il fait 60° ! Pour que cette cellulose nous cause le moins d'ennuis de fermentation, l'idéal serait de les faire tremper une nuit pour les lentilles et jusqu'à deux jours pour les pois chiches, avant de les cuire longtemps à feu doux. Pour les parents qui ont moins de temps, je propose d'utiliser les flocons. Ceux-ci sont préparés avec la légumineuse moulue et précuite, la cellulose étant réduite en poudre est beaucoup plus facile à supporter. Dans les boutiques bio, vous trouverez les flocons de pois chiches et pois cassés, très nourrissants, à mélanger à la purée ou à la soupe du soir. Les lentilles corail sont faciles à utiliser, cuisent rapidement, et ont une enveloppe de cellulose beaucoup plus fine que les autres lentilles. Elles sont par contre moins riches en fer que les lentilles vertes. Celles-ci seront bien cuites et mixées avec la purée. Vous pouvez tout à fait prélever une à deux cuillères à soupe du plat cuisiné pour la famille. Si vous n'avez pas le temps de faire tremper les lentilles vertes, vous pouvez les faire cuire avec une pincée de bicarbonate de soude (ne pas saler en plus) et de l'origan ou marjolaine, elles seront beaucoup plus digestes.

Dans la classe des féculents, il faut parler de *la pomme de terre*. J'ai tendance à oublier de la citer... Je ne la digère pas ! Comme 85% de la population française, puisqu'elle indispose par des flatulences et selles nauséabondes les populations des groupes O et A. Certains enfants la toléreront un certain temps avant qu'on se rende compte de leur ballonnement les jours de purée. D'autres, assez fréquemment, n'accepteront même pas la première cuillère. Cela peut paraître étrange pour un aliment si commun et traditionnel, mais n'oublions pas qu'elle appartient à la famille des solanacées, au demeurant plantes toxiques.

Nous avons donc introduit quasiment toute l'alimentation diversifiée. Restent les œufs, qui représentent un aliment fort intéressant, notamment riche en fer - œuf bio, bien sûr - mais aussi une cause d'allergie alimentaire fréquente, notamment le blanc. Il sera donc introduit après dix-huit mois pour l'œuf entier. Cependant, *le jaune d'œuf* pourra être proposé **à partir de dix mois**. La première fois, cuisez un œuf dur. Ecaillez-le, coupez-le en deux et recueillez le demi-jaune que vous émietterez sur le plat de légumes. Ainsi, votre bébé sentira l'odeur et découvrira le goût de l'œuf. Son plaisir ou son dégoût vous renseigneront de suite sur ses capacités à le digérer. Puis, surveillez les selles. Si celles-ci sont nauséabondes, je dirais même puantes (odeur d'œuf pourri), évitez alors de lui donner de l'œuf. Il ne le digère pas ! Peut-être pourra-t-il le manger très cuit, comme dans un biscuit. A essayer. Si tout va bien, l'œuf remplacera, là aussi, une portion de viande à midi.

Votre petit recevra donc comme protéines animales, *une à deux portions de viande blanche, une portion de poisson et un jaune d'œuf par semaine, et des légumineuses une à deux fois par semaine*. Le septième jour de la semaine pourra ne comporter que des légumes et féculents. La viande rouge, agneau ou bœuf, sera introduite après un an. Vous pouvez aussi essayer le jambon. Toujours en respectant les dégoûts de l'enfant. Ainsi les bébés du groupe A se régaleront de poulet, dinde, mais pas de *viande rouge*. Essayez, vous verrez ! L'instinct est le plus souvent très fiable chez le petit enfant, au moins jusque vers deux ans. A ce moment interfèrent d'autres influences : l'imitation ou l'opposition que nous connaissons bien à cet âge...

A un an, le petit enfant a acquis la maturité digestive. Mais pas encore la maturité immunitaire qui est en développement important jusque vers sept - huit ans et s'affine jusqu'à vingt-et-un ans. Prenez donc grand soin de son intestin. La santé de celui-ci garantit la santé générale de l'individu. Y compris sur le plan émotionnel, car notre intestin assimile aussi tout ce que nous absorbons d'émotions de l'extérieur. En médecine traditionnelle chinoise, l'intestin grêle est le viscère du... cœur ! Et il décline donc avec son organe cœur tout ce qui touche à la joie et à la chaleur de l'esprit.

Votre enfant a peut-être appris à marcher, et dès lors il entre dans une période très productive des apprentissages par l'imitation. Il aura donc envie de partager le repas avec vous, et peu à peu, voudra *manger « tout seul »*. Il n'est pas toujours facile de comprendre lorsque ce sera le bon moment. Le petit ne parle pas encore. Il se manifestera alors volontiers en tournant la tête ou en faisant « non », lorsque vous approchez la cuillère de sa bouche. Ne prenez pas ce geste pour un refus de manger. Il veut simplement faire « tout seul ». « C'est moi tout seul ! » Votre rôle est de le guider et l'accompagner. Au début, le moyen le plus simple et le plus naturel, sera pour lui de saisir les aliments avec ses mains. Mais, que je sache, il y a peu de chance pour que vous mangiez vous-même ainsi. Vous le guiderez alors patiemment pour qu'il apprenne à tenir la cuillère ou, plus facile peut-être, la fourchette. Vous préparerez les légumes en gros cubes qu'il pourra piquer. Comme il mangera à toute petite vitesse – il en tombe plus ou moins à côté ! – vous pourrez l'aider, discrètement pour ne pas le vexer, en l'accompagnant avec une autre cuillère. Lorsque la bouche est ouverte, profitez-en pour glisser une bouchée ! Il acceptera sans problème s'il tient lui-même une cuillère. Lors de ce repas, vous verrez que l'enfant se lasse vite et mange beaucoup moins qu'avant. Prenez alors le relais, s'il veut bien. En tous cas, ne vous inquiétez pas, car à cet âge, il a beaucoup moins d'appétit qu'au cours de la première année. En effet, la croissance est considérablement moins forte. Alors que la première année, il a triplé son poids et pris la moitié de sa taille de naissance en plus, dans les deuxième et troisième années, il ne prendra que 10 centimètres et seulement 1 à 2 kilos par an ! Après trois ans, ce ne sera que 4 à 6 cm par an, et 1 à 2 kilos jusqu'à la poussée de croissance pubertaire ! Il a donc raison, ne le forcez pas à manger s'il refuse que vous l'aidiez.

A cet âge où l'enfant mange à peu près de tout, j'aime à rappeler quelques règles sur l'alimentation qui me paraissent essentielles, car elles augurent d'un rapport sain avec la nourriture :

◇ **Evitez le grignotage entre les repas !** On mange pour se nourrir, pour construire son corps et assurer son bon fonctionnement. Pas pour se distraire, ni même pour se faire plaisir ! Ni pour combler un manque qui n'a souvent rien à voir avec la faim. Pas question donc, de grignoter. N'oubliez pas que votre enfant vous prend comme exemple... L'estomac a bien assez de quatre repas par jour avec le goûter. Autrefois, les humains se nourrissaient deux fois par jour ! Une fois dans la matinée et une fois dans l'après-midi. Nous en sommes aujourd'hui à trois repas, alors que nous nous dépensons moins physiquement. Les enfants en sont à quatre repas avec le sacro-saint goûter, parfois à cinq repas avec la collation de la matinée à l'école. L'estomac travaille donc sans cesse. Pitié pour lui... Lorsque vous allez acheter le pain, ne donnez donc pas pour habitude à votre enfant d'avoir un quignon et pire encore, un pain au chocolat ! Lorsque vous faites les courses au supermarché, voire au marché, pas de morceau de fromage. N'entamez pas, non plus, le paquet de biscuits que vous venez d'acheter. Si vous ne lui en donnez pas l'habitude, il ne réclamera pas. De récentes études ont clairement démontré (chez la souris) que la fréquence des repas, et leur inégalité (grignotage par rapport au repas complet) est un facteur majeur de surpoids et d'obésité, bien plus que le contenu en graisses.

◇ **Evitez les sucreries entre les repas** : moins de caries, moins de surpoids, moins de rhumes !

◇ **Donnez-lui à boire de l'eau !** Toute autre boisson est considérée par l'estomac comme de la nourriture et entraîne un processus de digestion, donc d'assimilation. Le seul liquide dont notre corps a besoin est l'eau, et le seul qu'il connaisse puisqu'il est le seul liquide consommable à exister à l'état naturel. Une bonne habitude consiste à boire un grand verre d'eau avant chaque repas. Lorsque l'estomac est vide, l'eau s'écoule directement vers l'intestin, à condition qu'elle soit pure, c'est à dire non additionnée de sirop, jus de fruits ou autre préparation du commerce telle que les sodas. Dès que l'eau contient un autre élément, ne serait-ce que du sucre, l'organisme considère alors cette boisson comme un aliment. Le pylore se ferme pour entamer la digestion. Les liquides ainsi consommés augmentent le volume de l'estomac. Un estomac dont la capacité est grande réclamera grand pour obtenir la satiété ! Elément à prendre sérieusement en compte lorsqu'il y a surpoids ! Il convient donc de boire de l'eau avant le repas et seulement de petites quantités au cours du repas. On se sent beaucoup mieux en sortant de table. De plus, prendre l'habitude de boire un grand verre d'eau avant chaque repas nous assure bien trois-quarts de litre par jour. C'est un minimum que nombre de personnes n'atteignent pas.

Pour les petits enfants qui semblent ne pas aimer boire, essayez de donner au verre plutôt qu'au biberon ou à la tasse à bec. J'ai noté que les bébés refusent souvent un contenu du biberon différent de l'habitude. Au verre, ils seront tout fiers de faire comme vous. Certains boiront beaucoup plus facilement l'eau si elle a la même température que notre intérieur, c'est-à-dire tiède.

◇ **Respectez les refus de l'enfant** par rapport à un aliment ou une boisson. Je ne dis pas que l'enfant choisit ce qu'il mange, mais vous lui apprenez à se nourrir en respectant sa différence. J'ai souligné la valeur de l'instinct chez le tout-petit. Larousse définit l'instinct comme une « impulsion intérieure, indépendante de la réflexion, qui détermine l'être vivant dans certaines de ses conduites ». Cependant, en grandissant, il cherchera à affirmer son individualité, hélas plus souvent dans l'opposition. Il est temps, alors, de l'aider à commencer à mesurer la conséquence de ses actes et de ses paroles. S'il ne veut pas manger, prenez-le au mot. « D'accord, tu n'as pas faim ». Et descendez-le de table. Soit il n'a vraiment pas faim, et ceci est à respecter ; il ira jouer ou dormir si c'est l'heure de la sieste ; soit, il reviendra vite pour finir son assiette. Si vous faites cela sans angoisse que votre enfant ne soit lésé, parce qu'il n'a pas mangé, ce genre d'opposition se calmera rapidement.

◇ **Evitez les conflits autour de la table !** N'oubliez pas que ses besoins alimentaires sont moindres dans la deuxième année. A moins d'utiliser un entonnoir, je ne vois pas comment on peut forcer un enfant à manger sans être violent ! Ce n'est pas le bon exemple... Et ne changez pas le menu ! A table, c'est vous qui décidez, car l'essentiel est d'apporter une alimentation variée et l'enfant n'a pas la connaissance, par opposition à l'instinct, pour savoir comment il doit se nourrir correctement. Donc, il n'est pas question de proposer autre chose quand l'enfant ne veut pas manger. L'appétit peut changer d'un jour à l'autre. Avez-vous faim tous les jours pareillement ? Un enfant sain est tout à fait capable de gérer son appétit. Toujours l'instinct. Si votre enfant ne veut pas manger, c'est que son corps doit prendre du repos. La digestion est grande consommatrice d'énergie. Peut-être votre enfant a-t-il à gérer autre chose qui nécessite la mobilisation de cette énergie. Respectez-le. Et si c'est un « caprice », - qu'est-ce qu'un caprice ? - laissez-le mesurer les conséquences de ses actes. C'est ainsi qu'émerge la conscience, avec l'expérience. Tant pis ! Il mangera mieux au dîner ou demain ! Veillez simplement à l'équilibre du régime, au moins sur deux jours. Bien sûr, tout ceci devrait être appliqué avec assurance, calme mais détermination. Votre enfant, vous sentant sûrs de vous, abandonnera vite l'opposition au cours des repas qui redeviendront paisibles.

◇ Une règle d'or : **manger des légumes** midi et soir et **des fruits** au goûter.

◇ Enfin, comme j'en ai précédemment parlé, éviter **au maximum l'alimentation industrielle**. Moins d'additifs, moins d'agitation, voire d'hyperactivité, moins d'allergies, moins de troubles digestifs. Notre corps ne connaît pas les produits chimiques de synthèse !

◇ **Attention à l'excès de protéines** : Celles-ci sont apportées chez le tout-petit par le lait maternel ou le lait adapté pour nourrissons. Dès lors que le régime se diversifie, il faut tenir compte de l'apport en protéines de la viande, du poisson, des produits laitiers, des œufs, des légumineuses. Il n'est pas question de remplacer les biberons par un produit laitier à chaque repas. Nous l'avons vu au chapitre du lait, il s'agit d'un apport monstrueux en calcium, responsable de nombreux troubles et maladies. Les produits laitiers apportent aussi 33 grammes de protéines pour 100 grammes de lait. Je rappelle que les besoins en protéines sont satisfaits en apportant 10 grammes de viande ou poisson par année d'âge et par jour jusqu'à 15 ans. Un œuf équivaut à environ 30 à 40 g de viande ou poisson. Pour un enfant entre un et deux ans, 40 à 110 g de viande ou poisson suffisent donc dans la semaine, avec un œuf. Les céréales apportent aussi des protéines (8 g pour 100g de riz, 15 g pour le blé). Les légumineuses apportent entre 22 et 30 g de protéines pour 100 g. N'oubliez pas que les petits enfants du groupe A n'aimeront pas la viande rouge. Ne forcez surtout pas (favorise le cancer du côlon chez l'adulte). Par contre, ils adorent le poulet et le poisson. Les bébés du groupe B ne digèrent pas le poulet. Facile de les repérer ! Par contre les enfants du groupe O délaisseront les produits laitiers pour la viande. Attention, ils dépasseraient volontiers la dose.

◇ **Attention à l'excès de produits laitiers** : Ce sujet est largement développé dans un chapitre dédié[80]. Je rappelle l'essentiel. Nous sommes les seuls mammifères à poursuivre la consommation de lait au-delà de la maturité digestive, et qui plus est, de lait qui n'est pas celui de notre espèce et correspond à d'autres besoins. Attention à la mauvaise digestion qui entraîne entérite[81] chronique et au-delà, rhumes incessants et son cortège d'otites, bronchites, asthme et eczéma. Pour ceux qui le digèrent, un laitage par jour est largement suffisant. La prescription du PNNS à quatre produits laitiers par jour est abusive. Pourquoi, avec tant d'effets délétères, continue-t-on à encourager la consommation des produits laitiers à un tel niveau ? L'être humain doit bénéficier d'une alimentation diversifiée. Aucun aliment ne doit être consommé de façon exagérée. Varier son alimentation est le secret d'une bonne santé. Pourquoi les produits laitiers échapperaient-ils à cette règle ? Modérez la consommation de vos petits. Ou un yaourt, ou un morceau de fromage par jour, pas plus. Rappelez-vous que 15 g de gruyère correspond à 200 ml de lait (33 g de protéines et 35 g de graisses pour 100 g de lait entier).

Attendez que votre enfant ait envie de goûter le fromage dans votre assiette. Ne lui présentez pas avant. Laissez-le suivre son instinct.

Pour le lait du matin, il est indispensable de dépister les enfants qui, grandissant, ne le digèrent plus. Rappelez-vous, en Europe de l'Ouest, 85% de la population est du groupe O ou A et ne digère pas le lait au-delà de la deuxième année. Le meilleur des tests est celui du passage du biberon au bol ! Hélas, alors que le tout-petit, entre 16 et 18 mois, n'a qu'une envie, celle de grandir en imitant ses parents, le biberon est maintenu pour le plus grand plaisir des parents au-delà de deux ans, voire jusqu'à six ou sept

80 Voir p. 49

81 Inflammation de l'intestin

ans ! Mais pourquoi donc ? Cet enfant qui a spontanément envie de faire comme les grands, est maintenu dans des gestes de bébé. C'est tellement pratique ! « Ça va plus vite, le matin lorsqu'on est souvent pressé ». Pourtant, boire le lait à la paille est rigolo et tout aussi rapide. « C'est son moment câlin ! » Comment ? Est-il besoin d'un instrument-biberon pour faire un câlin, passer un petit moment tendre au réveil ? N'hésitez pas à repérer ce moment où l'enfant voudra passer à table, grimper sur la chaise, pour faire comme les grands. Donnez-lui un bol avec le lait habituel. Vous pourrez peut-être alors constater que le lait n'est pas si bon que cela ! Au bol, l'odeur est perçue, et l'instinct se réveille. Bien sûr, vous faites le test sans transformer le goût du lait par des farines parfumées ou du chocolat ! Donnez le lait tiède, car ainsi il donne bien son odeur. Certains enfants ne veulent que du lait froid, ce qui est déjà un signe qu'ils n'aiment pas beaucoup le lait. Dans plus de quatre cinquième des cas, l'enfant goûtera mais laissera la plus grande partie de ce breuvage indigeste. Que la maman inquiète ne lui rende pas son biberon pour qu'il boive sa ration de lait ! PNNS a dit ! Il faut qu'il ait son calcium ! Car c'est bien connu, sans lait, point de calcium ! Alors le petit, alerté par l'inquiétude de sa mère, reprendra vite le biberon qui lui autorise un bon câlin... Quel désastre !

◇ **Pas trop de sucre raffiné** : Qui n'aime pas le sucre ? En tout cas, chez les enfants, bien rares sont ceux qui refusent le sucré. Pendant la première année, inutile de tenter les petits en les habituant au fameux biscuit du goûter. Plus tard ils y goûteront, mieux c'est. Le biscuit devrait être considéré comme une gourmandise, et non comme un aliment. Un cadeau, un élément de convivialité, mais non comme un produit de consommation quotidienne. Le sucre dont notre corps a besoin est largement apporté par les sucres lents, céréales et autres farineux, légumineuses, pomme de terre. La nature met à notre disposition les fruits, frais et secs, le miel et les oléagineux, délicieuses gourmandises douces. Toute la confiserie, les viennoiseries représentent un surplus. La valeur gustative n'est pas superflue, mais attention à l'excès et à l'habitude.

◇ Enfin, je vous rappelle de ne pas oublier les apports indispensables en **huiles végétales**. L'huile d'olive est presque parfaite, mais elle manque d'omega 3, je l'ai déjà mentionné. Variez donc avec l'huile de noix riche en vitamine E et acides gras polyinsaturés, particulièrement digeste. Les autres huiles riches en omega 3, huiles de colza, carthame, sésame ne sont pas bien supportées par tout le monde. Les huiles de lin et noisette sont généralement bien tolérées. La fameuse huile de tournesol n'a pas un bon rapport omega 6/3. Mon conseil ira donc vers les huiles d'olive et de noix chez les petits. Mais faites vos essais. Jusqu'à deux ans les enfants ont besoin d'une cuillère à café aux deux repas du midi et du soir, une de chaque. Puis, jusqu'à dix ans, on donnera trois cuillères à café par jour. Puis deux cuillères à soupe chez les ados, trois chez la femme et quatre chez l'homme. Autant dire que la sauce de salade ne suffira pas à combler les besoins de chacun ! N'hésitez pas à en rajouter dans le plat principal.

◇ Pensez à proposer **des graines oléagineuses** (en purée sans sucre ajouté chez les moins de 3 ans) riches en calcium, magnésium... Ces graines - amande, noisette, noix, graines de sésame, tournesol, courge - trésors de la nature contiennent absolument TOUT ce dont nous avons besoin. Face à l'alimentation aujourd'hui moins nourrissante qu'autrefois, elles représentent le meilleur des compléments alimentaires. Le bon moment pour les consommer est le goûter.

◇ N'oubliez pas ***le persil*** cru (du jardin, du balcon ou bio), riche en fer et vitamine C. Bien sûr, vous pourrez utiliser les **herbes aromatiques** telles thym, sarriette, herbes de Provence. Les épices exotiques telles que le curry, cumin, coriandre moulue pourront être utilisées mais pas régulièrement et en petite quantité. Evidemment le piment est exclu chez le petit enfant, ainsi que le poivre et la moutarde assez souvent retrouvée positive dans les bilans allergiques du tout-petit, étant donné sa présence dans les petits pots industriels...

◇ Pensez aussi au **miel**, sucre naturel élaboré par les abeilles, riche en oligo-éléments et vitamines et facteurs de défense contre les infections, à consommer plutôt au goûter.

Quel menu présenter à nos petits ? L'évolution des menus depuis la période d'avant-guerre à nos jours a été forte et rapide, en comparaison avec l'évolution antérieure. Autrefois, le premier repas de la journée se composait de pain, beurre ou suif, fromage, jambon, pâté ou saucisson. Puis, après une bonne matinée de travail, le plat traditionnel constituait à lui seul le menu du déjeuner. Plat complet composé de féculents, légumes et protéines animales ou végétales sous forme de légumineuses. Ce sont nos plats régionaux, choucroute, petit salé aux lentilles, bœuf bourguignon, diots aux crosets, cassoulet, etc. Le dîner était léger, soupe et pain. Le dimanche, on faisait la tarte aux pommes ou un gâteau. C'était le seul dessert de la semaine ! Aujourd'hui, nous mangeons sucré le matin, ce qui ne tient pas au ventre. Nous mangeons féculents, viande ou poisson midi et soir. Fromage et dessert à chaque repas...

La science de *la chronobiologie* a découvert que notre métabolisme n'est pas constant du matin au soir. Nos organes fonctionnent selon l'horloge biologique, rythmée sur le jour et la nuit commandés par la rotation de la terre autour du soleil, ce que connaissaient les chinois depuis des millénaires. Le sucre rapide du matin (confiture, miel, voire Nutella) sera dévié vers la fabrication de cholestérol et autres corps gras, et déclenchera une réponse insulinique[82] inadéquate, car hors de son rythme, responsable de l'hypoglycémie de onze heures. L'enfant parvient donc à midi avec une faim de loup et dévore son repas avec le fromage et le dessert. Du coup, le goûter sera souvent oublié, sauf pour les petits, tradition oblige, et encore pas pour tous. Le goûter composé de pain ou biscuits fera grossir, car ce n'est pas le moment pour l'organisme de recevoir les féculents. Lorsque vous apportez à votre corps une alimentation qui ne correspond pas à ses besoins du moment, il ne peut pas la rejeter. Il saura déclencher un vomissement si le système digestif est débordé par un excès ou un repas toxique, mais au quotidien, les aliments reçus à un moment où le corps ne saurait les utiliser conduiront au stockage. On grossit avec le sucre du matin, les féculents du goûter, le fromage du midi ou du soir, les desserts après le repas ! Rendez-vous compte de la déviance des menus de nos jours. De récentes études ont démontré l'intérêt de limiter la ration alimentaire à deux repas par jour, espacés d'au minimum huit heures, au mieux douze, pour limiter les risques de surpoids et d'obésité... La valeur du jeûne est incontestable. Il permet de transformer et dépenser au fur et à mesure ce que nous ingérons en surplus.

Je vais décrire ci-après le menu de vos petits selon les habitudes modernes, pour ceux qui ne se sentent pas de transformer le petit-déjeuner sucré en salé et de supprimer le dessert après le repas. Ensuite, je vous

82 L'insuline est une hormone hypoglycémiante, la seule, sécrétée par le pancréas endocrine. Elle permet la régulation de la glycémie (taux de glucose dans le sang) en favorisant l'utilisation ou la mise en réserve du glucose sanguin dans le foie et les muscles. Elle permet aussi la synthèse des protéines et empêche la destruction des graisses.

proposerai le menu selon la chronobiologie, nous l'avons vu, plus adapté pour répondre aux besoins du métabolisme.

Le menu moderne classique :

Jusqu'à ce que votre petit délaisse le biberon, vers 15 ou 16 mois, nul besoin de céréales le matin. A moins qu'il n'ait envie, à partir de 12 mois, de grignoter un bout de pain ou cracotte. Le lait est suffisamment calorique pour assurer les besoins jusqu'au déjeuner. Midi est cependant une heure bien tardive pour proposer le déjeuner à votre enfant. C'est l'heure d'aller se coucher pour la sieste, après un repas pris vers onze heures. Dès lors que votre enfant aura envie de s'attabler avec vous, pour peu que vous-mêmes preniez le temps de déguster votre **petit-déjeuner**, vous pourrez lui proposer :

◇ Une boisson chaude : lait pour ceux qui le digèrent. Seulement 15%, rappelez-vous. Pour les autres, de nombreux « laits » végétaux, ou plutôt boissons de céréales ou graines, ont été inventés. A base d'avoine, soja, amande, noisette, quinoa, riz, épeautre, châtaigne, leur composition nutritionnelle est diverse. Mais ceci n'est plus important, il s'agit simplement d'offrir une boisson chaude, puisque des aliments consistants composent également le repas. Cependant, là encore il est important de varier ces jus végétaux, au moins deux ou trois sortes en alternance. Les besoins nutritionnels de votre enfant diminuent considérablement par rapport à la première année, la croissance devenant plus lente. Pour ceux qui n'aiment pas ces boissons végétales, une tisane pourra être proposée, ou bien un jus de fruits – là encore, varier - sachant que le jus d'orange est à éviter pour la plupart, beaucoup trop acidifiant et donc déminéralisant. Seuls les enfants du groupe B se régaleront avec l'orange. Pour les plus difficiles un verre d'eau, plutôt tiède, conviendra parfaitement.

◇ Le petit pourra manger à la cuillère des flocons de céréales ou de graines trempées dans le lait ou jus végétal : avoine, épeautre, riz, quinoa, sarrasin, millet... Le blé est moins digeste, ainsi que le maïs.

◇ Ou bien, comme les grands, des tartines de beurre et confiture ou miel. Encore mieux, de la purée d'amande, réel trésor nutritionnel. Une délicieuse pâte à tartiner : purée d'amande, de noisette et de sésame - sans sucre ajouté - mélangés (un tiers de chaque), avec une cuillère à soupe de miel pour 300 g. Un régal !

Pour le déjeuner :

◇ Un plat complet avec une portion de légumes pour les deux tiers, et un tiers de céréales ou graines de quinoa, millet, sarrasin, pâtes, boulgour d'épeautre ou blé kamut, une portion de viande ou poisson, œuf ou légumineuse. N'oubliez pas l'huile d'olive. Un jour par semaine, vous pourrez composer un plat des seuls légumes et féculents.

◇ Vous éviterez le dessert sucré, mais si votre enfant digère les laitages, ce sera le moment de lui proposer un yaourt nature de lait de vache, chèvre ou brebis, ou yaourt de soja pour varier ou pour ceux qui ne digèrent pas le lait.

Pour le goûter :

◇ C'est le moment idéal pour manger des fruits. Les fruits frais de saison, les fruits secs pendant l'hiver et les graines oléagineuses sous forme de purée d'amande, noisette ou sésame sans sucre ajouté. Mélanger une cuillère à la compote ou tartiner sur une cracotte de riz ou de châtaigne. La compote est bien pratique, mais elle a le gros inconvénient de ne pas avoir besoin d'être mâchée. Elle convient aux tout-petits, mais dès que l'enfant a les premières molaires, il est important de lui apprendre à croquer, mastiquer en lui proposant un quart de pomme ou de poire. Pour assurer une bonne croissance des mâchoires, il importe de s'en servir. De plus, le fait de croquer et mâcher contribue à déclencher la satiété. Manger trop vite une compote, ne permettra pas de ressentir la satiété et donnera souvent envie de se resservir. Les problèmes de surpoids sont très souvent dûs au fait que l'enfant mange trop vite. Pas le temps de déguster la bouchée vite avalée, pas le temps de profiter du plaisir du goût et de la consistance de ce qu'on mange. Insatisfait, il redemande, alors qu'en fait il a assez mangé.

◇ Les biscuits sont à éviter, je l'ai déjà mentionné. Une gourmandise, exceptionnelle, sera la bienvenue pour des circonstances extraordinaires, une sortie, un goûter chez les amis ou les grands-parents, des invités à la maison. Pour goûter les confitures de grand-maman, une cracotte de riz, sarrasin ou châtaigne fera très bien l'affaire. Eviter le blé au goûter (pain, biscuits, a fortiori sous forme industrielle, telles les viennoiseries, madeleine, brioche etc.)

Pour le dîner :

◇ Repas léger. Une portion de légumes pour moitié avec un féculent : soupe aux vermicelles ou tapioca, gratin de légumes, pâtes et légumes, riz aux légumes, tarte aux légumes, etc. Sans oublier l'huile de noix. Evitons le dessert sucré et le yaourt, inutiles pour passer une bonne nuit de sommeil.

Pour ceux qui acceptent de changer leurs habitudes, le respect de la chronobiologie permettra le fonctionnement optimal de votre organisme. On se sent plus en forme, plus léger, plus dynamique. On perd du poids s'il y a surcharge, on en prend s'il en est besoin. On digère beaucoup mieux.

Le menu selon la chronobiologie :

Le matin suit la période de jeûne la plus longue des vingt-quatre heures. Notre organisme devra assumer les besoins correspondant à notre activité de la première moitié de la journée. Il a besoin de protéines animales, de graisses (plutôt animales) et de sucres lents (féculents). Le petit-déjeuner se composera de :

◇ Céréales ou graines, en flocons par exemple, avec du lait pour ceux qui le digèrent ou lait végétal, non sucrés.

◇ Ou tartines de pain avec du beurre et du fromage ou du jambon, de la viande séchée, un blanc de poulet ou de dinde, un œuf dur ou à la coque.

◇ Pour ceux qui ne digèrent pas les produits laitiers, le beurre est généralement supporté et apportera les lipides. On peut aussi utiliser la purée d'amande, noisette ou sésame, non sucrée, ou consommer les graines entières en mâchant bien.

◇ Une boisson selon les capacités digestives : lait, jus végétal, tisane ou jus de fruits, voire un verre d'eau pour les plus difficiles. A noter qu'il serait bon de prendre un verre d'eau au réveil, puis de prendre le temps de faire sa toilette avant de déjeuner, histoire de se réveiller tranquillement.

Pas de sucre le matin

A midi, notre plat traditionnel a toute sa place pour permettre à notre organisme d'assurer les efforts de l'après-midi. Il a besoin de protéines, de graisses et de sucres lents. Légumes avec féculents et protéines animales ou végétales, sans oublier les huiles. Les légumes peuvent bien sûr être cuits ou crus. Les salades variées sont bien agréables l'été et les légumes racines râpés l'hiver tels que les carottes, céleri, betteraves.

Pas de fromage, pas de dessert sucré

Les irréductibles qui ne supporteront pas de terminer leur repas après le bœuf bourguignon pourront se régaler d'une salade verte, d'endive ou de mâche, ou de quelques graines oléagineuses.

Au goûter : Notre organisme doit encore fournir un peu d'efforts avant la fin de la journée. Une énergie rapidement consommable pour arriver au dîner. C'est le moment de consommer les aliments sucrés ! J'ai bien dit aliments... La nature nous offre les fruits frais ou secs et le miel. Notre organisme assimilera au mieux le gras végétal à cette heure. Consommez donc les amandes, noisettes, noix, graines de tournesol et de courge. Accompagnées de petits fruits secs tels que raisins, abricots, dattes, figues, canneberges elles constitueront un délicieux goûter. A noter un dicton populaire pour les noix, très riches, qui peuvent être irritantes : « *Une noix bonne noix, deux noix assez de noix, trois noix trop de noix !* »

Par contre, les céréales ne sont pas du tout les bienvenues au goûter. Grande source de surpoids ! Le pain, les biscuits, brioches, pains au lait et autres viennoiseries sont donc à proscrire des habitudes. La gourmandise, pour être appréciée comme telle, devrait rester rare et répondre à une circonstance particulière. Un cadeau, en somme.

C'est bien sûr au goûter que vous pourrez offrir, pas tous les jours car c'est aussi une gourmandise - pas facile à digérer par les foies débordés et constipant pour certains - le fameux carré de chocolat. Oui, le carré ! A déguster lentement, avec un plaisir conscient !

Pour apprécier les confitures de grand-mère, il est préférable de choisir une biscotte de châtaigne, quinoa, riz ou sarrasin.

Pour les enfants qui, juste sortis de l'école, pratiquent des activités sportives, je conseille alors de consommer le fruit énergétique par excellence, la banane, et une grosse poignée de fruits secs et graines oléagineuses. Je fais d'ailleurs remarquer que ces enfants ne mangent généralement pas assez avant le sport et arrivent affamés au dîner qui devient beaucoup trop copieux pour... aller dormir ! Il convient de manger avant de dépenser et non l'inverse, source de fatigue pendant le sport et... de surpoids.

Le dîner précède une période de repos. Pourquoi donc faire provision ? Non pas que notre organisme chôme pendant la nuit. Bien au contraire, un gros travail de nettoyage s'effectue, notamment d'élimination de l'acidité produite par l'activité physique, cérébrale et la digestion. La nuit, nos organes réparent, reconstituent, les cellules se reproduisent. Et pour les enfants, la croissance est à son pic dans le sommeil du soir. Or, la digestion est grande consommatrice d'énergie. Pour que tout ce travail indispensable de réparation se fasse correctement, il convient de dîner léger car la digestion détournerait l'énergie de ce travail de réparation.

Une portion de légumes et une portion de féculents, c'est tout ! Tarte aux légumes, gratin, soufflé de légumes, soupe et pâtes l'hiver. Salades variées avec du riz, quinoa l'été. Des galettes végétales à confectionner soi-même avec des légumes et céréales ou toutes prêtes en boutique bio. Voire pizza et salade verte ou carotte, betterave, céleri râpés.

Les protéines, consommées le matin et au déjeuner, sont inutiles le soir.

Pas de fromage ni laitage, pas de dessert sucré

Ce type d'alimentation est bien loin des réalités d'aujourd'hui ! Mais croyez-moi, pour l'avoir définitivement adopté, je ne me suis jamais sentie aussi légère. On « sent » l'adéquation avec le fonctionnement de l'organisme.

Au moins pendant la période scolaire, le rythme de la vie n'autorise pas toujours à prendre son temps pour manger. Les repas sont décalés. Pas le temps de manger tranquillement le matin. Il est vrai qu'au saut du lit, il est difficile de se précipiter à table. D'ailleurs, nombreux sont les parents qui ne déjeunent pas, ou attrapent seulement un café au vol. Quel exemple vont suivre les enfants ? Pourtant, avant de partir au « travail » - les enfants me disent « travailler » à l'école ! – il convient de faire provisions. Si le petit déjeuner est absent ou inconsistant, la matinée risque d'être bien fatigante. Et l'enfant parvient à midi exténué, avec une faim de loup au ventre, qui va le faire se goinfrer au déjeuner, voire se remplir de pain si le repas de la cantine ne lui plaît pas. Le goûter sera probablement insuffisant et on arrive au dîner affamé alors qu'il faudrait manger léger. Prendre un bon petit déjeuner, riche en gras et en protéines, en sucres lents, permet d'arriver serein au déjeuner. Prendre un bon goûter permet de patienter sans grosse faim pour le dîner. Un autre aspect important de ce décalage est que les enfants affamés mangent trop vite. Calmer cette sensation de faim trop forte en avalant à toute allure va perturber le déclenchement de la sensation de satiété et conduire à consommer trop de nourriture. C'est un facteur fort important de surpoids. Idéalement, le repas devrait se faire dans une ambiance paisible, calme. Ceci permettrait de développer la conscience de ses actes, et se nourrir n'est pas le moindre. Nous en reparlerons dans le chapitre sur le surpoids.

Je redis, parce que cela me semble le fondement de la bonne santé, « Nous devenons ce que nous mangeons ! ». Hippocrate (460 – 377 av JC) disait : « Notre premier remède est l'aliment ». Idée reprise par Jean Seignalet dans son livre *L'Alimentation ou la Troisième Médecine*.

L'alimentation a, depuis la crise de la dernière guerre mondiale, fait l'objet d'une saisie par l'industrie et le développement de l'agriculture intensive. S'ensuit une modification considérable dans la préparation de notre nourriture qui ne peut être innocente en regard de l'état actuel de la santé. L'arrivée d'un enfant dans une famille devrait inciter à réfléchir. Notre responsabilité et souhait de parents, outre qu'ils nous incitent, voire nous obligent, à choisir le meilleur pour nos enfants, révèlent la valeur de l'exemple. Les parents fatigués par la journée de travail qui se jettent sur la tablette de chocolat en préparant le dîner auront du mal à être crédibles, même pour le tout-petit ! Lors de la diversification alimentaire chez le nourrisson, l'avidité de l'enfant à imiter ses parents, pourra conduire à une petite révolution dans les habitudes culinaires de la famille. Très bonne occasion de remettre les pendules à l'heure.

Le problème du surpoids

En 1997, l'OMS, Organisation Mondiale de la Santé, a reconnu l'obésité comme la première épidémie non infectieuse, signifiant ainsi qu'il s'agit d'une « maladie » et qu'elle se répand rapidement. Les études chiffrent en 2012 le surpoids à 32,3% et l'obésité à 15% de la population adulte française (à partir de l'âge de 18 ans)[83]. En France, entre 1997 et 2003, le nombre de personnes adultes obèses est passé de 8,5% à 11,9%. Concernant les enfants, tous degrés[84] confondus, 13,5% d'entre eux présentent, en 2003, une obésité. L'obésité modérée de degré 1 a doublé et l'obésité de degré 2 a été multipliée par cinq. L'âge auquel l'enfant est le plus à risque de prendre du poids se situe entre 7 et 10 ans[85]. En comparaison, aux Etats-Unis, l'obésité infantile touche en 2003 un enfant sur cinq, 21% de la population en Allemagne et 16% en Italie. Les courbes d'évolution de l'obésité sont exactement parallèles en ce qui concerne les Etats-Unis et la France notamment, mais les études montrent que tous les pays sont touchés, y compris ceux en voie de développement. En 2006, la prévalence de l'obésité, incluant le surpoids, chez les enfants de 3 à 17 ans est estimée à 18,5%[86].

---

83 En France, étude ObEpi Roche 2012. L'incidence est de 14,5% en 2009.

84 Voir page suivante

85 20,4% des enfants de 7 ans sont en surpoids ou obèses, en 2003. In *L'enfant obèse*, Dr Franck Senninger, Editions Jouvence, 2005

86 Références de l'Obesity Task Force

Le surpoids est défini, pour le sujet adulte, par un indice de masse corporelle[87] (IMC) supérieur à 25 et l'obésité par un indice supérieur à 30 kg/m². Bien évidemment, ce chiffre varie chez l'enfant, en fonction de l'âge et du sexe. Il est plus simple de se reporter sur les courbes de croissance du carnet de santé et d'observer l'évolution propre à chacun. Les courbes sont définies en percentiles qui correspondent au pourcentage de la population concernée. Ainsi on retrouve en-dessous de la courbe 3 seulement 3% de la population, et en-dessous de la courbe 97 la population concernée est de 97%. Le surpoids chez l'enfant et l'adolescent est défini par un indice de masse corporelle se situant entre le 90 et 97ème percentile et on parle d'obésité de degré 1 au-dessus de la ligne 97, car en continuant ainsi l'enfant aura, à l'âge adulte, un IMC supérieur à 30 kg/m². L'obésité sévère concerne les personnes adultes dont l'IMC dépasse 35 et 40 pour l'obésité morbide.

L'obésité et le surpoids sont corrélés à un excès de masse grasse. En pleine croissance, la prise de poids pourra être en rapport avec le développement de la musculature, notamment chez les garçons. Un moyen simple permet d'évaluer la masse grasse : il suffit de mesurer le tour de taille en-dessous du nombril[88]. Ainsi un garçon de 14 ans dont l'IMC dépasse le 90ème percentile, mais a un tour de taille égal ou inférieur à 77 centimètres n'est pas en surpoids.

L'objectif du pédiatre se situe au niveau de la prévention et la surveillance de l'enfant, au fil des consultations systématiques, et vise à dépister, à chaque visite, l'évolution de la croissance en contrôlant cet indice.

Le poids évolue, en simplifiant, en fonction des entrées - ce qui est ingéré - et des dépenses (besoin du métabolisme, croissance, exercice physique et intellectuel). L'alimentation se définit par la qualité et la quantité des repas, mais aussi, de façon très importante, par la manière de manger.

L'équilibre du régime alimentaire, sa variété, sont des aspects fondamentaux. La nourriture qui fait grossir concerne les aliments riches, consommés en excès, tels les féculents, les produits laitiers et particulièrement les fromages, le sucre et tous les aliments qui contiennent du sucre ajouté, les corps gras et notamment les graisses animales cuites et les fritures. Chez l'adulte, la consommation d'alcool apporte une

---

87 Rapport du poids (en kilos) au carré de la taille (en mètre) soit P/T^2

88 Voir tableau en Annexe 6

ration calorique importante. Au niveau des féculents, *le blé est l'accusé principal*. D'une part parce qu'il constitue la base de notre alimentation, mais aussi du fait de son évolution. Aujourd'hui, le blé a 21 gènes au lieu de 7 dans les blés anciens. Cette transformation, modification génétique ou évolutive, se manifeste, entre autre, par une teneur en gluten plus importante et une qualité de gluten[89] plus indigeste, plus agglutinante. De plus, regardez la composition des pains et de tous les produits de la boulangerie, biscuiterie : on y ajoute du gluten outre celui contenu dans la farine. Excellent agglutinant, comme son nom l'indique, il est utilisé par l'industrie comme émulsionnant dans les plats tout prêts et pour éviter l'émiettement des gâteaux et biscuits à « longue conservation ». Un régime alimentaire diminuant, voire excluant le blé, et pour certains le gluten, les fromages, les produits contenant du sucre ajouté, et idéalement les plats industriels (qui contiennent tous du gluten ajouté), les fritures, donnera toujours de bons résultats.

Le plus souvent, l'alimentation qui conduit au surpoids n'est pas assez variée : trop de féculents par rapport aux légumes, trop de graisses cuites par rapport aux huiles végétales ajoutées dans l'assiette ; pas assez de crudités, pas assez de fruits frais, trop de viennoiseries industrielles. L'industrie a transformé le mode d'alimentation au profit des plats préparés, de la biscuiterie et viennoiseries, des « céréales » industrielles à outrance. Le rayon de la crèmerie, comprenant les produits laitiers et desserts sucrés tout prêts, constitue à lui seul un immense rayon de nos supermarchés, celui des biscuits, gâteaux, goûters, barres en tout genre n'est pas moindre.

La façon de manger est un facteur d'une extrême importance. Nombre d'enfants se retrouvent en surpoids parce qu'ils engloutissent. Sans prendre le temps de saisir une bouchée raisonnable, de mâcher et de prendre conscience de ce qu'ils font ; le plaisir de manger se transforme en « plaisir » de se remplir, qui peut aller jusqu'à la compulsion. Quel est ce vide ? Manque de disponibilité, d'écoute, d'accompagnement, d'ennui (au sens de déguster le rien), d'amour ? Nos enfants s'adaptent au « dépêche-toi, il est temps d'aller à l'école, de faire tes devoirs, de te coucher » ; à l'absence des parents au retour de l'école, à l'esprit de consommation de

89 Le gluten constitue un ensemble de protéines insolubles des céréales. Elles représentent un atout pour la panification puisqu'elles peuvent fixer deux fois leur volume d'eau et permettent l'agglutination. C'est une véritable colle (d'ailleurs utilisée pour le timbre-poste avant l'ère du timbre autocollant). Le blé aujourd'hui contient 69% de gluten, soit 80% de ses protéines.

la « malbouffe », aux heures libres de cours, etc. Toutes ces conduites sont vides de sens et l'affect se vide. Le manque se fait profond et l'enfant engloutit ce qui est disponible : le contenu du frigo et des placards. Je m'étonne souvent de ce contenu. Si les placards et le frigo étaient emplis de nourriture saine, le problème serait à demi réglé. Manger devant la télévision distrait la conscience de se nourrir. L'enfant mange sans se rendre compte de ce qu'il est en train de faire. A la fin de l'assiette, il n'a donc pas pris conscience qu'il... mangeait. Il lui faut une autre assiette, alors que la ration était correcte. Quelle maltraitance pour son corps. Quelle maltraitance de l'affect, de l'esprit en est-elle l'origine ? Le repas a aussi pour sens de réunir la famille, de permettre l'échange de paroles, la relation, de faire vibrer ce lien qui unit les individus.

Devant tout début de surpoids, il conviendrait de se poser tout de suite la question : *que se passe-t-il ?* A tout prix essayer de comprendre pour adapter une correction immédiate. L'étude des ingesta, ensemble des aliments que nous ingérons, est relativement facile. Correspondent-ils aux besoins ? Les dépenses sont-elles suffisantes ? Chez l'enfant, hormis la croissance, elles sont couvertes par l'exercice physique. Jeux en plein air dans le jardin, aller-retour à l'école à pied si possible, aller promener le chien, randonnées du week-end ou des vacances dans nos si belles montagnes ou à la campagne. Le sport pratiqué à l'école n'est souvent pas suffisant. Pendant l'heure de cours, selon les disciplines, l'élève Untel ne bouge sûrement pas pendant une heure ! A priori, les récréations pourraient être une occasion de bouger, mais seul est efficace l'exercice soutenu pendant une demi-heure par jour au minimum. Le cumul est-il aussi efficace qu'une session continue ? Je n'en suis pas sûre. S'agiter n'est pas forcément un exercice physique efficace. Je ne tiens donc généralement pas compte de l'activité sportive à l'école. Restent les heures de loisirs, dans les clubs ou non. Exercer un art sportif dans une salle peut s'avérer tout à fait rentable pour l'organisme lorsqu'il s'agit de jeux de ballon par exemple, car l'exercice physique y est soutenu. Mais les cours de danse donnent-ils suffisamment à bouger à chaque enfant ? Et puis, je ne peux évincer la question du bon air. Exercice physique veut dire respiration amplifiée, circulation activée. Et cela ne peut s'envisager sainement en intérieur. Le contact avec la nature me paraît indispensable. D'une part pour la qualité de l'air inspiré, d'autre part pour tout ce que la nature peut procurer comme enrichissement et « nourriture » pour l'odorat, l'ouïe, la vue, le toucher (dans l'escalade par exemple) et pour l'esprit. Négliger cet aspect revient à dire que les conserves sont aussi bonnes et nourrissantes que les légumes frais cueillis au jardin. Chacun en a fait l'expérience, nul besoin de m'étendre. Pratiquer l'exercice physique est aussi une occasion de partager. Aller marcher, courir, faire du vélo, découvrir les jeux aquatiques avec papa et maman. En marchant on pourra se parler, se raconter, se faire des confidences, apprendre à discuter. Bref, nourrir la relation à l'autre. La vie d'aujourd'hui ne nous laisse pas le temps, m'objecterez-vous. C'est une question de choix, de priorités, d'autonomie de penser et d'agir. La société ne peut décider de nos vies. Emballés par tous les déterminants extérieurs, il est temps de reprendre en main notre destin.

Un corps harmonieux témoigne d'un juste équilibre tête-cœur-jambes, ou corps-émotions-esprit, si vous préférez. Qu'est-ce qui est déséquilibré chez notre enfant en surpoids ? Qu'est-ce qu'il lui manque ? Ou bien qu'est-ce qu'il y a en trop ? Car le trop est aussi l'ennemi du juste milieu. Trop de présence, trop d'attentes, trop d'exigences, scolaires ou non, trop de limites, ou des limites trop rigides, etc. *Une introspection familiale s'impose.* Qu'est-ce qui ne tourne pas rond ? Quel dysfonctionnement s'est mis en place, insidieusement bien sûr, mais sûrement ? Au cours de la consultation, une ébauche de piste peut s'amorcer. Le souci peut être complexe à élucider, remonte parfois à fort loin, ou concerne des émotions que les parents n'ont pas comprises comme importantes pour l'enfant, parce qu'apparemment banales ou parce qu'ils n'y ont pas prêté attention. Je suggère volontiers les petits *conseils de famille*. Lorsqu'un des sujets le désire, ou lorsque qu'un des sujets présente des troubles du comportement, irritabilité, colères fréquentes, impatience, exigences, troubles du sommeil, etc. il est temps de réfléchir ensemble. Rendez-vous est donné à tous les membres de la famille, un jour où tout le monde sera disponible, quand on pourra se donner tout le temps. Les parents, en tant qu'adultes, sont les garants du bon déroulement de l'échange. Un bâton de parole peut circuler pour que chacun sache que son tour viendra. Toute question ou sollicitation, voire implication dans un conflit ou discordance devra conduire à ce que chacun ait la possibilité de s'exprimer, en prenant tout le temps qu'il lui faut, et en recevant toute l'écoute des autres présents. Les parents sauront garantir qu'il n'y aura pas deux personnes qui parlent à la fois, que chaque personne impliquée dans un discours aura droit de réponse. Que dans tous les cas, chacun prendra la parole, même s'il n'a rien à dire ! De telles séances sont profondément libératoires des tensions qui s'accumulent dans un quotidien compressé, bousculé, où les sollicitations extérieures innombrables nous extraient de notre conscience intérieure et du soin à nous-mêmes. C'est une occasion inouïe de repréciser, voire discuter les limites de convenance de la famille[90], sous l'œil expérimenté des parents. Ce sera également le temps de repréciser aux enfants les règles de vie en société où le respect de chacun, de Soi-même et de l'Autre est une condition sine qua non à la vie de famille ou en société, et d'obtenir leur adhésion verbale après avoir vérifié leur bonne compréhension. Il pourra être utile de transformer l'essai en écrit, tableau des tâches ou règles de bonne conduite, par exemple. Les enfants ont besoin de concret. Et les parents pourront l'exploiter pour attribuer les récompenses - à l'inverse des punitions - liées au respect des engagements. Dans certaines écoles, le recours aux récompenses ou encouragements, félicitations, au repérage des réussites plutôt que des erreurs a toujours montré des résultats probants quant au progrès des enfants, enfin reconnus dans leurs compétences et non dans leurs difficultés. Ces petites séances en famille sont des plus riches. Les parents seront amenés à découvrir l'importance de petits riens que l'enfant a accumulés comme une chape sur son cœur. Comment peut-il alors être disponible, serein, rassasié dans la relation ? La tentation pour lui de se remplir, se soulager, par la solution la plus facile et accessible est grande. L'assiette fera office de compensation. Hélas pour son corps et son esprit ! Car la réponse n'étant pas la bonne, la souffrance seulement camouflée, sera toujours présente et ignorée. Idéalement, l'écoute et la disponibilité au quotidien devraient permettre d'élucider par une parole fluide, au fur et à mesure, toutes ces blessures de l'âme. Dépistez donc les incompréhensions, les susceptibilités, les « injustices », les perturbations des relations à l'école, que ce soit avec la maîtresse ou les autres enfants, les non-dits, les rancunes, les manques d'écoute, de présence, de disponibilité, etc.

Le rôle des parents est primordial dans la qualité de l'exemple. Combien de fois, à la suite de mes explications, la maman me répond : « Oh là, là, ça va être difficile, vu que son papa mange aussi très vite, et beaucoup de fromage... » Les absents ont toujours tort !... Des parents qui ne déjeunent pas le matin, qui se jettent sur le pain ou le fromage en rentrant du travail,

90 Les limites nécessaires à la vie harmonieuse en famille, en société, sont de trois ordres : limites de sécurité définies par tout ce qui peut mettre l'individu en danger, limites établies par la loi et limites de convenance propres à chaque noyau familial, déterminées par les convictions et les valeurs éthiques personnelles définies par les parents.

qui mangent trop vite, ne sont pas de bons exemples ! Il ne faudra pas reprocher à l'enfant d'en faire autant. Pour le petit, l'adulte a toujours raison ! Sa survie en dépend. A vous, chers parents, de corriger d'abord vos habitudes génératrices de surpoids. Votre enfant n'aura plus qu'à vous imiter ! Et en plus, il trouvera ça normal. Vous me direz : « Mais moi, je ne grossis pas.» Et oui ! La nature ne paraît pas toujours équitable. Mais les chaudières n'ont pas toutes le même rendement ! Certaines personnes mangent effectivement comme quatre et sont minces comme un fil. Je dis toujours à mes petits patients qu'on ne peut comparer que ce qui est comparable, semblable. Or, c'est extraordinaire, les milliards d'êtres humains d'aujourd'hui, et les milliards qui ont vécu avant nous, sont tous différents ! Chaque être humain est absolument unique, et sa chaudière aussi. Il viendra sans doute un jour où les chercheurs pourront nous livrer des fragments d'explications, d'ordre génétique, métabolique, endocrinien, adaptatif, etc. Dans les cas d'obésité, tous les bilans que j'ai demandés ne m'ont donné aucune information pathologique. Malheureusement, aujourd'hui, les études du dysfonctionnement, non responsable de pathologie, c'est à dire de maladie, ne sont pas encore disponibles de manière officielle et reconnue par les instances médicales et gouvernementales. Des analyses « fonctionnelles » sont utilisées par des chercheurs et laboratoires indépendants, malheureusement coûteuses et non remboursées, car l'assurance maladie ne leur accorde pas de reconnaissance. Dommage, elles feraient sûrement faire des économies. Prévenir coûte moins cher que guérir, dans tous les sens du terme et pour tous les protagonistes. Ainsi, nous sommes tous différents donc incomparables. Il y a des minces, des courts, des longs, des larges, des plats, des costauds ! Oui, mais la courbe de taille et de poids pour un individu donné, et l'indice de masse corporelle, suivent un couloir donné, que ce soit sur la moyenne ou sur le 25e ou 75e percentile[91]. A chacun son gabarit. Tant que les chiffres suivent leur couloir, au cours de la croissance, et se stabilisent ensuite pour la vie adulte jusqu'à la vieillesse où il serait normal de peser moins, l'harmonie est respectée, propre à chacun. Le rôle du pédiatre est de dépister *le décrochage ou le rebond précoce*. En effet, le petit nourrisson est doté d'une masse grasse importante - peut-être une question de survie – et subit une croissance extrêmement importante pendant la première année de vie. Ensuite la courbe de corpulence s'effondre, le petit enfant s'amincit,

91 Un percentile correspond au pourcentage d'individus dans la population étudiée se situant au-dessous de la valeur donnée. Voir page 112

s'affine pour se stabiliser vers cinq ans. Ensuite la corpulence reste stable, la courbe est quasi horizontale jusque vers sept - huit ans où elle reprend une orientation positive. Le rebond précoce est la reprise de l'ascension de la courbe de corpulence avant l'âge de sept ans. Il ressort des études que le rebond précoce est un indice fort de risque d'obésité. Etant donné le caractère précoce de ce rebond, lui donner toute sa valeur est une action de sauvetage. Dans les bavardages, on entend parfois : « Il est tout grassouillet, c'est mignon. » Non ! A quatre ou cinq ans, ce n'est pas mignon du tout si cet enfant n'a pas toujours été grassouillet. Il devrait s'affiner au contraire, à cet âge. Que se passe-t-il ? Pourquoi change-t-il ? Le ventre dodu n'est pas plus juste chez l'enfant après trois ans que les bourrelets sur les hanches. Pourquoi sacrifier ces petits à l'image de l'enfant comblé, des parents rassurés parce qu'il a très bon appétit ? Réagir dès le début de la déviation de la courbe assure quasi toujours un excellent résultat, pour peu que les enfants et, je dirais, surtout les parents, comprennent l'enjeu et le pourquoi.

Bien entendu, un examen clinique attentif aura permis de repérer des signes pouvant orienter vers un bilan biologique si nécessaire.

La compréhension de l'origine psychologique du trouble ne résout pas pour autant le problème. Un échange fructueux lors de la première consultation puis un suivi rapproché suffisent souvent. Mais une prise en charge psychothérapeutique pourra s'avérer nécessaire pour intégrer dans le quotidien le sens rétabli des émotions extirpées et exprimées et la perception plus juste de l'alimentation. Les parents peuvent être hésitants à entamer une psychothérapie. Le coût est souvent invoqué comme frein. Il est probable qu'il s'agisse plutôt du coût de l'investissement personnel et familial. Découvrir les troubles de l'enfant revient quasi toujours à mettre à jour les troubles familiaux, parentaux, conjugaux ou intergénérationnels. Autant dire que c'est le coup de pied dans la fourmilière. Il y a de quoi craindre la suite. Mais laisser les souffrances enfouies, quelles qu'elles soient, risque d'entériner le processus compensatoire que l'enfant a mis en place, et engage donc la responsabilité des adultes qui l'entourent et le protègent. Heureusement la bonne volonté et l'efficacité conduisent souvent et rapidement à une bonne régulation de l'excès pondéral. Je dois dire cependant que la surveillance sera nécessaire. Car les mauvaises habitudes reviennent au galop ! Et les rechutes ne sont pas rares.

Que changer alors ?

Nous l'avons vu, **l'exercice physique** permet de dépenser. Pour puiser dans les réserves, celui-ci devra être intensifié, soutenu, et prolongé après régulation du poids. Chers parents, accompagnez vos enfants dans cette démarche. Non comme une prescription médicale de régime, mais comme un outil de bonne santé. Peu importe la nature du sport. Il doit être absolument plaisant, même s'il faut parfois pousser un peu au début. Et bien évidemment, une activité sportive chez une personne en surpoids demandera un effort plus important pour se mouvoir. Accompagner l'enfant, faire du sport avec lui, lui montrera l'intérêt qu'il découvrira par lui-même ensuite. Là encore la conscience du bien-être que procure l'exercice physique régulier montre l'évidence de son utilité. A continuer, coûte que coûte !

Quelles modifications de l'alimentation ?

Reconnaître, définir et éliminer tous les surplus : **tous les grignotages** devraient être supprimés dans un premier temps, puis devenir exceptionnels, motivés par le partage en famille ou entre amis. En expliquant à l'enfant que son estomac a besoin de périodes de repos entre deux repas, que ce qu'il mange en plus de ses besoins ne peut qu'être mis en réserve – le corps ne sait pas quoi faire d'autre[92] - que lorsqu'il a envie de manger entre les repas il devrait réfléchir à la véritable « envie », aidé par ses parents. Si la sensation de « creux » à l'estomac est insupportable, je conseille de boire un grand verre d'eau. L'eau pure remplira l'estomac sans déclencher de digestion. Ainsi accompagné, jusque dans la gestion des placards et frigo, il n'y a aucune raison que l'enfant ne parvienne pas à réguler son poids. Je ne parle pas ici, bien sûr, de l'obésité pathologique. Ces recommandations devraient être mises en place d'emblée, chez le tout-petit, parce que les parents les respectent. Si je m'ennuie, ce n'est pas manger qui va distraire mon ennui de... Tout ce qui touche à la créativité est une excellente occasion de nourrir le cœur et l'esprit au lieu de l'estomac déjà repu. Aider l'enfant à prendre conscience de son envie, de son manque, guidera vers une « juste » réponse. L'ennui se distrait de peinture, bricolage, collage, dessin, puzzle, musique, jeux de poupées, Lego®, Playmobil®, etc, couture ! Les petites filles adoreront inventer, créer, des habits pour leur poupée ; les petits garçons construire un vaisseau spatial avec du carton. A ceux qui

92 Et peut-être a-t-il gardé en mémoire cellulaire la souffrance des famines ancestrales.

me disent « ça ne me dit rien », la proposition d'écrire un roman accroche souvent l'intérêt. Je me souviens d'un jeune patient qui, encore enfant, m'avait apporté « son » livre, édité en une cinquantaine d'exemplaires par ses parents fort coopérants. L'écriture, la lecture, la culture, l'art pictural – j'ai envie de rajouter le dictionnaire ! - sont des nourritures pour le cœur et l'esprit qui les transforment en joie de vivre. Enfant, je passais des heures dans les dictionnaires ou les encyclopédies ! J'ai peur que pour beaucoup, ces activités ne soient totalement ringardes. J'ose espérer que non ! Ou alors, il n'y a effectivement qu'à se rabattre sur le pain et le chocolat, les petits pains au lait, brioches et autres madeleines... Il est notable, par contre, qu'elles mobilisent davantage les parents que la Gameboy ou autres jeux vidéo. Mais quelle magnifique occasion de partage et quel bonheur pour l'enfant d'être *accompagné*, une excellente *nourriture* pour le cœur. Redonner le sens à chaque instant de vie. Qu'il soit bien clair, en tous cas, que la nourriture du corps se donne au repas et répond à une sensation de faim.

Le rythme des repas est aussi un facteur fondamental. La sensation de faim est un appel à couvrir les besoins en énergie, en nutriments de l'organisme. C'est tout ! Et comme tout dans la vie, elle est rythmée. Ancestralement, deux repas permettaient de couvrir les besoins de la journée. Aujourd'hui, nous en sommes à trois repas pour la plupart des adultes et généralement quatre chez les enfants. Bref, il est important de redonner un rythme à ces enfants afin, là encore, d'apporter la réponse juste, au bon moment, et redonner du sens à l'acte. Trop souvent, l'envie est satisfaite avant que le besoin n'ait été ressenti ou exprimé. C'est ce qui peut se produire au cours de l'allaitement à la demande. J'ai bien insisté dans ce chapitre, sur la nécessité de donner un rythme au bébé. Je ne peux m'empêcher de m'inquiéter pour ce tout-petit mis au sein au moindre pleur. La réponse univoque conduit à une méprise, pour l'enfant, de la réponse à donner à des questions différentes. Sur un plan plus général, le désir est le moteur de la vie. Ne pas le laisser s'exprimer tue l'élan et rend l'individu perpétuellement et paradoxalement insatisfait. L'idéal, pour l'organisme, serait que le rythme des repas soit assez stable d'un jour à l'autre, sauf exception. Je sais, « votre vie ne vous le permet pas »! Mais on peut tendre vers... Il faut rappeler ici les principes de la chronobiologie : normalement, physiologiquement, il conviendrait d'espacer le petit déjeuner et le déjeuner de cinq heures, ainsi que le déjeuner et le goûter. Vous comprenez pourquoi le dîner est léger, et pourquoi il faut se lever tôt. Comme la nature nous le dicte ! Je le rappelle, de récentes études ont montré, chez la souris, que la prise de repas inégaux en apports et insuffisamment espacés déréglaient l'horloge biologique périphérique (foie, rein). C'est-à-dire qu'un régime, même riche en graisses, à deux repas égaux espacés d'au moins huit heures, au mieux douze, n'entraîne pas d'obésité. A contrario, la prise de repas répétés, avec des apports alimentaires inégaux, notamment consommés pendant les périodes de non activité (le goûter, le soir) dérègle nos rythmes biologiques et génère la prise de poids. Vous mesurez l'impact de la mode du fast-food...

Les aliments à éviter : Lorsqu'il y a surpoids, le but à atteindre, passant par la compréhension des causes et erreurs, est d'éviter, voire supprimer les aliments qui font grossir. Ce sont les aliments consommés généralement en excès dans le régime alimentaire déséquilibré des personnes en surpoids.

• Comme expliqué précédemment, ***le blé est à éviter*** dans les problèmes de surpoids. Le blé d'aujourd'hui fait grossir. Sauf lorsqu'il nourrit un travailleur de force ! Ce qui n'est pas le cas de nos enfants. La seule exception serait celle des petits sportifs de haut niveau, avec entraînement quotidien et compétition. Mais ceux-là sont rarement concernés par le surpoids ! Supprimer le blé veut dire supprimer les pâtes, les biscuits, gâteaux, la semoule donc le couscous, les plats industriels qui contiennent tous du gluten ajouté, les pizzas. Ne vous effrayez pas ! Tout ceci sera remplacé par des produits à base de petit épeautre (le grand épeautre est plus riche en gluten, plus proche du blé). Tous les produits mentionnés plus haut existent maintenant à base de petit épeautre dans les boutiques bio. Des biscuits délicieux, généralement moins sucrés. Les biscuits seront d'ailleurs avantageusement remplacés par des galettes de riz ou quinoa, des biscottes de châtaigne, sarrasin, riz-maïs, etc. qui contiennent pas ou très peu de sucre. Evidemment tout cela coûte plus cher que la boulangerie et les viennoiseries ordinaires. Mais vous verrez, on en consomme beaucoup moins et on n'achète plus nombre de produits dont le coût peut être réinvesti dans la bonne nourriture. Donc on s'y retrouve. On les utilisera au petit-déjeuner avec du beurre pour déguster le fromage ou l'œuf à la coque, la confiture au goûter. Je répète que les biscuits devraient avoir valeur de gourmandise, donc rare pour en garder le prix. Les pâtes existent en boutique bio, à base de petit épeautre, blé kamut, si vous aimez les pâtes complètes ; sinon achetez des pâtes sans gluten. Méfiez-vous des compositions en veillant bien à ce qu'il n'y ait pas de blé. Les pâtes d'épeautre ou à l'épeautre peuvent contenir jusqu'à 80% de blé ! La pizza sera préparée à base de farine de petit épeautre, délicieuse et beaucoup plus légère à déguster et digérer.

De récentes études remettent en question le dogme des féculents à chaque repas[93]. Évidemment les enfants en pleine croissance, comme les sportifs, ont besoin d'aliments denses pour assurer leurs besoins énergétiques. Mais il semble que diminuer les féculents ait une incidence sur la baisse des risques cardio-vasculaires, du diabète et du surpoids. Ayant adopté, d'instinct, ce régime depuis des années, je n'ai pas de problème de surpoids et me sens en pleine forme.

• Le deuxième aliment qui fait grossir est ***la pomme de terre***, d'autant plus qu'en France, elle accompagne volontiers les plats de légumes et de nombreuses familles les consomment plusieurs fois par semaine, voire tous les jours. Elle est de plus fort indigeste et provoque ballonnements et flatulences. La plupart des enfants qui ont un gros ventre le perdent en supprimant le blé et, ou la pomme de terre.

• ***Le fromage*** est un ingrédient très dense, très riche en protéines et très gras. Le « Kiri » contient 70% de matières grasses et est le régal de nombreux enfants... Presque du beurre ! Le fromage sera donc exclusivement servi le matin, puisque le corps en a besoin à ce moment-là. Pas tous les matins, bien sûr, n'oubliez pas qu'il faut varier.

• Evidemment, toutes ***les sucreries*** seront, sinon supprimées, drastiquement diminuées. Les supprimer totalement risque de fixer l'obsession du désir, ce qui ne rendra pas service à notre patient. Mais lui expliquer que les sucreries ne sont pas de la nourriture pour son corps, mais une gourmandise pour le cœur, et qu'il en existe beaucoup d'autres, qui ne se mangent pas ! ***Les desserts*** à la fin du repas seront supprimés le plus souvent. Expliquez à votre enfant qu'il pourra les manger au goûter et qu'il est préférable de choisir les « desserts » que Dame Nature a fabriqués pour nous ! Les fruits, frais ou secs selon la saison, les graines oléagineuses. Une tolérance pour le chocolat, mais il sera noir, beaucoup moins sucré que le chocolat au lait. Aussi la confiture de grand-maman et le miel, à l'exclusion

93 Voir www.lanutrition.fr

du Nutella, véritable poison et drogue. Savez-vous que le Nutella contient des phtalates ! Vous comprenez sa consistance plus qu'onctueuse, je dirais même plastique... Une maman me faisait goûter récemment une délicieuse pâte à tartiner au chocolat et aux noisettes, bio, exactement au même goût que le Nutella, pour les accro'.

Selon les principes de **la chronobiologie**[94], je vous ai déjà exposé comment apporter à l'organisme, au bon moment, les ingrédients dont il a besoin. Ces aliments seront donc utiles au métabolisme, transformés et non pas dédiés au stockage.

• ***Au petit-déjeuner***, le corps attend des protéines, des corps gras (plutôt d'origine animale), et des sucres lents. Surtout pas de *sucre rapide* (c'est-à-dire tout ce qui a le goût du sucre) au petit-déjeuner ! Cette suppression s'avèrera très efficace pour perdre et stabiliser le poids. *Pas de confiture, miel ou fruits* ; bien sûr, *pas de Nutella*. *Eviter le blé*. On peut faire un excellent petit-déjeuner avec un œuf à la coque et du pain d'épeautre ou de seigle purs, des cracottes de riz, maïs, sarrasin, quinoa, châtaigne tartinées de beurre. On peut varier avec une tranche de jambon, un blanc de poulet, dinde ou de la viande séchée. Pour ceux qui digèrent les laitages, un yaourt non sucré avec des tartines de beurre. Pour changer, la purée de fruits oléagineux (amande, noisette, sésame) sans sucre ajouté. La boisson sera non sucrée, eau, tisanes, chicorée, laits végétaux variés sans sucre ajouté, voire lait pour les enfants du groupe B (riche en protéines et gras), certains jours.

• **A midi**, *le plat traditionnel* avec une portion de féculents (en évitant le blé), mais aussi une portion pour les deux tiers de légumes, indispensable, non négociable ! Cuits ou crus. En entrée ou en plat. Une salade verte pour terminer le repas. A noter que dans la salade, ce que les enfants n'aiment pas, c'est la vinaigrette ! Eviter la moutarde et préférez plutôt le jus de citron au vinaigre. *Pas de fromage, pas de dessert*. Tout au plus, pour les irréductibles, quelques amandes ou noisettes ou un mélange de graines oléagineuses[95].

---

94 Voir dans le chapitre : Redécouvrir l'alimentation saine, p. 104 et 107

95 Les enfants allergiques ou intolérants aux fruits à coque pourront manger les graines de courge ou de tournesol. Légèrement chauffées à la poêle, elles deviennent délicieusement craquantes.

• **Au goûter** : enfin, voilà le moment des douceurs ! Mais quelles sont les douceurs naturelles ? Je veux dire par là, celles qui existent dans la nature, nous l'avons déjà vu. *Les fruits*, frais ou secs, *les graines oléagineuses, le miel*. C'est tout ! On peut évidemment admettre les délicieuses confitures des grands-parents. Et pourquoi pas les gâteaux, élaborés ensemble, en particulier les jours de congés, en évitant la farine de blé. Le *chocolat* ne sera pas consommé quotidiennement, en préférant le chocolat noir. La rareté donne toujours une plus-value aux denrées ! Comme il convient de manger des fruits tous les jours, et qu'ils sont moins digestes en fin de repas, profitons du goûter pour les déguster, ce qui évitera de consommer les autres produits qui font grossir ! Seule la banane, très calorique sera à consommer rarement, à moins de pratiquer un exercice physique soutenu, ensuite. Je rappelle que pour manger des confitures, les craquottes de produits non céréaliers (sarrasin, maïs, riz, châtaigne, quinoa) seront préférables au pain et biscuits qui contiennent du blé. Cet aliment fait grossir, comme je l'ai expliqué, mais particulièrement au goûter, car l'organisme n'en a pas besoin à ce moment-là. N'oublions pas de boire un verre... d'eau avant le goûter. Pour faire plaisir, le jus de fruits, s'il est souhaité, sera servi au mieux au goûter. Mais il n'a, pour moi, aucune valeur nutritionnelle, sauf s'il est pressé dans l'instant. Car, dans la nature, le « jus » de fruits n'existe qu'avec la pulpe et sa peau : cela s'appelle un fruit ! Donc, un ou deux fruits, une poignée de graines, parfois un carré de chocolat, n'est-ce pas là un délicieux repas ?

• **Le dîner** est, dans tous les cas, léger, à base de légumes et féculents. La portion de légumes, au moins la moitié du repas, n'est pas négociable, sous forme de crudités ou plat cuit, soupe l'hiver. D'ailleurs, les légumes peuvent être consommés en grande quantité et permettent de rassasier sans faire grossir, comme le font les Okinawais[96]. *Pas de fromage ou yaourt, pas de dessert*. Et n'oubliez pas un grand verre d'eau avant d'entamer le repas.

Enfin, un dernier aspect, non des moindres, concerne **la manière de manger**. Le sujet a déjà été évoqué, mais mérite d'être mentionné dans les recommandations. Lorsque l'acte de manger est distrait, par la télévision notamment, je dirais même par les bavardages incessants, la conscience est diluée et l'acte perd de son sens. La satisfaction qu'engendre la conscience

96 Voir p. 56

de l'acte, se nourrir, est donc fort diminuée, ce qui tend à prolonger l'envie, le manque. Il convient donc d'aménager un temps particulier, calme, pour prendre le repas, ensemble, où l'attention sera portée à part entière à se nourrir. C'est-à-dire, apporter à son corps les ingrédients dont il a besoin pour se construire, fonctionner physiquement, intellectuellement et psychiquement, s'entretenir, se réparer. C'est aussi prendre soin de soi. Il s'agit d'un acte primordial de la vie auquel il faut redonner tout son sens. L'éluder, le distraire, constitue un manquement à la conscience qui génère forcément un manque que l'enfant cherchera à remplir ! A table, l'attention devrait pouvoir être mobilisée entièrement par l'acte de manger, signifié par le ressenti de la faim. Quand on entre dans la « salle à manger », les odeurs annoncent le plaisir de déguster, mobilisent l'attention. La vue du repas est non moins négligeable. Une jolie table, la présentation des plats, sont autant d'atouts pour le bon déroulement du repas et le plaisir de chacun. Le calme devrait régner. Le repas est souvent considéré comme un moment de partage. Cependant, hormis les repas de convivialité entre amis et famille, je suggère de le dissocier des échanges de paroles, ce qui aurait pour effet de redonner son entière valeur à la relation. Un temps de parole peut être aménagé avant ou après. Il est tout de même difficile de faire pleinement deux choses à la fois. J'ose signaler que, bien entendu, le repas sera au mieux familial. Comment un enfant pourrait-il se satisfaire d'un repas pris seul devant son assiette ?

Je pense que les enfants ne devraient pas se servir eux-mêmes, en tous cas pas avant une dizaine d'années, et que cet acte doit être surveillé et éventuellement corrigé par un questionnement, une aide à la prise de conscience. *Attention à la ration !* Rappelez-vous qu'entre quatre et sept ans, la courbe de corpulence est quasiment horizontale, c'est-à-dire stable. A cet âge, la portion n'est pas la même que celle d'un adulte. Il n'est pas juste qu'un enfant mange autant qu'un adulte, hormis à la période de poussée de croissance pubertaire. Les parents, voire les grands-parents, sont parfois contents du gros appétit de l'enfant. Mais non ! Réévaluez l'appétit de votre enfant. Respectez que certains jours il ait moins ou plus faim. Ne le forcez jamais à finir son assiette. Bien sûr, un enfant qui dit ne plus avoir faim pour le plat, n'a plus faim pour la suite (d'où l'intérêt d'adopter le régime chronobiologique sans dessert ! Il n'y a plus de discussion sur le sujet...). Chez l'adolescent en poussée de croissance, l'appétit double, voire triple, normalement. La taille augmente énormément, la silhouette se transforme, mais elle reste harmonieuse.

Faut-il resservir ? J'aurais envie de répondre : faut-il se lancer dans ce jeu ? Préparer un plat en quantité adéquate pour répondre aux besoins de tous les membres de la famille éviterait les excès. Pas de tentation, il n'en reste plus ! L'affaire est classée. Des mamans me répondent : « Je lui en mets un peu moins, comme ça, il peut se resservir. Cela lui fait plaisir. » Je rétorque : ne pourrait-on pas développer le plaisir dans l'acte de manger, lentement, en conscience, en mâchant bien, ce qui permet de déguster et de satisfaire le plaisir de manger ? Ce plaisir de « reprendre » n'est-il pas malsain pour l'enfant en surpoids ? Où commence ce plaisir, où s'arrête-t-il ? Simplifions, et gérons nous-même, en tant qu'adulte, ce problème délicat. N'est mis sur la table que le plat qui correspond aux besoins de la famille. Pas de tentations, pas d'erreurs. Une fois servi, l'enfant ou le jeune apprend, en conscience, à saisir une bouchée raisonnable, qu'il mâchera avec le plaisir de déguster le goût et la consistance. On se remplit de nourriture et du plaisir de la goûter. Se priver de cette conscience entraîne un manque inévitable qui donnera envie de se resservir. Une assiette dégustée tranquillement, avec la conscience de se nourrir, suffira à entraîner un sentiment de satisfaction, de plénitude. Diverses méthodes peuvent être employées, comme poser sa fourchette entre chaque bouchée. J'oppose à cela un sentiment de contrainte, peu propice à la détente que devrait procurer le repas. Le but est d'aider l'enfant à mesurer les conséquences de ses actes. S'il mange vite, il ne profite pas. La satiété n'est donc pas au rendez-vous à la fin de l'assiette. Je propose souvent un contrat que vous pouvez prendre à votre charge. « Je te sers la ration qui me semble correspondre à tes besoins, à toi de voir en combien de temps tu veux la manger, à toi de voir si tu veux réellement bien en profiter ou non ». L'enfant mange comme il le sent, ou comme il a l'habitude de faire. Il risque fort de vous en réclamer encore. Mais le contrat est de ne pas se resservir. Alors, questionnez-le sur la façon dont il a mangé. « Tu as eu ce qu'il te fallait en quantité, comment se fait-il que tu ne sois pas content ? As-tu profité de chaque bouchée ? As-tu bien profité du goût, de la consistance avant d'avaler ? Alors rappelle-toi et essaye d'être plus juste au prochain repas. »

Bien entendu, un aspect fondamental dans cette réforme est **la valeur de l'exemple** que vous donnerez à votre enfant. Si vous jouez le jeu, vous pourrez le remercier de vous avoir entraîné à corriger les erreurs, car vous en percevrez les bénéfices pour votre entrain et votre ligne ! Votre exemple sera pour votre enfant un accompagnement de grande valeur, une reconnaissance de son message. Dès lors, les difficultés d'adaptation à cette nouvelle façon de se nourrir seront aplanies. Et toute la famille en profitera.

Qu'attendons-nous de ces prescriptions ? Le dictionnaire Larousse attribue au mot « régime » alimentaire la définition suivante : « Ensemble de prescriptions qualitatives et quantitatives concernant les aliments, destinés à maintenir ou rétablir la santé. » Tout le monde n'a-t-il pas droit à recevoir un régime alimentaire juste, qui profite à une silhouette harmonieuse, à la bonne santé ? Je revendique donc la prescription d'un régime alimentaire, sans qu'il soit pour autant restrictif, si ce n'est dans le sens de corriger des erreurs. Le but à atteindre est rarement la perte de poids. C'est parfois une surprise, découverte lors des consultations de contrôle. Mais je ne le demande jamais. D'ailleurs, je souhaite que l'enfant ne se pèse pas chez lui. L'objectif est de modifier le comportement par rapport à l'alimentation, pas de surveiller son poids. D'autant plus que les chiffres varient d'une balance à l'autre, d'un jour à l'autre, du matin au soir... Le but est d'obtenir une prise de conscience corporelle. Se réconcilier avec soi-même. Développer la conscience de soi et de son comportement. Percevoir, analyser, anticiper les conséquences de ses actes. Je ne demande à l'enfant, comme but ultime, que de stabiliser son poids, jusqu'à normaliser son indice de masse corporelle, par rapport à sa croissance antérieure au surpoids, puis de suivre une courbe d'allure normale, par rapport à son couloir à lui.

Une période optimale de la croissance pour retrouver l'harmonie est la période de croissance pubertaire. A cette période l'enfant va prendre, pendant environ deux années, entre quinze et vingt, voire trente centimètres de taille par an. Cette poussée est plus ou moins marquée, selon les individus. Mais c'est l'occasion unique de profiter de cet allongement extrêmement important pour amincir la silhouette. Bien sûr, il conviendra de garder ces bonnes habitudes alimentaires à vie ! Bien entendu, les exceptions sont permises. Mais pas quotidiennement, comme me demandait cette petite fille : « Est-ce que je pourrai prendre un bonbon tous les jours ? - Mais pourquoi aurais-tu besoin d'un bonbon tous les jours ? - Parce que c'est bon ! - N'y a-t-il pas d'autres choses qui pourraient être bonnes, sans que cela se mange ? » Et de refaire l'inventaire des différentes formes d'ennuis, de se poser la bonne question et découvrir les diverses réponses possibles.

Dans le chapitre des gourmandises, je voudrais souligner combien la rigidité peut être nocive. Le but est la prise de conscience. C'est là que nous devons aider notre enfant à grandir. J'ai déjà parlé de l'exemple. Mais il n'y a pas que celui des parents. L'exemple des copains à l'école, de ceux qui se gavent de bonbons et qui ne sont pas « gros », de ceux des familles qui préfèrent suivre la mode. Il y a aussi une mode des bonbons ! Une réponse qui me semble assez juste m'a été soufflée par une maman de petit patient. Si votre enfant vous réclame tout le temps des bonbons ou des pâtes, du riz, ou que sais-je, gavez-le jusqu'à l'en dégoûter. Proposer lui un régime mono-diète ! Des pâtes matin, midi et soir. L'expérience est toujours positive. Deux ou trois jours suffisent en général ! Cette idée, que préconise Jean-Jacques Crèvecoeur[97], de laisser l'enfant aller jusqu'au bout de son expérience (hormis, bien sûr, celles qui mettent sa vie en danger), est le meilleur moyen de résoudre définitivement la question, d'aider l'enfant à mesurer les conséquences de sa parole et de ses actes. « Tu veux des pâtes, eh bien, je vais t'en donner ». Pour les bonbons, vous pouvez faire la même chose. Mais il faut que l'expérience soit probante, n'est-ce pas ! Alors proposez des bonbons à manger matin, midi et soir ! L'enfant comprendra assez vite que les bonbons ne sont pas des aliments, mais une gourmandise, et que l'excès rend malade. Et par essence, une gourmandise ne peut être quotidienne, au risque de perdre son sens et sa valeur. Quel plaisir alors, aura cet enfant lorsque vous lui offrirez, par surprise, une de ces délicieuses sucreries dont il raffole. Je ne peux que vous conseillez de choisir une bonne gourmandise. Au mieux faite maison. Le délicieux gâteau, fait ensemble, avec des ingrédients qui ne font pas trop grossir (éviter le blé, la farine raffinée, le sucre raffiné, etc.) auquel, au plaisir de déguster, sera ajoutée la fierté d'avoir créé, ensemble. Comme dans l'éducation en général, la rigidité ne peut conduire qu'au durcissement de l'attitude de chacun des protagonistes, et à l'impasse de la situation.

Outre les changements alimentaires, il faut souligner l'aide de quelques plantes qui facilitent l'élimination des stocks, améliorent la circulation, calment le terrain anxieux et le caractère compulsif, telles que la caralluma, orthosiphon, mélilot, valériane, et les plantes du foie et des reins qui améliorent le métabolisme de détoxication, élimination, telles chardon-marie, artichaut, radis noir, épine-vinette.

---

97 Jean-Jacques Crèvecœur, *Les enfants de l'autonomie*, Editions Jouvence, 2000

Des carences, notamment en fer et en iode, peuvent être responsables d'une résistance à la perte de poids et doivent être dépistées. Nos régimes alimentaires modernes, outre l'insuffisance d'apport, allie la difficulté d'assimilation, particulièrement pour le fer et le magnésium. Le jus de betterave lactofermenté est un excellent traitement de l'anémie. Je l'ai vu réparer une anémie à sept grammes en trois semaines ! Un demi à un verre par jour chez l'enfant, pendant au moins six semaines, corrigera l'anémie dont il faudra, bien sûr, comprendre l'origine. La spiruline est aussi utilisée pour combler les déficits en fer, entre autres nombreux nutriments qu'elle contient.

Concernant l'iode, un moyen facile de dépister la carence est de palper la crête tibiale. Cet os situé à l'avant de la jambe présente normalement un bord, palpable juste sous la peau, parfaitement rectiligne. Une carence en iode montrera un bord crénelé, irrégulier. Rappelons les aliments riches en iode : en premier lieu les algues, mais aussi l'ail, les produits de la mer (taux très variables selon les produits) tels que sardine, anchois, maquereau et surtout les moules. Les algues ne sont pas faciles à consommer, très fortes en goût. On peut avoir l'impression d'avoir la mer à marée basse dans son assiette ! Cependant, sous forme de tartare, aromatisé avec des plantes fraîches type thym, persil ou coriandre, avec de l'ail ou de l'échalote et de l'huile d'olive ou de noix, elles peuvent être délicieuses, tartinées sur une cracotte, en apéritif.

Aux parents de retrouver le sens de l'exemple, de la responsabilité de leurs choix au niveau des courses, du dialogue pour faire circuler la parole et dénouer les situations conflictuelles, sur le champ, sinon au fur et à mesure. Bien évidemment, souplesse ne veut pas dire laxisme. Assumer sa responsabilité d'adulte, vis-à-vis de l'enfant en apprentissage, est inévitable. L'enfant apprend à vivre. Mais vivre s'apprend toute la vie ! L'enfant a besoin d'un cadre au sein duquel disponibilité, exemple et dialogue l'aideront à grandir.

Pour l'enfant, et secondairement pour les parents et pour moi, la plus belle récompense est la fierté qu'il éprouve de s'être tiré de ce mauvais pas. C'est magnifique à voir et nourrissant pour le cœur !!

La naissance : l'accueil de l'enfant

La naissance est probablement un des plus beaux moments de la vie. L'émotion y est à son comble. Accueillir un enfant est un si grand acte d'amour. L'accueillir et l'accepter tel qu'il est ; l'occasion d'expérimenter l'amour inconditionnel. Nous pourrions remercier immensément nos enfants de nous permettre de grandir à travers et avec eux. Par la conception et la naissance, l'enfant nous est confié dans un acte d'amour. Notre rôle de guide a-t-il été choisi par lui ? Combien de fois ai-je entendu ou pensé : cet enfant n'est pas venu dans cette famille par hasard.

Physiquement et émotionnellement, la naissance est l'acte le plus prégnant de la vie. Pour la mère, libérer ce petit corps de son utérus tient de l'exploit. Exploit sur les plans symbolique et émotionnel, car il faut alors accepter de lâcher, de laisser partir cet enfant confié en couvade depuis neuf mois. Si de nos jours, la prise en charge de la douleur promet aux jeunes femmes d'espérer une naissance douce, qu'en est-il de l'accompagnement du bébé ? Ne vit-il pas, lui aussi, le moment le plus fort de sa vie, le plus dangereux, entre la vie et la mort ? N'avons-nous pas focalisé l'attention de la médecine sur le travail de la mère ? Je ne parle pas, bien sûr, des techniques médicales de péri et néonatologie, mais de la conscience et de la compréhension de ce que vit le bébé au moment de sa naissance. Les recherches de Bernard Montaud[98], mais aussi de Michel Odent, Frédérick

98 *L'accompagnement de la naissance*, Bernard Montaud, 5ème édition, Edit'As, 1997.
Pour une naissance sans violence, Frédérick Leboyer, Editions du Seuil, Points, 1974.
Bien naître, Michel Odent, Seuil, 1976

Leboyer, ouvrent une porte à la connaissance de ce qui se joue à ce moment de la vie.

Le vingtième siècle a conduit à des progrès considérables des soins apportés au corps physique : développement de l'hygiène, de l'asepsie et de l'antisepsie, des médicaments antimicrobiens, antidouleurs, anti... Les moyens diagnostiques se sont développés, permettant de mieux appréhender la physiologie du corps humain, de voir... l'invisible par l'échographie. Ce bond technologique semble cependant aboutir à une impasse où le progrès conduit à l'oubli de la globalité de la santé. Plus personne ne conteste aujourd'hui que l'être humain n'est pas qu'un corps physique. Le poids du vécu, avec son lot d'émotions, de cicatrices de sévices, d'humiliations, crimes, injustices est reconnu comme déterminant dans le déclenchement de pathologies physiques et psychiques. Mais cette constatation n'a pas encore mené à une révolution des conduites thérapeutiques et préventives. Bien que beaucoup de personnes et de groupes proposent de nombreuses alternatives, dont aucune ne peut se réclamer d'être à elle seule la panacée, la santé et le bonheur n'ont pas encore livré tous leurs secrets. Quel dommage que la médecine actuelle limite son champ d'exploration aux recherches dites scientifiques. Elle est en train de perdre son rôle de soignant au sens complet du terme, accueil, écoute, examen clinique et psychologique, démarche diagnostique, thérapeutique et accompagnement du patient, du malade et du mourant. La rigidité des protocoles absout l'accompagnant, gynécologue ou sage-femme, de prendre « le risque » du bon sens, en toute responsabilité. Avec ces protocoles, qu'advient le processus individuel que vit chaque femme qui accouche comme une situation unique.

Pourtant, la définition Larousse du mot « science » n'est pas exhaustive, au sens souvent admis aujourd'hui que la science doit être capable de prouver ses dires, donc de soumettre à l'expérimentation, laquelle tronque forcément en ce qui concerne la nature, et particulièrement la nature humaine, la globalité des causes, des déterminants et des effets. « Science » est issu du mot latin *scientia*, de *scire, savoir*. « *Ensemble des connaissances ou des études objectives (justes ou approchées) sur la nature, sur la société, sur l'homme, sa pensée et ses réalisations* » (dictionnaire Larousse). Quelle antinomie y a-t-il entre cette définition et l'homéopathie, l'acupuncture, l'anthroposophie[99] et la médecine dite scientifique ? L'objectivité est aussi dans l'observation, sans preuve explicative, démonstrative. Nous ne « savons » pas tout et ne pouvons tout démontrer sans pour autant nier que la chose observée existe. Pourtant les querelles de clochers freinent le progrès des connaissances. A moins que les luttes qu'engendre l'hégémonie de la médecine officielle ne soient finalement fort stimulantes pour la recherche rebelle. En tout état de cause, la médecine officielle est en train de perdre du terrain, et je ne peux m'empêcher de trouver cela préjudiciable. Le rêve d'une médecine accessible à tous et égalitaire est en train de se dissoudre. Mais peut-être est-ce là le point de départ d'une nécessaire recherche personnelle et d'une responsabilité de se prendre en charge en dehors de tout dogme, fût-il pour le bien-être et la santé.

L'accueil de l'enfant, de nos jours, est en danger de se résumer souvent à ce qu'en a fait la médecine : une recherche sécuritaire des conditions d'accouchement. Il n'est pas question de remettre en cause les progrès de cette sécurité de soins au corps physique, mais ne serait-il pas temps, à l'instar de nombreux courants humanistes, de se préoccuper de la belle tragédie de cette épreuve de la naissance.

D'après Bernard Montaud[100], l'enfant à naître traverse sept étapes initiatiques. Cet auteur se base sur les témoignages de gens qui ont revécu leur naissance. Diverses techniques d'accompagnement, notamment respiratoires permettraient de se reconnecter avec la mémoire cellulaire où sont inscrites les émotions refoulées. « *Après tout, le corps en sait autant que l'âme* » disait Paul Claudel. La description suivante est tirée du livre de Bernard Montaud. Elle est un outil de réflexion sur ce qui se vit là, au moment de la naissance. A chacun de lire en toute liberté d'interprétation.

Bernard Montaud décrit sept étapes qui vont mener le bébé à naître. Chacune d'elle procède de choix et d'actes de volonté qui semblent déterminants quant aux capacités futures à gérer sa vie. Dans toutes les étapes de la vie, le début a un sens fondateur, initiatique. Selon les circonstances environnementales, maternelles, paternelles, l'accompagnement adéquat ou non, le déroulement physiologique de la naissance peut être favorisé ou entravé. Ces conditions sont, pour Bernard Montaud, déterminantes pour

99 Du grec anthrôpos : homme et sophos : sagesse
100 Op. cit.

nos aptitudes à affronter la vie, nos capacités de choix, notre volonté, notre résilience, notre esprit d'ouverture ou de méfiance.

Première étape : *la décision de naître*

Le doux nid utérin, vécu jusque-là comme *une immensité sécurisante*[101], sous l'effet de la croissance de l'enfant semble rétrécir. L'abri maternel devient trop étroit, révélant l'éventualité d'une issue dangereuse. L'étroitesse jusqu'à *l'oppression*, à ce point que surgit *une donnée totalement nouvelle : la possibilité de sa mort*. *L'urgence vitale de naître* s'impose. C'est une question de vie ou de mort ? Vu de l'extérieur, cette décision se traduit par la présentation de l'enfant et le processus hormonal qui induit la mise en travail. On peut imaginer quels tourments accompagnent ce moment crucial que seule la décision de naître peut apaiser. L'enfant devient brutalement *acteur de sa vie*. Notre état d'ignorance, notre manque de conscience de ce qui se joue à ce moment-là ne laisse-t-il pas l'enfant dans une immense solitude ? Quel moteur plus grand que l'amour qui unit ses parents lui donnerait une bonne raison de naître ?

Serait-ce grâce à cette initiation que notre propre vie va prendre de la valeur à nos yeux ? Le choix de l'enfant de naître participerait-il de cette harmonie de la naissance, entre la participation ou la résistance, entre la mère et l'enfant ? Premier acte fondateur de la volonté de participer ou résister ?

Deuxième étape : *Le long couloir du ventre*

Les contractions commencent. Pas du même type que celles ressenties depuis le septième mois. Celles-ci se répètent et progressent. Imaginez ce que ressent l'enfant. *Chaque contraction est un mini séisme*. La mise en mouvement du fœtus, en vrille, est arrêtée par chaque contraction. Se produit alors une inévitable rencontre entre l'enfant et sa mère. Selon les capacités de détente, de relâchement de la mère, les spasmes seront vécus par le fœtus comme une aide à la progression ou comme un frein. Or, *les premières tentatives de relâchement de la mère vont se trouver en confrontation avec toute sa vie intérieure du moment : sa joie* ou *sa peur d'accoucher, son rapport à la vie, à la mort, son recul par rapport à sa pro[...]toire*, la nature de sa relation au père, la qualité de leur amour. [...]t s'ajouter l'ambiance qui va s'installer autour d'elle : il faut

---

[101] [...]aphie italique souligne les extraits du livre de Bernard Montaud [...] son aimable autorisation, Op. cit.

partir à la maternité. Calme ou agitation ? Confiance ou appréhension ? Rencontre avec l'équipe soignante, celle rencontrée lors de la préparation, ou l'équipe de garde peut-être inconnue ? Tout l'équilibre de sa personnalité se trouve ébranlé. *L'enfant rencontre alors l'histoire de sa mère, ce qu'elle en pense et la place que tient cette naissance* ! L'enfant ayant vécu les neuf mois de grossesse en toute intériorité, se trouve confronté à la sortie. *Un prodigieux élan d'amour* ne serait-il pas une formidable impulsion pour attirer au dehors le petit être ?

Tandis que les contractions se font plus fortes et plus rapprochées, posons-nous un peu sur ce que vit l'enfant. *Un combat de titan*. Progresser dans *un tunnel obscur, glissant, lisse et vide* dont l'issue semble inaccessible, toujours plus loin. *A travers ce périple du corps,* l'enfant *visite le sans fin, le sans limite,* (...) *l'éternité d'un instant d'effort sans repères, d'un instant de survie* (...) nécessitant *des niveaux d'efforts et d'épuisements* impensables. Avec une terrible épée de Damoclès : *tout ce qui ne progresse pas souffre, puis au-delà d'un certain seuil de souffrance, meurt*. Impossible de céder au découragement, impossible de s'arrêter.

Cette expérience détermine-t-elle notre aptitude à nous engager plus tard dans l'effort, à persévérer ? Là encore, quel formidable moteur que la qualité d'intériorité, de recueillement des parents et leur amour, entre eux et pour l'enfant. Le miracle ne réside-t-il pas dans l'oubli total, une fois l'épreuve subie avec tant de violence pour le corps, alors que l'esprit et le corps émotionnel auront vécu probablement la plus forte expérience de la vie ?

La troisième étape : *Les points de blocage*

L'enfant qui a choisi de naître a franchi le long couloir du ventre et se trouve bloqué au niveau du col. Mettons-nous à sa place. *Epuisé, au bout de lui-même*, il est stoppé dans son avancée et se trouve alors *totalement désemparé*. Cette nouvelle épreuve, *cet arrêt obligatoire qui ne dépend pas de lui,* le met face à *une troisième peur de mourir*. C'est la phase de dilatation du col utérin. Et là se joue une nouvelle rencontre avec la mère, qui par sa maîtrise de ce qui se joue en elle, le relâchement qu'elle va pouvoir agir sur le col ou non, va aider l'enfant à sortir. Moment qui peut se traduire en *messages contradictoires* : l'utérus se contracte et pousse l'enfant vers le dehors, et la mère l'empêche de passer en contrant, inconsciemment, la dilatation du col. L'enfant perçoit-il la capacité de sa mère à se dépasser, quand il s'agit pour elle de surmonter son histoire pour aider l'enfant à naître. *Il se joue là l'établissement d'une relation subtile de confiance entre la mère-guide et l'enfant.* Cependant, la dilatation sera-t-elle suffisante pour laisser passer l'enfant ? Le bébé devra *forcer la mère* pour naître. Le renoncement, l'arrêt de la progression est insupportable de souffrance et conduit à la mort. En proie à *un choix héroïque, l'enfant choisit de forcer pour vivre (...), l'enfant « tue » le guide,(...) prend la force d'une personnalité indépendante de ceux qui l'ont engendré.*

Ce moment crucial de l'initiation de la naissance induirait-il une programmation profonde qui amènerait l'adulte en devenir, *à reproduire inconsciemment les mêmes schémas pour tous ses choix capitaux* ?

Je suis frappée par la détermination de certains enfants, de plus en plus nombreux. Je pose ici la question de l'influence de l'anesthésie péridurale, systématiquement proposée. Les mamans sont nombreuses à témoigner de son effet négatif sur la progression des contractions. Y aurait-il un lien avec cette volonté farouche des enfants d'aujourd'hui ? Ont-ils dû développer cette volonté féroce pour vaincre malgré l'arrêt ou le ralentissement du travail ? De nos jours, les femmes qui accouchent sont agressées par foule de stimulations alors qu'elles devraient pouvoir, en toute intimité et sécurité, se retirer pour donner naissance, *lâcher* cet enfant. Toute stimulation va réveiller le néocortex et tous ses parasites mentaux, notamment les peurs, empêcher la dilatation du col[102].

Quatrième étape : *les modalités de la sortie*

Une fois le col franchi, après cette douloureuse étape de l'arrêt sur le col, les points de blocage cèdent et l'enfant est expulsé. Les témoignages s'accordent sur ce sentiment d'être *en proie à un immense vertige*, (...) propulsé dans *un vide qui l'aspire corps et âme*, qui atteint un paroxysme - plaisir vertigineux après la douloureuse épreuve - où tout bascule. Par le premier cri, le bébé se vide, cherchant à évacuer toute cette tension accumulée, ou cherchant à se soulager de cette *brûlure* croissante au niveau des poumons. L'enfant *perçoit alors le monde du dehors*. A la jouissance de la sortie succèdent une rencontre avec le dehors et *une première indépendance physique*, une fois le cordon coupé. Confronté à *la dysharmonie de ce monde* qu'il découvre, le bébé est en proie à une intense surprise et *une immense solitude*. Il ne rencontre que le vide, car avec *la rupture du cordon, sa maman n'est plus qu'une absence*. Quelle que soit la qualité de l'accueil par les parents, l'équipe médicale, *rien ne*

102 Voir plus loin page 140

réussirait à égaler le nid douillet du ventre maternel.

Cette quatrième étape modifie l'état intérieur du nouveau-né. (...) Se pourrait-il que l'ivresse et le détachement de cette quatrième étape nous prédestinent à une aptitude plus ou moins grande pour le plaisir et l'indépendance ? Bernard Montaud souligne à cet endroit l'empreinte de *l'ivresse-union* et *le détachement-séparation* avec la découverte du dehors. Se pourrait-il que la marque de cette étape détermine notre aptitude à gérer les changements ? Cette étape du passage, du dedans au dehors, laisserait-elle son empreinte dans notre aptitude à gérer les autres passages ? Bernard Montaud propose de faire la comparaison avec l'alternance nuit-jour, conscience de sommeil - conscience de veille.

Ce concept, basé sur le revécu de la naissance par des centaines de personnes, peut largement nous inspirer dans la compréhension des troubles du sommeil et des angoisses de séparation du nouveau-né. Angoisse de séparation bien souvent nourrie par une angoisse de séparation de la maman. Revécu de sa propre naissance ? *Je crois que tous nos lieux sécurisants sont des ventres maternels que nous finissons par quitter pour ne pas mourir étouffés*[103].

Cinquième étape : « *Les Grands Yeux qui voient tout* »

Le nouveau-né, issu du « monde intérieur en harmonie » découvre le monde extérieur, dysharmonique. Si le bébé est né au monde pour nous, *c'est le monde extérieur qui naît pour lui : le haut, le bas, le chaud, le froid, la lumière, le bruit,* les mains plus ou moins adroites et douces, les manipulations dues aux soins, éventuellement les examens. Le nouveau-né, tout en perceptions inconscientes, tellement plus perméable, reçoit la dysharmonie du monde extérieur. La sage-femme en proie à ses difficultés de mener de front vie professionnelle, de couple, de mère de famille ; le gynécologue préoccupé par son rendez-vous manqué avec les amis chez qui il devait dîner, et tout ce qu'on peut imaginer des soucis quotidiens. Quel doit être l'étonnement et la stupéfaction de ce bébé face à ces personnes qui ne sont pas tout à ce qu'elles font ! Comme si lui ne comptait pour rien. Le bébé mesure l'inconscience dans laquelle nous vivons, absents de l'instant. Le nouveau-né perçoit que nous vivons dissociés. Le corps ici, exécutant des tâches, l'esprit ailleurs. A cela s'ajoute le manque cruel de sa source de chaleur nourricière, sa maman. Le nouveau-né vit *l'abandon*

103 Op. cit. page 121

au milieu des hommes. Heureusement, des professionnels exercent leur métier par vocation et avec amour. Mais tout le monde sait combien ils sont rares, et combien alors, ils marquent leur passage dans notre souvenir. Il ne s'agit pas de mesurer les qualités idéales de tout un chacun, mais de réaliser combien nous sommes excentrés, tournés vers l'extérieur, aliénés par la dispersion et oublions le principal ingrédient de la présence à l'instant, du bonheur d'être unis, l'amour. Même pour nous qui nous voilons la face, la rencontre avec une personne qui est dans le cœur nous touche.

Imaginez ce petit être qui découvre la dysharmonie, l'incongruité, parfois la froideur, le non-amour, l'absence de chaleur nourricière. Quel désespoir et douloureuse solitude, quelle incompréhension. On ne porte d'attention qu'à son corps !

Que serait cette nécessaire rencontre avec le monde extérieur, si tous les protagonistes vivaient ce moment en conscience de ce qui se joue pour l'enfant, centrés, et en élan d'amour pour l'accueillir, lui offrant le meilleur du possible.

Cette cinquième étape serait-elle l'initiation de notre capacité à surmonter l'insupportable, à nous voiler la face pour apaiser notre étonnement, notre déception ou notre capacité à regarder la vérité en face, à supporter les autres hommes, gage de sociabilité ?

La sixième étape : « *Tout voir jusqu'à la folie* »

Après ce premier contact stupéfiant avec le monde extérieur où l'enfant découvre la nature dispersée, dysharmonique de ceux qui l'accueillent en premier, gynécologue, sage-femme, le voici maintenant en contact avec celle qu'il croyait perdue, sa mère, et son père. Le voici projeté dans le clan familial qu'il découvre *avec ses grands yeux*, avec ses perceptions totales ; il découvre les jeux de rôles que chacun s'est attribué ou vu attribuer à sa place dans le clan. Il sent, en un instant, la somme des souffrances de toute une vie, et la présence ou l'absence du recueillement et de la compréhension aimante qu'il s'attend à trouver. Au pire, *en découvrant dans ce monde de fous une maman « sans amour », c'est brutalement la folie du monde qu'il reçoit par tous les pores de sa peau.* La perte de l'harmonie intérieure s'effondre. Tout s'écroule. Il *frôle alors la folie* (...), *indispensable épreuve, pour que s'installe par la suite une raison solide.* Pour survivre, face à cette insupportable découverte, il n'y a plus qu'à se voiler la face et coûte que coûte, instaurer *une régulation nerveuse de sa personnalité, pour ne plus jamais aller vers le risque de la folie.* A cet endroit, l'enfant frôle la mort psychique. Sans doute puise-t-il alors en lui, dans son originalité unique, la force de sa faculté créatrice, qui va rendre possible un début de vie intérieure (...). De la dysharmonie du dehors va naître *l'amour au-dedans* et la possibilité de *son génie créateur*.

De cette épreuve pourrait grandir notre « liberté créatrice », notre force de réalisation et de pardon ?

Je voudrais ici cependant, témoigner de la quiétude des bébés accueillis dans une disponibilité aimante, une douce chaleur d'amour autant de la part de sages-femmes conscientes et dévouées que de parents sereins et confiants, lors d'un accouchement où la nature de la physiologie aura été respectée. Leur calme contraste avec d'autres nouveaux-nés qui paraissent sur le qui-vive, tendus, aux aguets.

Septième étape : *l'acceptation*

Bernard Montaud parle de *l'installation de l'écran*. Après cette initiation faite d'étonnement, de souffrance, de lutte, de choix entre la vie et la mort, de vertige, de déception, l'oubli devra faire son œuvre afin de permettre l'engagement de sa personnalité unique, imparfaite dans ce monde imparfait, sacrifice sacré.

A cet instant, l'enfant naît à lui-même, au temps et à l'espace terrestres. A cet instant le jour et la nuit deviennent possibles, et avec eux s'instaure l'alternance veille-conscience et sommeil-inconscience. Sans cette paix retrouvée, le premier assoupissement ne peut s'installer.

Ne retrouvez-vous pas cette notion de paradis perdu que nous passons notre vie à chercher ? Ne passons-nous pas notre vie à moins voir pour moins souffrir ? La vie durant, la répétition des mêmes scenarii de souffrances conduiront certains à revisiter leur origine traumatique et en extraire la sagesse qui leur permettra de tenter de s'en libérer et de s'accomplir.

Puissions-nous, nous les parents, parcourir ce chemin avant de concevoir nos enfants et, grâce au chamboulement qu'ils amènent avec eux, continuer d'avancer vers ce paradis perdu.

Que seraient ces nouvelles naissances grâce à une participation sincère et consciente des parents, accompagnés par des professionnels œuvrant avec cœur, dans *une communion subtile et rassurante* avec l'enfant ? Dans mon département, peut-être en raison de la proximité de la Suisse, sans doute plus libérale, beaucoup de parents sont en grande réflexion pour une naissance plus respectueuse de l'enfant et de la physiologie. Il est indéniable que le respect d'une naissance la plus naturelle possible, sans intervention « anti », donne des parents satisfaits au cœur de leurs responsabilités, épanouis, et des bébés paisibles et détendus. Tous les évènements et les pratiques qui bousculent ou contrent la physiologie de l'accouchement influencent le ressenti de la mère et ont un effet négatif sur la progression de la naissance. Pendant l'accouchement, la mère tend à plonger dans « un autre monde », gouvernée par son cerveau ancien (hypothalamus, hypophyse) qui délivre les hormones de la naissance ; elle se met à l'abri, cherche l'intimité, la sécurité, la pénombre, le silence. TOUTE stimulation du néocortex (cerveau nouveau), bruits, lumière, odeurs, toucher, paroles mettra une entrave en perturbant les sécrétions hormonales du cerveau ancien. Ainsi, toutes les questions d'ordre administratif, les entrées de personnel, les présences non souhaitées, les caméras, une luminosité trop intense, la sonnerie du téléphone, les examens répétés, les interventions médicales telles la pose systématique d'une perfusion, le monitoring, sans parler des sacro-saints protocoles, et même peut-être un papa trop intervenant ou angoissé, toutes ces stimulations déchirent la nécessaire intimité, je dirais même intériorité, recueillement, dont la femme a besoin pour mettre au monde son petit. Michel Odent[104] va même jusqu'à dire : *La longueur d'un accouchement est proportionnelle au nombre de personnes alentour...* Il parle aussi du *réflexe d'éjection du fœtus précédé de la phase de désespérance.* Celle-ci survient en fin de travail, au moment qui est le plus intense de l'accouchement. A ce terme, la mère semble ne plus en pouvoir, découragée, aveuglée par la douleur et oublie qu'au bout de ce tunnel viendra au monde son enfant qui travaille présentement aussi fort qu'elle. Un accompagnement qui ne saurait l'encourager, entendant sans pouvoir reconnaître cette désespérance, risque d'entraîner l'abandon. Alors que c'est le moment où l'on peut dire «*Tu as l'impression que ça ne peut pas être pire ? Je te garantis que ce ne le sera pas, tu es arrivée, tu vas bientôt te préparer à pousser »... Le bébé termine sa descente, le col termine sa dilatation. C'est le moment de respirer plus superficiellement pour dégager l'utérus. C'est le moment de recentrer la mère sur son bébé, pour qu'elle reprenne contact avec les raisons de cette douleur.*[105] Un gynécologue obstétricien français, le docteur Frédérick Leboyer[106] a rendu célèbre sa

104 Michel Odent, gynécologue obstétricien, *Bien naître*, 1976, Seuil et *Votre bébé est le plus beau des mammifères*, 1990, Albin Michel réédité en 2011

105 Chloé R.-C. Accompagnante à la naissance au Québec

106 *Pour une naissance sans violence*, Dr Frédérick Leboyer, Points, 1974

recherche d'une qualité d'accueil respectueux et chaleureux pour l'enfant et ses parents.

Le thème de la douleur est au centre des discussions sur l'accouchement. L'apparition *des anesthésies péridurales et rachianesthésies* semble réaliser le rêve de « l'accouchement sans douleur ». L'origine de cette expression date des premières préparations à l'accouchement, de type sophrologique, dans les années soixante. La méthode inventée en URSS dans les années cinquante est basée sur le conditionnement mental. Il s'agissait alors de mieux percevoir ce qui se passe lors de l'accouchement et d'apprendre à gérer la douleur, à vivre la douleur en conscience et dans la sublimation du don de la vie, ce qui la rend plus supportable. L'anatomie de la femme et la physiologie de l'accouchement étaient enseignées. Des techniques de relaxation étaient apprises. Cette préparation ne pouvait être que bénéfice pour l'enfant. L'apparition de l'anesthésie franchit un autre pas, celui de la médicamentation avec ses effets secondaires. Dans les années cinquante, des tentatives de médications anesthésiques ont dû être abandonnées en raison de leur toxicité sur le fœtus. Outre le passage des anesthésiques à l'enfant[107], quoiqu'en dise le corps médical, le témoignage des mères démontre, de manière irréfutable, que l'anesthésie péridurale présente le grand risque de stopper la progression du travail. Combien de mères, effondrées, m'ont-elles raconté, qu'à bout de souffle, ayant réclamé l'anesthésie en fin de travail, elles ont constaté l'arrêt des contractions dans les minutes qui suivent. Quel drame lorsque cet arrêt du travail, pour cause de souffrance fœtale, conduit à la césarienne d'urgence ! Et pour cause, l'enfant aussi est arrêté dans son travail de sortie. Bloqué, sans doute épuisé, il est probable qu'il va démissionner. Le monitoring alerte sur la bradycardie[108] et c'est la césarienne, vitale, qui sera bien souvent vécue comme un échec.

Quand ce n'est pas l'arrêt du travail, l'anesthésie péridurale entraîne souvent une absence de sensation des contractions. L'anesthésie idéale, supprimant juste la douleur mais pas la sensibilité, est bien rarement réussie. L'intensité des contractions, au moment de l'expulsion, est tellement forte que le besoin de pousser pour la mère est invincible. Que la nature est bien faite ! Mais anesthésiée, ne sentant plus les contractions, comment

107 Outre leurs effets hépatotoxiques et leur effet sédatif sur le bébé, Michel Odent cite des études qui ont montré que les personnes nées avec anesthésie ont plus tendance que les autres à consommer les drogues. Un premier shoot ?

108 Ralentissement des battements cardiaques

la mère peut-elle avoir la force de pousser avec une intensité suffisante et au bon moment ? L'accompagnement de l'enfant est rompu. Que vit-il à ce moment-là ?... Dans ce cas, on pourrait penser que la rencontre avec la mère-guide, la communion, l'aide de la mère à l'enfant sont esquivées. N'y a-t-il pas à réfléchir sur cette philosophie de la société actuelle qui prétend tendre vers le risque zéro, le plaisir avant tout, le tout achetable ? Nous sommes à l'époque des assurances multiples. Voudrait-on nous faire croire que la naissance peut aussi être sans « douleur » ? N'est-ce pas refuser de voir l'envers de la médaille – l'échec, le désir, le manque - qui n'est pas monnayable ? La douleur de l'accouchement n'est-elle pas en rapport avec ce qui se joue à ce moment-là ? Une question de vie ou de mort ! Je ne voudrais pas choquer les lecteurs, mais n'est-ce pas la réalité ? Et j'ai choisi de parler franc. Pourquoi éviter certains questionnements sous prétexte qu'ils risquent de déranger ? La douleur de l'accouchement est l'une des plus fortes qui soient, mais combien de milliers de générations de femmes l'ont-elles supportée ? Ne pourrions-nous pas généraliser et offrir à toutes les femmes les méthodes naturelles, telles la sophrologie, l'acupuncture, l'homéopathie, la phytothérapie, entre autres qui sont des médecines qui respectent la physiologie et ne présentent pas les effets secondaires dramatiques de la péridurale ? N'oublions pas, non plus, les nombreux témoignages de femmes qui accouchent naturellement sans aucune douleur, parfois totalement surprises elles-mêmes de l'irruption de l'enfant alors qu'elles épluchent les légumes ou prennent une douche ! Ce sujet est donc fort complexe, comme la nature humaine. La douleur et son ressenti sont le fruit de multiples facteurs, seuil de sensibilité variable d'une personne à l'autre, mémoire de vécus antérieurs de la douleur, sensibilité émotionnelle à la douleur, etc. Son appréhension est donc extrêmement variable. Mais dans le cas de l'accouchement, elle met en jeu un autre être, le bébé. Tenir compte de son implication dans notre conduite est donc un acte de responsabilité.

Je voudrais ici faire un aparté sur les déformations crâniennes dites plagiocéphalies[109] posturales. La dysharmonie entre les contractions utérines et les poussées exercées par la mère, liée à la perte du ressenti par l'anesthésie, pourrait expliquer, outre l'impact de la position intra-utérine, l'augmentation très nette des plagiocéphalies depuis une vingtaine d'années. Les torticolis dits congénitaux ne sont, pour la majorité, que

109 Déformation du crâne aplati à l'endroit où la tête est en appui.

des contractures qui font suite aux tractions et autres manipulations pour extraire ce bébé que la mère anesthésiée ne peut expulser. Dès lors, l'intervention d'un ostéopathe compétent, non seulement qualifié en soins pédiatriques, mais ayant une « bonne main », une bonne perception et une bonne expérience, consulté le plus vite possible – idéalement dès le premier jour ! -, permettra de corriger immédiatement les désordres et surtout de redonner une bonne mobilité à la nuque et aux os du crâne, afin que l'aplatissement de la tête ne soit pas déclenché et aggravé par la posture quasi toujours allongée des nouveau-nés. En outre, ces tensions au niveau du cou et de la base du crâne sont également à l'origine, par tension au niveau des nerfs, de troubles digestifs, voire de troubles de la succion et de troubles du sommeil. Vous comprenez comme il est important de prévenir !

Qu'en est-il des naissances particulières ? Je ne ferais que des suggestions. Dans ce vaste sujet de la venue au monde, et sur bien d'autres, nous n'avons pas de réponses indubitables. Mais cela ne nous empêche pas de nous poser des questions.

Les fécondations artificielles : Avoir un enfant est devenu possible sans rapport amoureux. Seul compte alors le résultat « objectif », l'enfant. Quelles sont les conséquences de ce paradoxe sur l'initiation de l'enfant? Non pas que le désir d'enfant n'existe pas. Mais il n'est pas réalisable naturellement. Le long parcours des parents stériles où ce rapport procréatif est évité ou impossible, ce désir d'enfant inassouvi pourrait-il produire chez l'enfant une attente exagérée – « enfant trop attendu » - comme un amour déplacé, narcissique ?

La stérilité d'un couple est-elle un hasard ou un cadeau de la vie renvoyant vers d'autres créations ? Je n'émets ici aucun jugement, mais il me semble que l'infertilité a sûrement un sens. Que manque-t-il, ou qu'y a-t-il de trop pour que l'enfant ne puisse être conçu ? Je ne parle pas ici des causes physiques. Mais quand tous les bilans sont normaux et que l'enfant ne surgit pas du désir, que se passe-t-il ? Je n'ai bien sûr pas de réponse. Mais les protagonistes pourraient probablement la trouver. L'élan créatif de l'humain passe, naturellement, par l'enfantement. Est-il le seul possible ? Qu'y a-t-il derrière cette impossibilité, qui peut être temporaire, comme le montrent les nombreux exemples de grossesse spontanée après adoption d'un enfant ?

La naissance par le siège pose la question, pour l'enfant, du choix de la naissance. L'enfant qui ne se présente pas progresse à reculons ! La progression dans le couloir du ventre sera encore plus dure et demandera plus de détermination. Le manque de décision conduirait-il à « en baver » plus ? La quatrième étape de la naissance (les modalités de la sortie) est fondamentalement différente. Les témoignages indiquent que la prise par les mains du gynécologue ou de la sage-femme est vécue de façon moins dangereuse que lorsqu'elle se fait par la tête. Mais la tête reste la dernière à sortir, provoquant inévitablement un « surcroît d'étouffement » qui explique la survenue rapide du premier cri lors des naissances par le siège. Qu'en est-il de l'élan de vie de ce nouveau-né qui arrive à reculons ?

Etranglement par le cordon : mettez-vous à la place de l'enfant un instant ! Rappelez-vous combien, à l'issue de la deuxième étape, l'enfant exténué est obligé de puiser dans sa volonté pour forcer le barrage du col. Et là, le cordon le retient ! Le cordon qui ne peut être forcé, le cordon invincible ! Inévitablement, l'enfant se trouve en situation de renoncement. Les témoignages évoquent une période où l'enfant entre en apathie totale et attend la mort, mais en paix. Comment ne pas imaginer que ces personnes auront une attitude différente en face d'un extrême danger ?

Syncopes maternelles : La syncope s'inscrit dans l'épuisement maternel, par réflexe vagal, mauvaise respiration, hormis les cas d'accouchement pathologique, hémorragique par exemple. Généralement au cours de la troisième étape, lors de ce long travail de progression de l'enfant et de dilatation du col, alors que l'enfant a besoin de cette aide de maman-guide pour franchir le col obstacle, à ce moment crucial, l'enfant est, par la syncope de la mère, abandonné. Deux attitudes possibles pour l'enfant : soit *désespoir, tristesse infinie, soit rage redoublée. L'enfant n'attendant plus rien d'une aide extérieure.* Dans ce second cas, la culpabilité, dans la restitution de son histoire, d'avoir forcé sa mère, elle-même en situation d'absence - *mort* - serait-elle décuplée ? Et cette culpabilité de flagrant délit de meurtre sera-t-elle effacée par l'ivresse de la sortie alors que la communion avec la mère n'aura sans doute pas lieu ? Si la syncope a lieu après la sortie de l'enfant, les conséquences ne seront pas les mêmes. Seule l'absence de la mère marquera cette étape, alors que le bébé découvre le monde extérieur. Dans ce cas, le relais peut-être pris par le père.

Naissances par césarienne : Les circonstances peuvent être très différentes, en particulier selon la notion d'urgence ou non. Les conséquences porteront surtout sur les quatre premières étapes de la naissance. La décision de naître n'étant pas vécue, sauf pour les césariennes décidées après le début du travail, l'enfant pourrait rester tourné vers le dedans dont la nostalgie le poursuivra, au lieu d'être étonné de ce qu'il rencontre à l'extérieur. *La perte du dedans est plus importante que la découverte du dehors.*

L'ivresse de la sortie est fort différente. Ne venant pas soulager l'immense effort, la lutte contre le blocage, elle risque de prendre la forme d'une énorme panique. Certains témoignent *d'une immense incompréhension, d'un immense refus. Je ne comprends rien du tout, mais alors rien du tout.* Une amie me témoignait combien son fils, né par césarienne, faisait toujours attendre. Il n'était jamais prêt ! Y aurait-il une explication aux tempéraments qui *désirent garder une vie intérieure, qui refusent la vie extérieure.*

Le déclenchement provoqué rejoint la même problématique que la césarienne programmée. Mais ici, tout se joue sur l'inhibition du jeu hormonal très subtil dont la plaque tournante est *l'ocytocine*. La perfusion d'ocytocine de synthèse, qui permet de déclencher les contractions utérines, inhibe la sécrétion d'ocytocine de la mère. Or, celle-ci est non seulement l'hormone de l'amour[110], de l'élan de la mère vers son enfant, mais elle favorise l'empathie, l'attachement, la confiance en soi et surtout la résistance à la douleur, elle provoque les contractions du muscle utérin, produit la sécrétion de prolactine et l'excrétion du lait. Elle est inhibée par l'adrénaline dont la sécrétion est stimulée par le stress... Lors de l'accouchement naturel, elle provoque la sécrétion d'endorphines par la mère et l'enfant qui favorisent la résistance à la douleur. Qu'en est-il lorsque la perfusion de Synthocinon® bloque l'ocytocine naturelle ? D'autant que l'ocytocine de synthèse provoque des contractions rapidement intenses et rapprochées, dont l'intensité laisse la femme sans possibilités de gérer la douleur. Le recours à l'anesthésie est alors très fréquent, celui d'un anti-douleur également. A savoir que celui-ci est dérivé de la morphine, premier shoot pour le bébé...

Les naissances prématurées : D'après les témoignages recueillis par Bernard Montaud, les naissances prématurées ne modifieraient pas les sept étapes de la naissance.

---

110 Michel Odent, Op. cit.

Les naissances gémellaires : Malgré le degré d'immaturité du fœtus, il semble, d'après les témoignages, que ce type de naissance ne modifie en rien le déroulement des sept étapes fondatrices. Il est logique d'imaginer, cependant, que pendant le travail, l'affrontement au corps maternel se double d'un affrontement permanent entre les jumeaux. L'ascendant d'un des jumeaux est bien connu, plus gros, plus robuste, meneur. Est-ce lui qui prend la décision de naître ? Quelle place, quel choix laisse-t-il au deuxième jumeau ? Les quatre premières étapes de la naissance, préparées par le premier jumeau seront nettement facilitées pour le second. Le sentiment de solitude qui suit le vertige de la sortie serait-il anéanti par la connivence déjà bien ancrée ?

Après avoir fait le tour des différents types de naissances, sachant bien sûr que chaque naissance est unique, et avec l'éclairage de ces témoignages recueillis par Bernard Montaud, nous mesurons plus tangiblement, s'il en était besoin, l'aspect fondateur de cette initiation. Selon le vécu de l'enfant, à cet instant que nous considérons souvent, en tant que parents, comme le plus beau de la vie, différents types de personnalités se dessinent. Les battants, les rêveurs, les marginaux, les révoltés...

Si cette première expérience de la vie est fondatrice, outre le bagage transgénérationnel et les qualités de l'environnement familial, imaginons quelle prévention nous pourrions offrir aux nouveau-nés par la qualité de conscience, de recueillement, de cœur, de l'accueil à la naissance.

Bien évidemment, reprendre l'histoire de la naissance des siècles derniers nous permettrait de constater son incessante évolution. Après l'amélioration considérable des soins apportés au corps physique, nos petits n'auraient-ils pas un immense besoin de reconnaissance du travail qu'ils accomplissent, de la compréhension de leur souffrance, d'un accompagnement aimant, d'une sollicitude infinie, d'un amour inconditionnel et sécurisant.

Dans bien des cas, heureusement, la naissance est effectivement le plus beau moment de la vie, le plus émouvant, en tous cas pour les parents. Mais permettez-moi de m'interroger lorsque ce petit-être nouvellement né dans des conditions dites idéales, sans aucun problème, passe des heures à pleurer ou ne parvient pas à se libérer dans un sommeil paisible. Pourquoi ? A la lumière des témoignages et des recherches de Bernard Montaud, nous pouvons nous questionner sur nous-mêmes et notre propre naissance, analyser notre personnalité construite sur notre histoire, notre fonctionnement, notre mode de réaction dans l'adversité et les épreuves, et en tirer une compréhension qui conduit à la guérison. Grandir grâce à nos enfants, grandir pour eux.

L'enfant en naissant ferait naître ses parents.

Le sommeil

Comme nous l'avons vu pour l'alimentation, la santé est le résultat d'un équilibre, en perpétuel réajustement. Le sommeil est un des quatre piliers qui sous-tendent le fonctionnement de l'organisme en bonne santé.

In utero, le bébé suit le rythme de sa maman, alternant les périodes d'activité et les périodes de repos, rythmé par les périodes de lumière et les périodes de nuit. Il s'agit du rythme diurne - nocturne déterminé par la rotation de la terre autour du soleil. Mais nous verrons que la vie moderne impose un autre rythme, permis par la découverte de l'électricité, déterminé par le travail, les progrès techniques, le toujours plus, la consommation. Cet autre rythme, décalé par rapport au biorythme de nos organes, peut être un facteur de stress non négligeable avec des conséquences sur le sommeil, et donc la santé. Les enfants dont le rythme est préservé, se couchant au crépuscule, se levant à l'aurore, en adéquation avec le rythme naturel, sont évidemment en bien meilleure forme.

Pour comprendre les besoins de votre enfant, il convient de connaître le fonctionnement du sommeil.

Physiologie du sommeil

Toute la nature et tout être vivant alterne des périodes d'activité et de repos. Le repos endort la conscience alors que le métabolisme reconstruit, répare, assure la croissance. Je redis l'importance d'un sommeil respecté chez le tout-petit, chez l'enfant qui grandit pendant qu'il dort. Pour comprendre le rythme du tout-petit, il convient de connaître la physiologie du sommeil mature de l'adulte. Trois états de vigilance sont décrits chez l'adulte :

◇ **L'éveil ou état de veille** caractérise tous les moments conscients de notre vie. Cet état est lui-même rythmé en phases d'*éveil actif* où nous sommes alertes au maximum, et d'*éveil passif* au cours duquel notre efficacité est moindre, notre rythme plus lent, notre temps de réaction plus long, notre regard moins vif. Nous aurions envie de nous détendre. Cette phase peut être un préambule au sommeil.

◇ **Le sommeil lent :** c'est le sommeil d'endormissement de l'adulte. Il se décompose en quatre phases de profondeur croissante :

• Stade I : *l'endormissement* : nous sommes « entre deux eaux », ni tout à fait endormis, ni complètement réveillés. Les mouvements corporels sont rares.

• Stade II : *sommeil lent léger.* Le réveil peut se produire au moindre bruit. Un reliquat d'activité mentale produit des rêves plus cohérents que ceux du sommeil paradoxal.

• Stade III et IV : *sommeil lent profond et sommeil lent très profond.* L'immobilité est quasi totale. Les yeux sous les paupières fermées sont immobiles. Le pouls et le rythme respiratoire sont lents et réguliers. Par contre le tonus musculaire est conservé, corps à demi plié, poings serrés. Il représente environ 25% du sommeil total.

◇ **Sommeil paradoxal** ou sommeil de rêve : il succède au sommeil lent. Il doit son adjectif au contraste entre la détente d'un sujet complètement endormi et une activité électrique corticale intense à l'électroencéphalogramme qui correspond à l'activité cérébrale du rêve. Le visage est mobile, expressif. Les yeux bougent sous les paupières. Le pouls et la respiration sont rapides et irréguliers. Le tonus musculaire est totalement détendu, même s'il peut exister quelques mouvements corporels brefs. Cette phase représente aussi 20 à 25% du sommeil total.

Le besoin de sommeil survient tous les soirs à la même heure pour chaque individu. Il est annoncé par une activité mentale plus faible, une sensation de fatigue, de froid, les paupières se font lourdes, les yeux picotent, des bâillements surviennent. Si nous nous couchons à ce moment, l'endormissement est rapide. Ce moment propice ne dure guère plus de dix minutes. Si nous ne couchons pas rapidement, un nouveau cycle d'éveil s'ensuit.

Nous nous endormons en sommeil lent qui va durer 1h10 à 1h40. A la fin de ce cycle, nous passons en sommeil paradoxal pour environ 10 à 15 minutes. Une nuit complète représente l'enchaînement de 4 à 6 cycles. La fin du sommeil paradoxal est marquée par une phase de pré éveil très courte, où l'éveil serait facile. Si le dormeur n'est éveillé par aucune stimulation, un nouveau cycle enchaîne.

La durée d'un cycle est donc de 1h30 à 2 heures. La durée de ce cycle est remarquablement stable pour chacun de nous, tout au long de notre vie. Si l'enchaînement des cycles s'interrompt au cours de la nuit, la durée d'éveil peut se prolonger pendant la durée d'un cycle. La qualité du sommeil évolue au cours de la nuit ; au début du sommeil, les phases de sommeil lent profond sont plus importantes en début de nuit, puis au fur et à mesure que la nuit avance, les phases de sommeil lent léger et le sommeil paradoxal sont de plus en plus importants. Des micro-éveils surviennent entre les cycles, plus longs et plus fréquents après les deux premiers cycles de sommeil.

La quantité de sommeil lent profond est liée à la durée de l'éveil et à sa qualité. Une activité physique importante augmente la quantité de sommeil lent profond. La durée de sommeil paradoxal est par contre liée à la durée totale de sommeil. Plus on dort, plus on rêve. En cas de privation de sommeil, nous rattrapons essentiellement en sommeil lent profond, les temps de sommeil paradoxal ne se rattraperont que si on a le temps de dormir suffisamment en sommeil lent profond. Le sommeil lent profond diminue avec l'âge.

Chaque individu dort à son propre rythme. Une seule façon de savoir si nous avons suffisamment dormi : le réveil du matin nous trouve reposés et en pleine forme ! La plupart des adultes ont besoin de 7h30 à 8 heures de sommeil par nuit, répartis en 4 cycles de 2 heures ou 5 cycles de 1h30. Les « petits dormeurs » se contenteront de 6 heures par nuit, quand les « gros dormeurs » auront besoin de plus de 9 heures de sommeil.

Les rythmes affectent également la vigilance. Au cours des vingt-quatre heures, notre vigilance et notre capacité d'efficience physique suivent un rythme sinusoïdal avec un maximum d'efficacité couplé à une augmentation de la température entre 5 h et 8 h du matin et entre 17 h et 20 heures. Au contraire, une phase de repli, de fatigue, de faibles performances physiques et de baisse de la température survient de 11 à 14 heures et de 23 h à 2 heures du matin. La phase la moins active se situe entre 2 h et 5 heures du matin. Ces notions conduisent à réfléchir quant au rythme scolaire de nos enfants. L'heure des siestes à l'école maternelle se situe juste après la phase d'hypovigilance physiologique de 11 à 14 heures, et l'heure des cours ne coïncide pas avec les phases d'hyper vigilance. Les vacances d'été avec leurs longues journées seraient une meilleure période d'apprentissage que l'hiver. Nous nous reposons et travaillons à contretemps !

Il suffit d'observer nos petits pour remarquer leur besoin de sommeil accru l'hiver, où les plus jeunes iront volontiers se coucher entre 17 et 18 heures, au coucher du soleil, pour dormir jusque vers 8 à 9 heures, alors qu'ils seront capables de veiller en plein été et se lever à l'aurore en pleine forme au mois de juillet.

En fait, plusieurs études[111] de « vie hors du temps », non rythmée par les donneurs de temps, montrent que, en libre cours, le rythme circadien inné serait de 25 heures, couplé aux oscillations de la température, de la sécrétion du cortisol et du cycle veille-sommeil. Ce sont donc ces donneurs de temps extérieurs, horaires sociaux, alternance nuit-jour, horaires des repas réguliers, qui règlent chaque jour notre mécanisme biologique sur 24 heures. La qualité de notre sommeil nocturne et de notre vigilance diurne dépend de la bonne harmonie de deux horloges biologiques internes principales. L'horloge qui règle les plus importantes fonctions biologiques (température, fréquences cardiaque et respiratoire, tension artérielle, sécrétion de cortisol[112]) a un caractère endogène prépondérant, même si elle est modulable par les donneurs de temps, avec une certaine inertie. L'autre horloge, régulant le rythme veille-sommeil, est beaucoup plus dépendante des donneurs de temps, beaucoup plus labile. C'est l'exemple du voyage avec décalage horaire où l'adaptation au nouveau rythme jour-nuit se fera relativement rapidement, bien que les rythmes profonds de température resteront perturbés bien plus longtemps. Le problème sera par contre exacerbé par le retour après de courtes vacances, demandant à l'organisme de se re-décaler dans le sens inverse après une à deux

111 Voir dans : *Mon enfant dort mal*, Dr Marie-Josèphe Challamel et Dr Marie Thirion, Editions Pocket

112 Le cortisol, sécrété par la glande cortico-surrénale, est la principale hormone du stress physiologique, c'est-à-dire des capacités d'adaptation à la vie à chaque instant.

semaines. Le rythme biologique de la température, de sécrétion du cortisol, entre autres, mettra beaucoup plus de temps à se remettre en phase, d'où impression de malaise, de fatigue et donc plus grande sensibilité immunitaire. Cette adaptation varie selon les individus, selon l'âge. Elle sera plus difficile après 35 ans et pour les jeunes enfants.

Chez le tout-petit :

Une magnifique description de l'endormissement du nouveau-né inaugure le chapitre du sommeil du tout-petit dans le livre précité[113]. Après un début de tétée vigoureux, l'alternance de périodes de total abandon, et de reprises brèves de tonus avec succion conduit en une demi-heure à un sommeil profond. Alors que chez l'adulte, le sommeil paradoxal survient en fin de cycle, chez le nouveau-né, en évoluant pendant les six premiers mois, le sommeil débute par une phase de sommeil paradoxal. Or celui-ci, rappelez-vous, est agité, malgré une décontraction musculaire totale. Alors que votre nouveau-né vous est apparu comme endormi après avoir tété goulûment, tout à coup il bouge, pleure ou sourit, se crispe, semble avoir mal. Il paraît même ouvrir les yeux, parfois jusqu'à dégager le blanc de l'œil, sans toutefois fixer le regard, puis d'un coup se détend, son corps redevient lourd dans vos bras. Plusieurs épisodes d'agitation vont se produire avant la phase de sommeil lent, calme. Dans une période de sommeil de deux à trois heures, après un bon repas, vont alterner deux à trois phases de sommeil de chaque type. L'endormissement du tout-petit se produit souvent dans les bras, mêlé à la fin du repas. Ces mouvements, mimiques, bruits, pourraient à tort être pris pour d'authentiques malaises, douleurs, alors qu'ils reflètent l'activité de rêve du sommeil paradoxal. Cette période de rêve est fondamentale. L'enfant ne paraît pas réellement endormi, tant il peut être expressif au niveau du visage, et pourtant il dort. Vouloir le consoler en pensant qu'il est en proie à une douleur ou gêne, risque de l'extirper de son sommeil et entraînera des pleurs, témoins de l'inconfort provoqué par ce réveil intempestif, ou bien chez les plus résilients, à un éveil souriant mais malheureusement décalé.

Pendant le premier mois, le bébé dort 16 à 20 heures. Les cycles sont pour plus de la moitié du sommeil de rêve, pareils de jour comme de nuit.

Bien entendu, comme dans tous les domaines de la croissance et de

113 Op. cit. pages 71-74

la physiologie de l'être humain, chaque enfant est unique. Les parents lotis d'un bébé qui ne s'endort que dans les bras, ne comprendront pas que cet autre enfant ait fait ses nuits dès la maternité. Les uns vont s'adapter à ce nouvel environnement, retrouvant les battements du cœur de maman, la rondeur des bras qui l'entourent, seulement pour le temps de la tétée et s'en satisfaire. Pour d'autres, cette rupture de la continuité, de la sécurité utérine va être insupportable. Mais il est possible que ce ne soit pas forcément pour le bébé que cela est le plus difficile. Il est vraiment intéressant d'identifier les besoins propres à chacun, car le bébé, se trouvant dans un environnement sécurisant, ne devrait trouver aucune difficulté à contenter ses besoins de sommeil.

La clé d'un bon sommeil réside dans l'établissement d'un environnement qui met le tout-petit en parfaite sécurité. Ses besoins sont satisfaits. L'enfant est repu, propre, confortable. Il a retrouvé une ambiance apaisante après la rupture du nid utérin. Il perçoit l'équilibre émotionnel avec ses tuteurs.

Vers la fin du premier mois, bébé devrait avoir trouvé comment s'endormir paisiblement. Pour certains en tâtonnant, parfois lové contre maman, parfois tout seul dans son berceau. Pour d'autres, il aura fallu quelques temps la bonne odeur de maman imprégnée dans son tee-shirt enfilé sur le matelas. Enfin, pour quelques bébés, la séparation reste angoissante, et plus de temps sera nécessaire. L'important étant d'évoluer. Lorsqu'un enfant nécessite les bras pour s'endormir au-delà des deux premiers mois, il y a probablement confusion des besoins et je conseille sans attendre l'épuisement, d'envisager une médiation pour essayer de démêler les nœuds. Cela se passera au cabinet du médecin, avec la sage-femme, dans une maison verte[114] par exemple. Dans chaque famille, la situation est unique et chacun trouvera les moyens d'évoluer. Mais l'évolution est bon signe.

Entre deux et quatre mois, le bébé va régler ses rythmes de sommeil, de température, cardio-vasculaires, biologiques et hormonaux. Il va apprendre à s'endormir en sommeil lent et allonger ses cycles.

A six mois, le sommeil deviendra mature, c'est à dire que les cycles vont

114 Structure d'accueil des enfants accompagnés d'un ou plusieurs adultes (parents, grands-parents, tante ou nourrice...) créée par Françoise Dolto et ses collaborateurs. Ce lieu d'accueil parents-enfants est un lieu d'apprentissage de la séparation. Un dialogue peut s'instaurer avec les accueillants, des professionnels généralement psychanalystes, sans qu'il s'agisse de consultation au sens propre du terme. L'échange avec d'autres parents peut être aussi éclairant.

atteindre une durée de 90 à 120 minutes et les nuits vont être de 9 à 12 heures. Il va donc présenter dans la journée des cycles d'éveil de plus en plus longs et enclencher une programmation de son réveil matinal.

En pratique :

A la naissance, il y a rupture.

L'épuisement lié au travail de la naissance plonge le bébé dans son premier sommeil si les conditions s'y prêtent au niveau de l'environnement, notamment émotionnel. Et tout le monde sait bien que ce moment si particulier de la vie, donner naissance à un enfant, est un tsunami émotionnel.

Il y a rupture du contact qui était permanent dans le nid utérin. La mise peau à peau dès la naissance a pour but d'atténuer la brutalité de cette séparation.

Rupture de la pénombre. La lumière, souvent trop violente des salles d'accouchement, rompt brutalement la douceur de la nuit utérine. La nécessaire stimulation de la lumière pourrait être d'une transition plus douce.

Rupture au niveau de la température. D'une douce ambiance à 37°, le bébé est propulsé à au moins quinze degrés de moins.

Rupture de l'apport énergétique et nutritionnel. Le cordon est coupé. Commence alors pour le bébé la quête de nourriture. L'horrible sensation de manque est lancée. La quête de satiété, de contact, de chaleur, douceur et d'énergie du cœur guidera toutes les conduites de ce petit être.

Toutes ces ruptures ont néanmoins pour effet de stimuler l'élan vital du bébé. Sa première respiration, accompagnée ou non d'un cri, est le départ d'une longue aventure.

Comment dans cette séparation brutale, dans ce chaos, permettre au bébé de trouver le repos ? Il n'y a qu'une solution : l'entourer et répondre à ses besoins dans la sécurité et l'amour.

Le nouveau-né a un besoin immense de sommeil, car que se passe-t-il pendant le sommeil ? Le métabolisme bat son plein dans la construction du corps physique. Il assure la croissance corporelle. Libéré de l'emprise de la conscience et des émotions, le corps se livre, de tout l'élan de l'énergie vitale, à la croissance des organes et de la charpente ostéo-musculaire.

Réalisons combien il est important de préserver le sommeil du tout-petit. Pendant les premières semaines, seuls quelques moments d'éveil pour se nourrir et le petit se blottit dans les bras de Morphée.

« La crise de lune »

Presque chez tous les bébés survient après quelques jours, parfois dès la maternité ou encore à la fin du premier mois, une période du soir pendant laquelle l'enfant va pleurer sans que rien ne puisse le consoler. Cette crise du soir n'est pas encore élucidée par la recherche. Sa compréhension est des plus variables selon les protagonistes. Coliques, peur de la nuit, angoisse de séparation, besoin de pleurer coûte que coûte, de libérer l'énergie accumulée en mangeant et dormant toute la journée... En fait, ce phénomène constant chez quasi tous les bébés, plus ou moins accentué, plus ou moins long, pourrait correspondre à une étape obligée du développement du rythme jour-nuit et du rythme métabolique.

En tous cas, il est clair que rien ne parvient à calmer ce tout-petit, que ces pleurs sont inéluctables, et que tout ce qui est fait, inefficace, peut perturber l'apprentissage de son rythme propre. Les tétées supplémentaires le calment un moment, mais les pleurs reprennent. Le promener en écharpe ou dans les bras rassurants de papa, maman étant épuisée en fin de journée et inquiète que son bébé pleure si fort – il souffre forcément – (à moins que ce ne soit l'inverse), voire le balader en voiture est finalement aussi inefficace à long terme. Cet enfant a besoin de pleurer, semble-t-il, et de rien d'autre puisque rien ne le calme. Mais il est si dur de laisser pleurer un enfant, alors qu'on est persuadé qu'il est mal. Il semble qu'il n'en est rien, affirment Marie-Josèphe Challamel et Marie Thirion, qui parlent de « crise de lune »[115]. Bien sûr, il acceptera de téter. Cela ne veut pas dire qu'il avait faim. Bien sûr le changer peut le calmer provisoirement. Cela ne veut pas dire qu'il pleurait parce qu'il était inconfortable, puisque les pleurs reprennent peu après.

Idéalement, après avoir bien compris et accepté que ces pleurs soient pour lui nécessaires, il convient de lui proposer un cadre sécurisant, apaisant, afin qu'il parvienne à s'endormir. Eviter donc la pièce où il y a de la lumière ou du bruit, de lui parler – ce qui le maintient en éveil – de le nourrir ou de le changer, de lui mettre la sucette. Tout cela, en fait, ne répond pas non plus à son besoin. Eviter de lui offrir des situations qui changent tous les soirs. Il a besoin de repères. Placez-le là où il va dormir,

115 Op.cit. page 96

essayez peut-être de le poser sur son ventre[116], en gardant éventuellement la main sur son dos, sécurisante, et attendez qu'il se calme tout seul. Plus les réponses seront inadéquates, plus cette période de pleurs va durer et risquer de perturber l'apprentissage d'un endormissement paisible.

Le nouveau-né passe donc son temps à manger et dormir jusque dans le deuxième mois où les phases d'éveil commenceront à s'allonger. Comme nous avons vu que les besoins de sommeil sont variables chez l'adulte, mon exercice de la pédiatrie pendant vingt-cinq ans me force à constater qu'il en est de même chez les bébés. Si le nouveau-né a un besoin immense de sommeil, très vite on se rend compte qu'il y a des bébés petits dormeurs. Cela me paraissait étonnant au début, voire inquiétant. Pourtant ces bébés se portent parfaitement bien et grandissent aussi bien que les autres. Tous les enfants qui dorment peu, cependant, ne sont pas forcément de petits dormeurs. Il me semble important de préserver au mieux le sommeil de l'enfant. Comme je l'ai dit, l'organisme pourvoit à la croissance pendant le sommeil. Il importe de donner au tout-petit les meilleures conditions de repos. Si certains enfants s'endorment en toute insouciance dans le bruit, on ne peut en faire une généralité. Il est tout de même logique de repérer le moment où bébé a sommeil et sans tarder – l'envie de dormir passe vite – le porter au lieu où le calme sera préservé. Bien que j'entende souvent dire que c'est à l'enfant de s'adapter à sa famille, je pense que quand un enfant entre à la maison, le rythme de vie familial doit respecter ses besoins vitaux et lui donner un temps d'adaptation. Le nouveau-né a à passer d'une perfusion nourricière permanente à des coupures qui provoquent une horrible sensation de manque, la faim, de son rythme utérin de sommeil à un rythme circadien dont il doit faire l'apprentissage. Le rôle des parents est, dans ce chamboulement, d'apporter le maximum de sécurité et de paix. L'idéal étant de laisser, dans cette ambiance sereine, le bébé découvrir lui-même son nouveau rythme. C'est-à-dire accepter, les premières semaines, qu'il ne connaisse pas de rythme jour-nuit, qu'il puisse réclamer à manger ou à dormir à tout moment, souvent de façon irrégulière au début, même d'un jour à l'autre, jusqu'à progressivement, vers la fin du premier mois, téter environ toutes les trois heures et bien

116 Certains bébés ne parviennent à bien dormir que sur le ventre. Généralement, ce sont des bébés qui ne sont pas à l'aise sur le dos, à cause de tensions désagréables au niveau de la nuque par exemple. Ces bébés devraient bénéficier le plus vite possible d'un examen ostéopathique, une fois écarté tout problème organique tel que le reflux gastro-œsophagien.

se reposer entre les repas, plus ou moins, selon le moment de la journée. Marquez bien la différence entre le jour et la nuit. Il n'est pas forcément utile de changer le bébé à toutes les tétées de la nuit. Garder la pénombre. Eviter d'instaurer un dialogue, à moins de chuchoter.

Bien évidemment, il est exclu de réveiller un nouveau-né, hormis le cas exceptionnel d'un enfant qui ne tête pas assez, ou dont l'état de fatigue l'empêche de réclamer de lui-même. Mais cet enfant-là n'est pas à la maison mais à l'hôpital où les soignants veillent. Aucune raison ne justifie de réveiller un enfant, que ce soit la visite d'une grand-mère ou la nécessité de faire les courses...

Encore faut-il percevoir la nature de ses pleurs. Faim, selles à faire ou à nettoyer, envie de dormir, besoin de se retrouver tout contre un cœur qui bat ? Plus vous serez paisibles et écartés des sources d'angoisse, plus la reconnaissance des pleurs de bébé seront faciles à décoder, car simples. Lorsque l'émotionnel s'en mêle, la complexité des états de bébé est à la hauteur de celle de vos émotions, angoisses, incertitudes. Votre bébé est une éponge. Vos émotions transpirent. Si vous êtes bouleversés par ses pleurs, il absorbera votre panique. Assurés que vous ayez satisfait ses besoins, dans l'acceptation de ses pleurs, vous lui offrez sa propre tranquillité.

L'acquisition du rythme jour-nuit, nous l'avons vu, se fait entre le premier mois et la huitième semaine de vie. En Afrique du Nord, la maman reste entièrement dévouée à son nouveau-né pendant quarante jours. Ce sont les femmes de la famille qui s'occupent de la maison, de la cuisine, des visiteurs. Chez nous, les impératifs de la vie moderne imposent bien souvent à cette jeune maman d'être super-woman. On conçoit facilement que, la fatigue aidant, les femmes aient du mal à tout assumer en toute sérénité. L'idéal étant de profiter des siestes de bébé pour se reposer aussi et suivre totalement son rythme. Ainsi, votre enfant pourrait jouir d'une disponibilité totale, manger quand il a faim, dormir ensuite dans une ambiance calme. La croissance aidant, absolument énorme et rapide le premier trimestre – entre cinq cents grammes et un kilo par mois - l'évolution de son rythme se fera rapidement vers un espacement des tétées et une régularité des périodes de sommeil diurne.

Une fois cerné le rythme du tout-petit, il importe de respecter l'enchaînement des cycles de sommeil. Reconnaître les phases de sommeil agité et ne pas prendre ces drôles de bruits, parfois ces cris, quelques pleurs, les sursauts pour un appel au secours. Ne vous précipitez pas. Votre enfant, s'il n'est pas « réveillé » par le bruit de la porte, votre présence angoissée, ou parce que vous le prenez dans vos bras – alors qu'il est en plein sommeil - continuera à dormir profondément. Un bébé ainsi perturbé dans l'apprentissage du sommeil, peut intégrer que chaque cycle de sommeil est suivi d'un réveil. Et vous voilà partis pour des mois, voire des années de réveils nocturnes entre chaque cycle, toutes les heures trente à deux heures ! Ces réveils intempestifs ont en outre le sérieux désavantage de perdre l'enfant dans les repères de son propre rythme. Il ne sait plus où il en est. Furieux, il ne sait bientôt plus pourquoi il pleure. Vous essayez de le nourrir, de le changer et il s'énerve de plus belle car il est épuisé, et vous aussi. Bien sûr, il saisit avidement le sein puisqu'il trouve réconfort, blotti contre votre peau. Mais le lait surgit, et en fait, ne produit pas le calme escompté, puisque son besoin, c'est de pouvoir dormir. Le cercle vicieux est amorcé.

Il vaut bien mieux laisser pleurer un bébé quelques minutes, même tout-petit, lorsqu'on sait qu'il a bien bu, qu'il est propre, et que c'est l'heure de dormir pour lui. S'il est en train de traverser le pont entre deux cycles, cela ne durera pas. Pleurs n'est pas synonyme de souffrance. Les premières semaines, c'est bien le seul moyen que votre bébé connaît pour s'exprimer. Intervenir trop vite n'est pas toujours l'aider. Laissez-le s'organiser dans sa nouvelle vie. Donnez-lui le temps. Intervenir trop vite, ne pas laisser bébé pleurer quelques minutes, ne serait-ce pas le besoin de calmer ses propres angoisses, de se sentir efficace ? Faites-lui confiance. Si la peur n'a pas été semée autour de lui, quelle raison aurait-il de paniquer ? S'il sent l'ambiance paisible autour de lui, pourquoi diable refuserait-il de s'accorder ce dont il a besoin ? Reprenez confiance en lui, en vous, et laissez-vous guider par ses signaux.

Evidemment, le tout-petit vit une période de grande transition entre la continuité sécuritaire de la vie intra-utérine et l'adaptation extra-utérine faite de rythme, d'alternance de manques et de pleins. Sachez que le tout-petit est capable d'apprentissage de manière extraordinairement rapide, pourvu qu'il se sente en sécurité. Mais n'oublions pas de garder à l'esprit la notion de souplesse. Faut-il poser bébé systématiquement dans son lit, ou l'endormir dans les bras, contre soi dans le lit, etc. ? Chaque enfant étant différent, chaque histoire familiale unique, voire double - celle de la mère et celle du père - il n'y a pas de recette univoque. Cependant, dès la naissance, le but à atteindre est l'autonomie. C'est donc, petit à petit, la ligne de conduite à suivre. Pourquoi en retarder le début ? Selon les dispositions de l'enfant et, peut-être plutôt, celles de son environnement, alterner l'endormissement dans les bras quand l'enfant en a besoin ou que les circonstances font qu'on ne peut faire autrement, et le poser dans son lit quand cela semble convenir, c'est-à-dire répondre à son besoin de sécurité et le conduire doucement à l'apprentissage de l'autonomie. Il y a au moins vingt-et-une années pour cela, mais tant à apprendre !

Jusque dans le deuxième mois, l'enfant passe donc son temps à dormir et à se nourrir. Certains enfants semblent vivre dans la douleur la suite de la naissance que nous interprétons comme **une angoisse de séparation.** Ces petits seront donc sécurisés dans les bras de maman ou papa. Blotti contre le sein maternel, quel réconfort ! Il n'y a à mon sens, aucune raison de refuser cette sécurité au nouveau-né. Pas question de laisser pleurer un tout-petit seul et longtemps. Il a toujours une bonne raison de pleurer. Impossible de laisser un nouveau-né dans la détresse. Par contre, les mamans de nourrissons de 4 à 5 mois, qui continuent cette relation fusionnelle risquent de devenir, à mes yeux, esclaves de cette maternité. Elles ne font plus rien d'autre, épuisées par cette couvade, de jour comme de nuit. Jusqu'à quand ? Jusqu'à ce que le bébé se décide à dormir seul, me disent-elles. Bébé règne, tout-puissant ! Mais est-il heureux pour autant ? Une amie psychanalyste m'expliquait l'énergie dévorante que les enfants développent à captiver, capturer, vampiriser les parents, et si possible un parent, à l'exclusion de l'autre. Maman pour moi tout seul ! C'est bien ce qu'on observe quand la maman dort avec son enfant et que papa squatte le canapé du salon ou la chambre d'amis. Est-ce juste ? L'équilibre du couple pourrait être fortement compromis, même si on rencontre des papas compatissants et patients. Il faut se méfier de l'eau qui dort... La maman s'étiole forcément avec pareil régime. Impossible de donner sans se ressourcer. Bien sûr, les sourires enjôleurs et les babillages attendrissants de ce chérubin empliront ces mamans de bonheur. Mais pour combien de temps ? Je reçois, en consultation, des mamans épuisées après deux ou trois ans de couvade, et qui ne savent plus du tout, ni où elles en sont, ni comment s'en sortir. L'enfant règne sur la maisonnée, menaçant de faire retentir la sirène de son cri strident à la moindre contrariété.

Lors d'une soirée-débat sur le sommeil, j'ai été frappée de l'inquiétude de nombreuses mamans, de leur souci de préserver cette douce fusion vécue pendant la grossesse et les heures après la naissance. Ces jeunes mamans font tout pour recréer cette fusion, refusant de fait ainsi la séparation de la naissance. Le bébé est au sein au moindre pleur, parfois même avant ; bébé est en écharpe, porté comme pendant la grossesse. Bébé est à la réunion avec maman... Bien évidemment, on peut concevoir que la brutalité de la séparation de la naissance puisse être atténuée. Vouloir que la pente soit plus douce est tout à fait naturel. Mais attention à ne pas prolonger, contre-nature, la séparation immanquable. L'élan vital, l'instinct de l'enfant le conduit à l'autonomie. La rencontre de parents fusionnels générera alors probablement l'insécurité. Car l'enfant a besoin d'un exemple. Les parents sont tuteurs, et ainsi inspirent assurance et sécurité. Si le premier mois peut se concevoir comme une transition entre fusion et séparation, le rythme veille-sommeil, repas-digestion, activité-repos, appliqué dès le deuxième mois est fondateur d'autonomie, avec ses phases séparatrices. La vie est rythme. Tout dans la vie alterne. Le jour et la nuit, les saisons, le rythme lunaire, le cycle menstruel, la vie et la mort, la révolution de la terre autour du soleil. L'instauration et le respect de ce rythme suivent et servent la physiologie. La perte des repères en lien avec le fonctionnement de la nature dans ce vingt-et-unième siècle, pour de nombreuses populations urbaines coupées de la nature, explique certainement en partie l'ignorance de la nécessité de ce rythme. Débarrassés des émotions mal gérées et des savoirs appris dans les livres ou chez les voisins, les parents centrés, apaisés, observeront aisément sur leur enfant les signes manifestes de ses besoins. Les pleurs affirmés de la faim, avec cette grande bouche ouverte qui cherche le sein sur le côté, les ronchonnements des couches sales, les grognements de la fatigue accompagnés de bâillements, ou de frottement des yeux dès le troisième mois.

Les bébés ont une conscience émergente. L'expérience montre qu'ils ont, par contre, une perception autre beaucoup plus grande que la plupart des adultes. Intuition ? Instinct ? Plus la conscience grandit, plus cette faculté autre diminue. N'avez-vous pas constaté comment les bébés regardent au-dessus de votre tête. Ils regardent quelque chose. C'est évident. Je l'ai maintes et maintes fois constaté. Et ils réagissent à ce qu'ils voient. Soit ils restent paisibles, soit leur visage s'éclaire d'un grand sourire. Soit il dessine une moue qui peut se transformer en pleurs.

Christian Bobin écrit[117] : « *Quand j'étais enfant (...) je recevais en quelques*

117 Christian Bobin, *Prisonnier au berceau*, page 60, Editions Folio, 2011

instants bien trop d'offrandes de l'invisible. Tout ce qui m'apparaissait sortait du néant et s'illuminait en s'arrachant à ce fond. Les nouveau-nés doivent être la proie de semblables visions : quelque chose se détache de la nuit du monde et s'enflamme en s'approchant d'eux, comme le visage d'une mère incendiée par son souci ». Cette perception reçoit probablement beaucoup plus que nous n'en sommes conscients, l'assurance ou le manque d'assurance des parents, la sérénité ou l'angoisse, la paix ou l'amour incertain. Je ne suis absolument pas péjorative, ni juge, quand je dis cela. Rappelez-vous, lorsque vous êtes épuisés par une journée où vous n'avez fait que donner pour le travail, pour la maison, pour les autres, quand vient le soir vous êtes vidés. Vous avez récupéré votre petit chez la nourrice, exténués et frustrés de n'avoir pu partager cette journée avec lui. Dans ce vide qui envahit tout, quelle place reste-t-il à l'amour, la douceur, la chaleur du cœur ? Quelques minutes de cette ambiance suffisent au tout-petit, pour être désemparé. Comme si les bébés rêvaient d'un monde idéal, aimant et sécurisant. Peut-être viennent-ils d'un monde comme cela ? Comment dormir paisiblement alors ?

Dès les premières semaines, à mon sens, une fois passé le choc de la naissance, et pour les parents et pour le bébé, l'instauration d'un rythme dans la vie de la famille est indispensable. Le rythme sèmera la notion de repères dans la vie de l'enfant, de cadre sécurisant. Dès que le bébé aura pris son premier kilo ex-utéro, ses forces lui permettront de téter efficacement pour être repu pendant trois à quatre heures[118]. Pendant les trois premiers mois, le repos s'impose après chaque tétée.

Faut-il laisser bébé s'endormir au sein ? Je pourrais faire une réponse de Normand, oui et non. Je dirais que cela dépend de la capacité à s'adapter de l'enfant. Idéalement, il serait préférable de n'instaurer aucun conditionnement à l'endormissement. Car dans le déroulement des cycles du sommeil, les fins de cycles exposent l'enfant au risque de l'éveil s'il ne se trouve plus dans les circonstances du début du sommeil – les bras de mamans, le bercement, la sucette, la petite musique... Il y aura donc handicap à la poursuite du sommeil. Et, encouragé à s'endormir délicieusement blotti contre le sein de maman, le bébé va associer le repas au sommeil et ne parviendra pas à trouver l'apaisement pour s'endormir seul dans son lit. Jusqu'à quand avez-vous prévu de l'endormir au sein ?

118 Voir chapitre sur l'allaitement page 76

Comment envisagez-vous le changement ? L'enfant s'adapte avec une rapidité impressionnante au mode de fonctionnement que vous lui offrez.

Si l'on pense que le bébé a assez tété, le décoller du corps de maman tout doucement, le porter en position verticale contre l'épaule, en tapotant légèrement son dos pour l'aider à faire son rot - souvent absent chez les bébés au sein - tout en se dirigeant vers la chambre pour le déposer aussitôt dans son berceau. S'il semble réagir, peut-être sera-t-il bon de garder un contact avec une main sécurisante sur sa poitrine quelques secondes pour rassurer les bébés sur le qui-vive, puis lever délicatement le contact et quitter sûrement la pièce. L'assurance est fondamentale. Papa et maman sont des guides pour l'enfant qui a tout à apprendre de cette vie-là. Une maman sereine offrira à son bébé une sécurité apaisante. Une maman angoissée de se séparer de son tout-petit induira la même angoisse chez son bébé. Je parle des mamans, car dans la majorité des cas, les papas ont plus de recul par rapport à leurs émotions, et sont capables de calme rassurant pour l'enfant. Bien que, le vingtième siècle leur ayant permis de plus exprimer leur émotionnel, des papas sont parfois plus inquiets et instables émotionnellement que la maman. Or le bébé ressent tout autour de lui. Cette angoisse va à son tour l'insécuriser et rendre plus difficile, forcément, ce moment de séparation qu'est l'endormissement. Au moment de la séparation qu'impose le sommeil, les parents, centrés, paisibles et sûrs, savent que ce qu'ils font est la bonne chose pour leur bébé. Celui-ci a manifesté les signes montrant que l'heure du sommeil est arrivée, il s'agit alors de le porter prestement dans son lit. Une petite caresse, un souhait de bon repos, et fermement quitter la chambre pour le laisser dormir. Ce n'est que dans ces conditions d'assurance et de guidance que le bébé pourra se laisser aller au repos et apprendre à trouver seul son sommeil.

Mais dans le cœur de maman, papa, l'appréhension de la séparation, des pleurs de bébé qui ne parvient pas à se laisser aller dans le sommeil, la fatigue de la journée, peut-être l'angoisse de mort, parasitent la détente et la confiance propices au bon endormissement. En consultation, des mamans expriment mal vivre de se retrouver seules pendant le sommeil de leur enfant. Elles sont en détresse et en demande d'aide que le compagnon ne parvient pas à compenser. Bien sûr, bébé a ressenti tout cela. Il va donc s'occuper de sa maman ! Et s'empêcher de dormir pour lui tenir compagnie. La prise de conscience de cette problématique amène immanquablement l'apaisement.

Reste à parler de cette fameuse angoisse de **la mort subite du nourrisson**. Qui de nous n'y a pas pensé, ne serait-ce qu'une seule fois ? Combien d'entre nous n'ont pas vécu de plus près cette horreur impensable de perdre un enfant, nous-même ou chez nos proches, voire nos ancêtres ? La naissance, la mort, deux passages qui pourraient peut-être avoir bien des points communs. Passage d'un état à un autre, conditionné par une méconnaissance totale de cet autre état. Passage d'un monde à un autre. Témoins, les yeux grands ouverts des nouveau-nés, débarquant dans un monde inconnu, après un parcours peut-être initiatique. De quelle découverte s'agit-il ? Et ces pleurs désemparés, impossibles à calmer, de quelle détresse s'agit-il ?

La question peut être traitée sous tous les angles, sociologique, philosophique, spirituel, une réponse pratique s'impose pour la sécurité et la paix du bébé. L'acceptation. L'acceptation de ce qui est. Le choix de concevoir, c'est donner la vie, mais aussi terrible que cela soit, c'est aussi exposer à la mort. Quels parents y pensent, en conscience, dans la joie et l'amour de procréation ? Peut-être est-ce là la clé de la paix et de la sagesse. Ce sont les règles de la vie terrestre. Se rebeller contre ces règles est peine perdue. L'acceptation est la réponse aux angoisses sans fin. Je ne veux pas qu'il lui arrive ceci et cela... En général, cela concerne des épreuves subies par l'un ou l'autre des parents ou ancêtres ... Et ce petit être, à peine débarqué, est déjà affublé d'un anti destin, qui le greffe sur l'histoire de ses parents... Car on observe trop souvent que, justement, il arrive aux enfants ce que les parents ne voulaient pas qu'il leur arrive !

Tout cela pour parler de cette angoisse de séparation qui mine le coucher des tout-petits. C'est à réfléchir là-dessus que vous trouverez le repos et celui de toute la maisonnée ! Malgré toutes les difficultés de la vie quotidienne, la peine à mener son destin, se battre contre l'impossible à maîtriser ne mène qu'à l'inverse de ce que l'on cherche. Plus il y aura d'angoisses, de tensions, d'agacement, de fatigue, plus votre bébé aura du mal à s'endormir. Le manque de sommeil aura immanquablement pour effet de majorer la fatigue et l'agacement, et on tourne en rond ! Plus vous lâchez prise, plus vous acceptez ce qui est, plus vous guidez son rythme, mieux votre enfant dormira.

A la fin du premier mois, le bébé perçoit clairement la différence entre le jour et la nuit. Il devrait espacer lentement ses repas de nuit. Entre deux et quatre mois, le tout-petit, qui l'est déjà un peu moins, est capable de se caler à quatre repas et dormir toute la nuit. Le repère physique est le poids de cinq kilos qui lui donne la possibilité de constituer une réserve énergétique permettant une longue période de sommeil. Mais cette échéance est très variable d'un bébé à l'autre, certains dormant la nuit entière dès la maternité. Cette variation n'est pas tant liée à une physiologie élastique, qu'aux nombreux facteurs environnementaux et émotionnels qui peuvent pervertir le calme nécessaire à la mise en place d'un bon sommeil. Cette étape est pourtant primordiale, car elle inaugure la paix de la maisonnée ou bien l'enfer des nuits aux réveils multiples pendant des mois, voire des années. Le réveil du matin se programme peu à peu de manière indépendante de la faim. Certains bébés restent d'ailleurs volontiers dans leur lit à gazouiller un moment avant de monter le son afin que maman apporte le manger. Rappelez-vous les hurlements impérieux des premières semaines, où bébé ne supporte pas d'attendre l'apaisement de sa faim. Que d'évolution, déjà.

Ainsi, entre un et trois mois, votre bébé devrait avoir appris à s'endormir tout seul, à ne plus manger la nuit et dormir une nuit complète. Pour l'accompagner au mieux, couchez-le dès qu'il semble vouloir s'endormir, d'une façon ferme et paisible. Conduisez-le vers son lit en lui souhaitant bonne nuit, d'un pas décidé et tranquille. Posez-le et quittez-le fermement. Plus votre assurance et votre confiance seront grandes, plus le coucher sera simple et calme. Une fois cette étape franchie, s'il eût été besoin de mettre en place des « rituels », veillez à tenter de ne pas placer votre enfant dans une dépendance quelconque. C'est le moment d'ôter la sucette, ou en tout cas, de ne pas être systématique. Et vous verrez que votre enfant peut très bien s'endormir sans elle. Ne mettre dans son lit qu'un seul objet qui accompagne le sommeil (doudou), même si tous les enfants n'en ont pas forcément besoin. S'il se réveille la nuit, ne vous précipitez pas. Il est peut-être en sommeil paradoxal et donc, pas éveillé. Attendez quelques minutes avant d'intervenir. Veillez à ne pas entretenir un quelconque rituel. A cet âge, bébé n'a plus « besoin » de s'endormir au sein, ni bercé, ni dans les bras de quiconque ; encore moins besoin de votre présence à ses côtés jusqu'à ce qu'il s'endorme. « La mère n'est ni une sucette, ni un « objet-compagnon ». Il lui faut absolument apprendre à dormir sans elle ou sans les bras du père.[119]

119 Op. cit. page 103

En moyenne **vers trois mois**, le rythme des trois siestes s'instaure. Après la première tétée du matin, bébé a de nouveau besoin de dormir, comme s'il devait poursuivre sa nuit. Après deux à trois heures de sommeil, l'enfant aura un bon moment d'éveil avant le repas du « déjeuner ». Ensuite survient la sieste du milieu de journée, qui sera celle de l'enfant plus grand, où il dormira encore trois à quatre heures, c'est-à-dire deux cycles. Après un nouveau moment d'éveil autour du goûter une dernière sieste en fin de journée sera souvent plus courte.

Dès que l'enfant est à quatre repas, entre 2 et 5 mois, vous pourrez organiser le coucher à la tombée de la nuit. Donc très tôt en hiver, plus tard en été, sans forcément suivre l'horaire d'été, artificiel. Quand je dis cela, les parents sont étonnés et me disent que l'enfant se réveillera plus tôt. C'est exactement le contraire ! Alors bien inscrite dans son rythme physiologique – couché au bon moment – la succession des cycles se déroulera au mieux. Un enfant qui se lève trop tôt est un enfant couché trop tard. « Essayez !» leur dis-je. Et ça marche à tous les coups ! Cette tactique permet souvent à votre bébé de « faire » ses nuits. Lorsqu'il commence à allonger ses nuits, à réclamer sa tétée seulement vers 4 ou 5 heures du matin, essayez de le coucher plus tôt, autour du coucher du soleil, en saisissant le bon moment, celui où il baille, commence à s'agiter, une fois baigné, changé, repu. Vous verrez, ça marche ! Il dormira jusqu'au lever du soleil, et vous pourrez profiter de bonnes nuits de repos.

Entre 6 et 10 mois, la fourchette est large, votre bébé pourra se passer de la sieste de fin de journée. Cela dépend s'il est gros ou petit dormeur. Ce changement est plus facile en hiver, lorsque les jours raccourcissent.

La sieste du matin se prolonge généralement jusque vers un an, parfois jusqu'à 15-16 mois pour les plus gros dormeurs. Lorsque votre enfant n'a plus besoin de la sieste du matin, n'hésitez pas à le faire déjeuner plus tôt. Un repas pris alors qu'il est fatigué risque de se passer dans les pleurs et les grincements de dents... L'enfant n'a plus la force de profiter de son repas, il s'énerve parce qu'il est fatigué. Repérez le moment où il a sommeil et avancez le repas en conséquence. Il dormira d'autant mieux qu'il aura été couché plus tôt et au bon moment pour lui, et pourra faire un ou deux cycles, soit 1h30 à 4 heures de sommeil.

Dans ces conditions, il est d'autant plus important de coucher tôt votre enfant le soir. De trop grandes journées le priveraient d'un sommeil précieux, ce qui serait préjudiciable à un bon équilibre. La santé résulte de cet équilibre, outre celui de l'alimentation, de l'exercice en plein air, et du cœur.

Le rythme de vie actuel ne permet pas toujours de respecter le rythme biologique de l'enfant. Le travail des mamans, les trajets scolaires des plus grands imposent des horaires qui ne sont pas conformes au rythme naturel. Dans ce cas, on ne peut que faire de son mieux. Mais connaissant la physiologie du sommeil, vous pourrez adapter un rattrapage les jours où c'est possible. Se coucher tôt, même si ce n'est que deux ou trois fois par semaine permet de récupérer, sans aucun doute. Profitez du samedi ou du dimanche, du mercredi pour coucher votre enfant avec le soleil. De plus, il se lèvera moins tôt et vous pourrez peut-être faire grasse matinée !

Les troubles du sommeil

Les difficultés d'endormissement, outre la période néonatale, peuvent être liées à une difficulté de séparation. Nous avons déjà vu ce cas plus haut. La responsabilité des parents est d'examiner qui est en difficulté de se séparer, et à quelle période cela a trait. Difficultés de la naissance, de la mise au sein, ou angoisse de séparation de la part de parents inquiets de laisser leur petit seul dans son lit ; exaspération, fatigue liées au stress de la vie, à des difficultés de la relation de couple, avec la famille, la belle-famille, etc. Nous l'avons déjà exprimé, identifier l'origine de l'émotion enfouie, la verbaliser, dissout la retenue qui empêche d'agir sereinement. Comprendre la physiologie du sommeil[120] et l'approche qui peut en découler, peut suffire. Je vous invite vivement à lire l'ouvrage d'Isabelle Filliozat qui peut aider à comprendre d'où viennent nos émotions et ce qu'elles veulent dire.[121]

Une fois éclairci l'environnement parental, familial au sens large, dans sa dimension cognitive et affective, une fois une relative sérénité retrouvée, malgré la fatigue quotidienne, rappelez-vous que l'enfant a besoin d'être guidé. Vous avez repéré son rythme, son heure d'endormissement, très

---

120 Marie Thirion, Marie-Josèphe Challamel, op. cit.

121 *Au cœur des émotions de l'enfant* et *Il n'y a pas de parents parfaits*, Isabelle Filliozat, Editions Marabout, 2012

précisément. Je cite toujours avec humour mon exemple : mon heure d'endormissement est 22 heures 22, très précisément ! Dès lors, votre intérêt est de respecter son rythme. A l'âge du nourrisson, l'enfant oscille entre le jeu-tyrannie et les angoisses. Il s'agit de sécuriser sans se laisser tyranniser. Le coucher se fera vite fait, bien fait. Votre enfant s'endormira dans le calme, gage d'une bonne nuit, et vous aurez une soirée paisible avec votre conjoint(e). Tout le monde sera gagnant.

Le rituel est devenu presque aussi important pour les parents, pourrait-il sembler, tant ils insistent sur son accomplissement. Rassure-t-il ? Qui rassure-t-il ? Pour autant, il ne me semble pas évident que tous les enfants en aient besoin. Chaque enfant a besoin d'un petit moment qui lui est dédié, pour se dire au revoir, bonne nuit. Mais pourquoi s'enfermer dans un rituel ? A l'âge de l'opposition, ce rituel donne souvent prise au petit à manipulation. Et ce n'est pas le moment ! Autant, l'art de manipuler, où nos enfants sont très forts parfois, peut être laissé à libre cours à certains moments de la journée, à certains propos, autant l'heure du coucher ne doit souffrir d'aucune diversion, hormis les exceptionnels soirs de sortie. Rappelez-vous, le cadre structure la sociabilité de votre enfant. Dans la mesure du possible, vous aurez pu vous organiser pour que votre bébé ait dîné, soit propre et prêt à se coucher un bon quart d'heure avant l'heure où il a sommeil. Pour les tout-petits, un bon câlin dans les bras de maman ou papa, en allant vers la chambre, avec des petits mots doux à l'oreille, souhaitant bonne nuit, devraient suffire à donner le signal d'une séparation douce mais ferme, dans le respect de chacun. Une fois dans la chambre, le geste se poursuit avec assurance jusqu'à le déposer dans son berceau. La main peut rester un court instant sur sa poitrine, sans jouer les prolongations qui ne risquent que d'entraîner la surenchère.

Ce que j'exprime là peut paraître rigide à certains. Mais je crois que l'enfant a besoin d'être respecté dans son rythme qui, je vous l'ai dit, est parfaitement stable, et de sentir votre assurance pour se laisser aller paisiblement dans le sommeil.

Alors, il y a toutes sortes d'exemples de situations fort différentes où les enfants s'endorment parfaitement bien sur le canapé du salon (pas devant la télévision ! – certains enfants peuvent aller jusqu'à présenter des convulsions devant les stimulations lumineuses intermittentes de l'écran ; celui-ci n'est pas anodin quant à ses effets sur le cerveau), sur un coussin, couché sur le tapis, tout contre maman qui termine son repas, dans le lit des parents, etc. Pourvu que chacun se sente à sa place, et respecté ! ...

Cependant, le risque est que l'enfant se réveille, soit lorsque vous le porterez dans son lit, soit lorsqu'il sera à la fin d'un cycle, au passage d'un micro-réveil qui peut être fatal ! Le rendormir ne sera peut-être pas si facile. Imaginez-vous endormi à un endroit et que vous vous réveilliez à une toute autre place. Ne seriez-vous pas angoissé et en alerte extrême?

Si rituel il y a, veillez à ce qu'il ne retarde pas l'heure de la séparation, et qu'il ne soit pas stimulant. Raisonnablement, il conviendrait de respecter une ambiance de plus en plus calme pour préparer au repos. Evitons les séances de chatouilles ou les histoires à faire peur avant de dormir ! Nul marchandage sur la longueur de l'histoire pour les plus grands. Quand c'est le moment, c'est le moment ! Même s'il peut toujours y avoir des exceptions ! Et alors, sont-elles délicieuses...

Comment rattraper ***les couchers difficiles ?*** C'est un fait bien installé. Votre enfant ne parvient pas à s'endormir sans que vous ne restiez scotché(e) à sa main – dans l'immense majorité des cas, c'est bien la maman qui se prête à ce jeu dont elle devient bientôt la victime – voire allongée tout contre lui, ou assise sur une chaise que vous échouez à quitter tant il se réveille au moindre de vos mouvements. Des mamans vivent ce scénario tous les soirs depuis des mois, des années. C'est, pour moi, inimaginable. Et comment papa peut-il supporter la capture de sa compagne par son rejeton ? Il faut mesurer à ce point l'importance que chacun trouve sa place dans la famille pour vivre heureux, et j'ai envie d'ajouter... longtemps ensemble ! Qu'un bébé prenne toute la place ne paraît tout de même pas très raisonnable ni souhaitable. Bien sûr, il est des histoires où des enfants élevés ainsi sont parfaitement aimables et sociables, mais force est pour moi de constater qu'elles peuvent aussi engendrer de petits tyrans !

Vous trouverez parfaitement décrit, et en détails, dans le livre de Marie-Jo Chalamel et Marie Thirion[122], la manière de reprendre en mains le coucher de votre petit. Je n'en tracerai que l'essentiel. Vous avez pris fermement la décision que cela ne pouvait plus durer. La vie est devenue impossible. Chacun est épuisé. Il faut remettre de l'ordre ! Il est important que vous en discutiez, analysiez les tenants et les aboutissants. Retrouvez vos repères et imposez-les à votre enfant. A l'heure où vous aurez noté qu'il a sommeil, près du coucher du soleil, vous aurez organisé, en temps et en heure, le

122 Op. cit. Chapitre 6 page 97

bain, le repas, et vous serez prêts environ un quart d'heure avant son envie de dormir. Observez le plusieurs soirs d'affilée pour bien repérer ce moment. Dans la journée, vous l'aurez averti que vous avez décidé de changer les choses. Vous lui aurez fait part de votre décision que papa et maman ont besoin d'une soirée tranquille, pendant que lui est à sa place dans son petit lit. Vous lui direz que vous êtes heureux de vous retrouver tous les deux et que vous en avez besoin, que les enfants ont besoin de se coucher tôt, pour bien grandir.

Vous aurez prévu un temps pour lire une histoire, si cela est possible, que je vous conseille d'organiser ailleurs que dans la chambre. Au salon, vous lirez *une* histoire. Pas de surenchère possible. L'éventuel verre d'eau aura été donné. *Un* seul verre. Pour les plus grands, le pipi a été fait. Tout est en ordre ! Vous vous dirigez vers la chambre, l'enfant dans vos bras ou mené tenu par la main – il doit se sentir conduit avec assurance. Ce faisant, vous lui souhaitez une bonne nuit, vous l'embrassez en le mettant dans son lit. Une caresse sur la tête suffit, et vous quittez sûrement la chambre. S'il proteste, vous vous retournez, sans revenir en arrière – ce serait déjà céder – et lui ordonnez fermement de se recoucher pour dormir. N'oubliez pas que c'est lui qui doit céder et accepter de plonger dans le sommeil. Même s'il se met à pleurer, vous poussez la porte et vous partez. Les enfants perçoivent remarquablement bien que vous restez derrière la porte ! Et pourquoi y resteriez-vous ? Dès lors, les parents les plus sûrs, d'enfants apaisés, auront déjà gagné ! Mais bien souvent, le petit va un peu, ou beaucoup, tester votre assurance... Il continue à appeler ou à pleurer. Non, il n'a pas soif, ni envie de faire pipi, encore moins caca ! Tout cela a déjà été donné ou fait. S'il évoque la peur, rassurez-le fermement. Il ne craint rien puisque vous êtes là pour le protéger, notamment papa avec sa force tranquille. Nous en parlons plus loin. Laissez-le pleurer ou protester cinq minutes. Puis revenez, d'un pas décidé – et pas seulement le pas ! Vous êtes en plein accord entre votre mental, votre cœur et vos tripes ! Redites lui en peu de mots, et sans commentaires, qu'il est l'heure de dormir et qu'il doit se recoucher et trouver son sommeil. Repartez aussitôt. Ne le prenez pas dans vos bras. Cela s'appelle déjà une démission de votre part. Eventuellement repositionnez-le allongé, une main ferme sur sa poitrine pendant deux secondes, et repartez. Tirez la porte, fermée ou non. Si l'enfant continue de pleurer, reproduisez le même scénario toutes les cinq minutes au début, puis allongez le temps de vos apparitions, avec toujours les mêmes paroles, brèves mais fermes. Toutes les dix minutes, puis vingt.

Si votre détermination est bonne, chacun retrouvera sa place en moins d'une soirée. Les plus déterminés – les enfants ! – auront parfois besoin de deux ou trois soirées pour éprouver votre patience. Mais interrogez alors votre détermination à vous ! Est-elle si solide, en accord avec ce que vous savez, ressentez et voulez ? Je conseille vraiment de n'entamer ce processus qu'avec la plus grande paix et détermination. Si vous n'êtes pas sûrs de vous, consultez un tiers pour mettre de l'ordre dans vos idées, votre ressenti, votre vécu. Bonne chance ! Et n'oubliez pas de féliciter ce petit bonhomme ou cette fillette lorsqu'il ou elle aura bien dormi !

La mode est au ***co-sleeping***. Chacun fait comme il le sent. C'est important. Cependant, soyez attentifs à ne pas prolonger ou suggérer les prolongations de la fusion mère-enfant, voire du trio papa-maman-bébé. Si les mamans africaines dorment avec leur enfant jusqu'à 2 ou 3 ans, ce n'est pas, a priori, dans nos traditions. Si ces pratiques vous conviennent, parce qu'elles correspondent à votre réel besoin, ainsi qu'à celui de votre enfant, tout va pour le mieux. Mais si vous vous réveillez fatigués, si votre enfant se réveille chaque deux heures, si votre conjoint quitte la chambre, attention ! Il y a quelqu'un qui n'est pas à sa place et en souffre. Soyons attentifs aux besoins de notre bébé, mais aussi à notre besoin et à celui du père, ce fameux tiers, sans lequel nous n'aurions pu construire cette famille.

Cela m'amène à parler des ***2 – 3 ans.*** Cet âge nous expose, nous les parents, à la manipulation par ces tout-petits, adorables, mais qui s'affirment tant ! Il est cependant des moments qui ne souffrent aucune chance de gagner pour eux. Le coucher en est un. Leur désir, terriblement égocentrique - mais si ! - est de profiter, eux aussi, de la soirée. Mais que font papa et maman quand je suis au lit ? Eh bien, cela ne les regarde pas ! J'insiste, et je crois que vous devez leur dire ! Oui, les papas et mamans sont bien contents de se retrouver, tous les deux, quand les enfants dorment. Toute la journée, ils s'occupent des enfants, et le soir, ils se retrouvent, comme quand ils étaient amoureux ! J'aime le regard ravi des tout-petits lorsque je leur dis cela. Mais ce n'est pas vraiment à moi de leur dire, mais à vous, et plus particulièrement à papa ; ce père qui affirme sa place auprès de maman, sa femme. Et cette femme, attendrie par l'affirmation de cet homme, et qui accepte de lâcher son petit. Tout cela est important et conforte l'enfant dans sa réassurance que ces deux-là s'aiment, l'aiment et le protègent.

Chez les plus grands, vers ***5 – 7 ans***, parfois plus tôt, dès la rentrée à l'école, les peurs du loup, des sorcières ou des voleurs, voire peur de la mort, peuvent gravement perturber le coucher. Les plus calmes seront vite rassurés par la ferme assurance de papa, grand et fort, qui saura le protéger et le défendre ! Parfois, certains petits sont terrorisés, où alors ont été traumatisés parce que des voleurs ont pénétré dans la maison, ou bien celle de leur copain. Dès lors, écoutez son besoin, et à votre façon, offrez-lui une ambiance rassurante pour qu'il puisse se laisser aller à dormir, à sombrer. Sombrer dans le total « inconnu », l'inconscience. Ce processus de lâcher prise total, de la perte de contrôle, perte de conscience acceptée, ressemble étrangement à la mort. Y a-t-il sans doute là matière à analyser, autant pour nos tout-petits, que pour nous. L'enfant doit pouvoir s'endormir apaisé pour passer une bonne nuit. Son apaisement, d'ailleurs, sera imprégné du nôtre. Chacun à sa manière, lui offrira une possibilité de calmer sa peur : une petite lampe pourra apporter un réconfort, veilleuse sur une prise, en faisant attention à ce qu'elle ne diffuse pas une trop forte lumière qui gênerait l'endormissement, et que des ombres portées sur le mur ne soient pas effrayantes ! Parfois, exceptionnellement, il faudra rester auprès de l'enfant pour qu'il s'endorme apaisé, en le prévenant que vous irez bien dormir ensuite dans votre chambre. Il peut arriver aussi que laisser s'endormir un enfant dans le lit des parents, juste pour l'endormissement, en le prévenant que vous le mettrez dans son lit ensuite, puisse permettre de passer une période de crise. Il ne sert à rien de perdurer dans une attitude qui ne rassure pas l'enfant, car la nuit risque d'être perturbée, et les prochaines nuits aussi. Par contre, raisonnablement, vous êtes capables de rassurer fermement cet enfant, tout en ayant bien entendu ses peurs. Les peurs de l'enfant sont bien sûr à entendre, mais prenons garde de ne pas les nourrir. Chercher à vérifier l'absence du loup ou de la sorcière sous le lit ou derrière le rideau ne ferait qu'ancrer les peurs, les inscrire dans le réel.

Le tout-petit a appris à marcher, commence à parler et son exploration du monde, la vie qui se déroule autour de lui, le confronte parfois à des expériences impressionnantes. L'enfant plus grand commence à élever son niveau de conscience, à penser. Les évènements marquants de la vie vont imprimer des émotions qui se revivent dans les rêves et peuvent déclencher des ***réveils nocturnes***[123]. Deux types de réveils peuvent se produire et il

123 *Mon enfant dort mal,* Op.cit. page 220

est important de les reconnaître tant la prise en charge est radicalement différente. Il en va de la tranquillité de la maison qui peut en être perturbée pour des semaines, des mois voire des années.

Les terreurs nocturnes sont les plus impressionnantes. Elles surviennent à tout âge dès que les cycles du sommeil sont matures, c'est-à-dire à partir du 5ème à 6ème mois de vie, mais elles sont surtout fréquentes *vers 3 ou 4 ans, jusque vers 6 ans*. Nous venons de le voir, tous les évènements marquants sur le plan émotionnel les favorisent : expériences propres à l'enfant – un gros chien court vers lui et le lèche – c'est comme un dinosaure qui s'approcherait de vous ! – le bruit du feu d'artifice, une dispute avec le voisin ou bien entre papa et maman, la grand-mère qui est tombée malade, etc. Du plus discret au plus important le tableau est le suivant :

◇ Au minimum, l'enfant s'agite dans son lit, marmonne, ouvre les yeux un bref instant et se rendort.

◇ L'enfant parle en dormant, tient un discours incompréhensible. Il ne répond pas si on l'interroge.

◇ L'enfant est assis dans son lit, regarde autour de lui, hébété puis se recouche sans avoir été éveillé, même si les yeux étaient ouverts.

◇ Ces états représentent les éveils partiels. La terreur nocturne, à proprement parler, désigne un enfant qui semble terrifié, hurle, s'agite dans son lit, se débat, pousse des cris terribles. Son cœur bat vite et il transpire. En fait il dort, et dès que l'épisode se termine, il se recouche comme si de rien n'était. Le réveiller à ce stade le met dans un état confusionnel intense avec des manifestations neurovégétatives très désagréables d'où une angoisse qui risque de multiplier les épisodes ou voir se prolonger les terreurs, voire les aggraver à un stade supérieur. Il n'est nullement calmé par vos tentatives d'entrer en contact avec lui. Il ne vous voit pas, ne vous reconnait pas, ne vous entend pas.

◇ A un degré de plus, l'enfant se lève, peut allumer la lumière, aller dans la chambre des parents et parcourir la maison, il fait pipi sur le tapis, semble chercher quelque chose. Il ne vous reconnaît pas. Il retourne se coucher et ne garde aucun souvenir de son escapade nocturne. Il n'est pas éveillé mais il peut obéir à des ordres simples tels que « retourne te coucher ».

A un degré de plus, il est plus agité, part en tous sens, paniqué, semble fuir quelque chose ou quelqu'un. Il peut gémir, crier, se rouler par terre, donner des coups de pieds, se taper dans les meubles, ouvrir la porte ou la fenêtre, se blesser. Rien ne le calme. Puis il retourne se coucher. Il ne se souviendra de rien et sera incapable de raconter un rêve. Toute tentative d'intervention ne fera qu'aggraver la confusion et les perturbations physiques de sueurs et accélération de son rythme cardiaque qui le mettront dans une confusion plus grande.

Ces derniers stades se voient plutôt *à partir de six ans et chez l'adolescent,* mais les terreurs nocturnes peuvent survenir *dès l'âge de six mois*. Il s'agit toujours d'un éveil partiel en phase de sommeil profond qui survient en début de nuit, moins de trois heures après le coucher ; *l'enfant est en proie à des manifestations physiques de peur (le cœur bat vite et fort, il transpire). Il ne reconnait pas ses parents, n'est pas calmé par votre présence, ni le réveil qui l'aggrave. Il ne comprend rien à ce qui lui arrive et ne se souvient de rien.*[124]

Les cauchemars s'opposent en tous points à ce qui vient d'être décrit. *Ce sont de mauvais rêves qui se produisent en fin de nuit le plus souvent car en sommeil paradoxal.* Au fur et à mesure de l'avancée des cycles dans la nuit, la proportion de sommeil paradoxal augmente. Il s'agit d'un rêve, donc *l'enfant peut dire ce qu'il vient de vivre, raconter* ou montrer un coin de la chambre, où il a « vu » le monstre. *Il regarde partout mais ne transpire pas énormément, son cœur ne bat pas son plein*, son effroi se nomme sorcière, monsieur, loup etc. Il se souvient du caractère effrayant de son rêve et *pleure éveillé et veut être rassuré, consolé. Il vous reconnait très bien et ne veut plus vous quitter. Il lui faut du temps pour être rassuré.* La peur imaginaire est bien réelle pour lui et il ne veut pas se recoucher et *se souvient* de sa peur. Les prochaines nuits et les couchers suivants seront probablement difficiles.

Les cauchemars sont beaucoup plus rares. Comme je le disais plus haut, lorsqu'un enfant se réveille dans la nuit, éviter de se précipiter, surtout si le réveil se produit dans la première partie de la nuit. Il devrait se calmer et continuer à dormir sans votre intervention qui ne peut qu'aggraver la situation. De même pour les cauchemars, votre intervention n'est pas toujours nécessaire. Votre petit peut arriver à se calmer seul. N'intervenez que s'il n'y parvient pas. Vous éviterez ainsi l'escalade et la surenchère. Les relations humaines sont complexes ! Bien entendu, s'il continue à pleurer

---

124 Op. cit.

c'est qu'il a besoin de votre aide. Mais ne vous trompez pas ! Il ne demande pas forcément à aller dans votre lit. Il a juste besoin d'être rassuré, et votre « force tranquille » devrait y parvenir rapidement, avec conviction. Quoiqu'il ait rêvé, ici et maintenant il ne craint rien, car papa et maman le protègent ! S'il vous sent agacé, fatigué ou inquiet, surtout s'il s'agit d'un tout-petit, dans la sensation beaucoup plus que dans la conscience, il parviendra difficilement à s'apaiser et la surenchère des pleurs est inévitable.

Je le répète encore une fois... Plus votre enfant sera couché tôt, au bon moment pour lui à partir du coucher du soleil, meilleur sera l'enchaînement des cycles et donc la qualité du sommeil. Les risques de réveil intempestif au moment des rêves impressionnants seront amoindris et meilleures seront vos nuits !

Préserver le sommeil de l'enfant est une responsabilité grave, au même titre que respecter une bonne alimentation, un exercice physique suffisant, un grand cœur dans la relation avec eux.

Je ne peux que vous encourager à lire l'ouvrage de Marie-Jo Challamel et Marie Thirion[125] où vous découvrirez plus amplement la physiologie du sommeil et mille et un trucs pour respecter l'apprentissage le meilleur pour votre enfant et vos bonnes nuits.

---

125 Op. cit.

L'Eveil du Tout-petit

Accueillir un enfant, c'est transformer le rêve, l'imaginaire développé au cours des neuf mois d'attente en disponibilité à ce qui est. C'est ouvrir son cœur à l'amour inconditionnel. Sans attente, sans condition. C'est accepter l'enfant tel qu'il est, avec ses capacités, ses défauts, ses qualités, ses dons. C'est se sentir guide quoiqu'il arrive.

Le tout-petit naît au monde dans une innocence vierge de la réalité terrestre. Il a tout à découvrir. Pour ce faire, il a besoin de guides. Il en attend sécurité et amour. L'accueil de ce tout-petit est fondamental. Dans ce sens où cet accueil fonde les bases de fonctionnement de cette vie. Accueillir l'enfant dont on a rêvé pendant neuf mois n'est pas mince affaire. La naissance est un affront brutal à l'imaginaire construit jour après jour pendant la gestation. Tout à coup, il est là ! Son regard nous pénètre. Ses pleurs nous interpellent, nous inquiètent. Sa présence est irréversible. Le tout-petit est totalement dépendant. Comprendre ses besoins interroge notre intuition. Ses cris réveillent de vieux souvenirs d'enfance. C'est pourtant son seul moyen d'expression pendant les premières semaines de vie. Ses cris reflètent ses besoins primaires de survie. Amour et nourriture. La Vie à tout prix.

A la naissance

Vous venez de vivre un événement très fort. Très fort physiquement, mais aussi sur le plan émotionnel. Accueillir à la vie ce petit être nécessite la mobilisation de toutes vos forces de Vie. La naissance elle-même, nécessite un énorme travail de lâcher prise de la part de la mère, pour libérer cet enfant du nid utérin. Cet élan vital peut être contrarié par les cicatrices de notre parcours. Plaies générationnelles, plaies émotionnelles et physiques que la vie a imprimées au plus profond de notre mémoire cellulaire. Accueillir votre bébé, c'est lui offrir sécurité et amour. Pour y parvenir, le nettoyage de tous les parasites émotionnels, les poisons émotionnels, est un préalable auquel trop peu de parents se sont confrontés. Accueillir un bébé, c'est aussi revisiter son enfance. Se questionner sur ce passé, c'est alléger l'enfant dans son devenir. Ce bébé que votre désir, vos rêves ont forgé est maintenant bien réel, là devant vous, avec ses émotions propres, en totale perméabilité avec les vôtres. Faire le deuil du bébé imaginaire est un deuxième préalable à la disponibilité nécessaire à son épanouissement. Le reconnaître tel qu'il est. L'accepter comme il est. Abandonner l'image construite, les rêves pour son avenir, les peurs et les dangers qui le guettent. Acquérir une confiance inouïe en la Vie, en ses capacités. Il est ce qu'il est. Il sera ce qu'il sera.

Confiance, sécurité et amour. C'est tout ce dont il a besoin.

Votre tout-petit se remet tout juste de cet événement très fort, sa venue au monde. Imaginez-vous dans un cocon des plus doux, parfaitement adapté à vos besoins d'être entouré, calé, nourri et chauffé. Parfois ce nid se durcit, se tend au rythme des émotions, des colères, des surprises et des peurs que vit la maman. Mais vaille que vaille, les forces éthériques - forces de vie - ont mené à terme cette gestation. Puis, lorsque ce nid a terminé son œuvre, avec la conjonction de cet élan de vie et d'un savant jeu hormonal et d'endorphines, le temps du départ est arrivé. En harmonie, les forces du bébé et celles de l'utérus font progresser le travail. L'ampleur croissante de ce travail à trois, le bébé, l'utérus et la maman toute entière, accompagnée par le papa, augmente vers un summum qui projette le tout-petit à l'extérieur. Dans vos bras, vous accueillez ce petit être déjà bousculé par tout ce vécu de la grossesse et de la naissance, passage d'une extrême intensité. Il a besoin de réconfort et de tendresse. Comme vous en auriez besoin après une épreuve particulièrement éprouvante. Vos bras autour de son petit corps totalement incapable de vivre seul, sont un précieux soutien. Seuls les réflexes archaïques autorisent la survie de bébé. Vous êtes sa survie. Autant dire que calme et sérénité seuls lui permettront de se reposer. Selon la teneur des bagages attribués par l'héritage, ce passage du doux nid à cet espace inconnu, parfois coupé de contact à maman, sera plus ou moins facile à vivre. Chaque bébé est un être unique et singulier. Aucun bébé, aucun être humain ne ressemble à aucun autre.

Le premier cri est respiration. Gonfler les poumons. Emplir du souffle de vie l'être tout entier. Puis se nourrir. Être de chair, s'emplir du lait de sa mère. « Que tout est immense ici. Où sont les limites de mon nid. Ma douce sécurité, vibrante, battante, de la chair de ma mère. J'ai perdu le contact protecteur ». Les bras ont remplacé le nid utérin et le placenta nourricier. La voix est moins filtrée. Papa rassure de sa force tranquille. « Le sein de maman me remplit. Peu à peu, les doux moments de plénitude me rassurent dans cette discontinuité effrayante, hachée de manques cruels. Je pleure, je pleure, seul moyen pour moi de signifier ce besoin de contact, cette faim, cette solitude, cet inconfort dans ma position, dans mes couches. Ah ! Les bras de maman m'accueillent dès mon réveil. Je me sens en sécurité, aimé. Je nais à la Vie d'ici. »

Après **ces premières semaines** vouées à la croissance incroyable de ce corps physique, à l'adaptation à ce nouveau nid, « je peux enfin ouvrir les yeux sur ce qui m'entoure. La voix de maman, celle de papa, me bercent de ce doux amour. Ça bouge. Ça vibre. Les sons, la lumière, les couleurs, les odeurs attisent mes sens. Ce sourire-là me stimule. Je voudrais répondre. Mes lèvres bougent, transpirent de cet élan d'amour à celle, celui qui prend soin de moi. Mon premier sourire transporte de joie mes parents. Je voudrais tellement leur dire... mais seuls, quelques sons sortent de ma bouche. Je mets toute mon énergie pour communiquer ma reconnaissance, traduire mon bien être. Vive la Vie. »

Le premier sourire naît vers la fin du premier mois, dans le deuxième pour d'autres. Le premier geste de communication vraie, adressée à l'autre. Cet être si cher dont le bébé dépend entièrement, la mère, est soutenue par le père, cette force tranquille, plus dense.

Bientôt le gazouillis (à partir de 3-4 semaines) émeut, outre les parents, beaucoup d'autres gens. Les frères et sœurs, grands-parents, les voisins, les amis. « Ce désir de communication est parfois si fort que j'aurais envie d'en éclater... de rire ! » Vous avez fait connaissance. Bébé s'est peu à peu adapté à la vie terrestre. Le rythme des tétées, du sommeil, lui donne un cadre rassurant. Il peut se détendre, laisser s'exprimer cet élan d'amour qui dessine une ébauche de sourire sur son visage. Le premier geste relationnel de sa part. Quelle émotion inonde de bonheur tous les partenaires ! A la fin du premier mois vous avez eu le bonheur de cette expérience. Parfois dans le deuxième mois seulement pour les bébés plus sérieux ou moins extravertis.

Le désir de communiquer avec ces parents qui lui parlent, lui chantent de douces berceuses, agite son élan vital. Des mouvements muets de sa bouche inaugurent cet essai de langage, puis il émet les premiers sons, à son grand étonnement. La joie de ses parents nourrit son enthousiasme et une jubilation certaine l'envahit lors de ces grandes conversations de « a-re ». Bébé est dans son deuxième mois.

Ensuite le tout-petit va continuer la découverte de son corps et de l'espace qui l'entoure.

Dans le deuxième mois,

Le bébé est captivé par tout ce qui bouge, bruit autour de lui. Les effets de lumière, de couleurs, les sons, l'environnement, les mouvements de maman, papa l'occupent tout entier. Il n'en rate pas une miette. Dès qu'il entend son grand frère ou sa grande sœur, il le cherche du regard. Ses mouvements encore incontrôlés, réflexes, symétriques, d'amplitude inadaptée, lui présentent au regard ses mains. Il les observe puis les touche, les joint, enfin les porte à sa bouche. La bouche, le centre de son être de tout-petit. Son centre vital. Le centre qui absorbe la nourriture qui permet une croissance fantastique, le centre qui lui permet de toucher, de découvrir, de s'approprier ce qui vient de l'extérieur.

Les stimulations viennent donc de l'environnement, et de son propre élan vital. La mode de consommation propose d'innombrables objets pour stimuler l'éveil du tout-petit. Ces objets sont donc ajoutés à l'environnement naturellement présent d'une famille où papa et maman bougent, parlent, chantent, dans des pièces aménagées et décorées, ou dans la nature du jardin ou des parcs. Trop d'objets pourront entraîner une hyperstimulation. Ainsi les objets qui pendent à l'arceau du cosi ou du tapis d'éveil risquent d'agacer le tout-petit. Imaginez-vous, privé de votre autonomie de mouvement, sur un lit, ayant perdu la parole. Et l'on vous a allumé la télévision, pour vous distraire, tout près de votre visage, avant de partir. Vous voilà avec cet écran qui débite des dizaines d'images à la minute devant vos yeux. Si vous êtes intéressés au début, parfois même captivés, la permanence de cette stimulation finira tôt ou tard par vous agacer, voire vous rendre fou. Cette stimulation vous est imposée et vous ne pouvez l'arrêter. Pour le bébé aussi ! Lorsque l'environnement offre des mouvements intermittents, des sons agréables discontinus, des objets immobiles, le tout-petit capte peu à peu les informations, les observe et en tire, à son rythme, la substantifique nourriture de son éveil. Bien sûr, les mouvements intempestifs de ses bras feront bouger ces hochets accrochés à portée de main, mais cela lui est imposé. A deux mois, le bébé n'est pas encore capable de préhension volontaire. Imaginez le supplice du tout-petit, après l'étonnement voire la joie des premières fois, de devoir subir cette agitation dénuée de sens et de relation vraie. De plus, l'exercice de porter son regard tout près, puis plus loin, à son choix, est un stimulus nécessaire pour le développement des circuits nerveux qui permettront une bonne adaptation visuelle.

Le gazouillis devient de plus en plus élaboré. Bébé est capable de répondre à vos sollicitations. Un véritable échange verbal s'instaure. Il m'arrive souvent d'avoir des conversations particulièrement émouvantes avec de tout-petits nourrissons.

Un aparté sur la télévision : Comme je viens de l'exprimer, le regard est un acte volontaire[126]. Devant l'écran de télévision, il devient passif et la volonté s'en trouve hypnotisée, endormie. Que dire de ces tout-petits dont le regard est capté, comme par un aimant, par la télévision allumée devant eux. Jamais les parents n'auraient l'intention de proposer à un bébé de « regarder » la télévision, mais même à distance, présent dans la pièce, cet appareil impose son attraction. La maturation nerveuse du regard se poursuit jusqu'à l'âge de dix ans. Comprenez combien il est vital pour les enfants de leur épargner le plus possible cette stimulation, délétère pour eux, tant qu'ils n'auront pas développé leur propre volonté, leur esprit critique.

Au cours du troisième mois,

Le tout-petit maintient de mieux en mieux sa tête et la redresse en arrière, en avant, latéralement. L'acquisition d'un port de tête efficace est impérative à trois mois finis, étape majeure du développement neuro-

126 Lire : *Télévision et physiologie humaine*, Rainer Patzlaff, édité par Anthrosana (Association pour une médecine élargie par l'anthroposophie), Case postale 128 CH – 4144 Arlesheim, www.anthrosana.ch

moteur. Il parvient enfin à tenir fermement sa tête et à l'orienter dans la verticalité. Première étape du redressement. Le petit d'homme se dresse !

L'intégration des réflexes archaïques de Moro[127] et d'agrippement palmaire permet l'émergence de la motricité volontaire. Il tripote ses mains. Il agrippe tout ce qui touche ses mains, le tissu de ses habits, les vêtements de maman, le sein. Il trouve peut-être son pouce. Le babillage progresse en de longues phrases émouvantes.

Au cours du quatrième mois,

Enfin, il chemine vers la préhension volontaire. Quel bonheur de faire le lien entre ce qu'il voit et sa main qui lui permet de saisir l'objet convoité. Bien évidemment, la bouche, toujours le centre de son être, happe tout ce qu'il attrape. Enfin, les sensations du toucher, du goût émergent à la conscience. La bouche est aussi le siège d'une motricité intense. Le babillage se transforme. Les bruits de bouche, claquements de langue, roulement des lèvres à travers le souffle d'une expiration forte l'enchantent. Et, ô suprême bonheur, la joie et le souffle lui permettent d'éclater de rire !

Au cours du cinquième mois,

Ses bras lui offrent maintenant une motricité bien contrôlée. Son attention peut descendre et explorer le reste de son corps. Demi-assis dans vos bras ou le transat, son regard rencontre ses jambes. Allongé, il s'étire en torsion et découvre l'espace à côté. Il tourne le haut de son corps sur le côté. A ce moment, il est important de lui offrir la liberté de mouvement indispensable à l'exploration de son espace corporel. Maintenant que le port de la tête est bien acquis, ne contraigniez plus votre bébé dans les divers sièges que le commerce met à disposition. Un bon tapis souple[128] accueillera les

127 Mouvement involontaire réflexe, déclenché par un mouvement ou un bruit, d'ouverture des bras puis fermeture, comme si le bébé cherchait à s'emparer d'un appui.

128 Les fameux tapis de mousse en puzzle de couleurs se sont malheureusement révélés contenant du formaldéhyde... Dommage ! Que nous ayons été trompés par des inconscients, mais aussi que nous ayons perdu un tapis bien pratique, lavable et amortissant parfaitement les coups de tête pour les bébés. Ces mousses ont été interdites pour une durée de trois mois... Actuellement, elles sont à nouveau disponibles, toujours en mousse EVA qui contiendrait des taux « moindres » de formamide, en fait variable d'une fabrication à l'autre, même dans une même usine. Restons prudents ! Un jeté de lit cousu fera aussi bien l'affaire, la couverture ne donnant pas assez d'accroche pour apprendre à ramper.

tentatives du tout-petit à bouger. Se camper sur ses pieds et soulever les fesses quand il est sur le dos. Lever les jambes et tenter de saisir ces petits bouts de pieds. Les porter à sa bouche, bien sûr. Il est alors aidé par la pesanteur lorsque les pieds à la main, il peut presque rouler. Il ne reste plus qu'à lâcher les jambes et d'une torsion du haut corps parvenir à se mettre sur le ventre. Et là, quelle joie de se tenir campé sur les avant-bras et contempler une nouvelle facette de ce monde. « Je tiens tout seul ! Bien dressé, ma tête dans la verticalité. »

Mais comment parvenir à bouger si le bébé est bloqué dans un siège. D'ailleurs, il se rebelle souvent lorsqu'on tente de l'y installer. Il a raison ! La liberté de mouvement est indispensable à l'émergence de la mobilité, une des clés de l'autonomie. Et c'est bien là que les parents doivent conduire leur petit, vers l'autonomie. La position sur le ventre peut être initiée très tôt. Dès le premier mois, bébé trouvera son réconfort posé sur le ventre de ses parents. Sur la table à langer pour attacher les boutons dans le dos. Par petits moments, sur les genoux de maman et papa, sur le fauteuil ou le lit à côté de ses parents. Puis sur le sol, dès trois mois, dès que le port de la tête est acquis, dès que la possibilité de mouvements autonomes se fait sentir, afin de pouvoir bouger sans risquer de tomber. Parfois c'est la tête qui emporte le corps dans un retournement brutal sur le dos. Bébé doit alors être en totale sécurité.

Dès lors que le tout-petit est à l'aise en position ventrale, il a la possibilité de pivoter vers la droite, vers la gauche, stimulé qu'il est de vouloir saisir ce petit jouet, là-bas ! Et puis bientôt, à la force de ses bras, il se poussera vers l'arrière. « Ça y est, je bouge tout seul ! » Et là, rien ne l'arrêtera plus. A force de gigoter, il se retrouvera à l'autre bout de la pièce. Quelle jubilation ! Il est alors grand temps de lui installer son petit coin, où aucun danger ne risquera de le surprendre. Tirer sur la nappe et, en prime, recevoir tous les objets qui sont dessus, c'est un drôle de gag qui peut tourner au drame... Le parc pourra définir son petit domaine, ou pour les plus téméraires qui en ont vite fait le tour, une surveillance attentive et assidue de papa ou maman dans le séjour.

Cette évolution prendra quelques semaines à quelques mois selon les tempéraments, calmes ou « bougillons », selon le rythme de chacun. Rappelez-vous, chers parents, aucune comparaison n'est permise ! Chaque bébé est un être unique et singulier. Certains bébés seront sur les deux jambes à six mois, tandis qu'un autre prendra le double voire le triple de temps. L'essentiel est d'évoluer. Le caractère progressif de ce développement psychomoteur est le seul impératif, peu importe le rythme. Rassurez-vous donc, et laisser votre petit avancer à son rythme, en toute confiance.

Les bébés qui ont du mal à se retourner, acte fondamental et premier de la mobilité, bénéficieront d'un bon examen ostéopathique qui détectera les tensions qui empêchent ce mouvement, tensions souvent en lien avec des séquelles de la position et des contraintes in utero ou lors de la naissance. Cela devrait être évité par un bilan post-natal le plus précoce possible. Encore faut-il trouver un ostéopathe qui saura prendre le temps de percevoir et traiter en douceur, et dans le respect du rythme de la réponse de l'enfant, les perturbations sur l'axe cranio-sacré.

Le sixième mois,

Il est souvent une phase calme, comme si le tout-petit avait besoin de digérer, d'intégrer la formidable capacité à bouger dans son axe et autour de lui. Il manipule avec ses deux mains d'une manière plus fine, tripote les étiquettes et les rubans, passe l'objet d'une main à l'autre. Il déclame son charabia, ses cris, manifestation éminemment jubilatoire de son être vivant. Tout cela couplé à un grand sens de l'observation. Le bébé engrange une foule d'informations visuelles, auditives, olfactives, émotionnelles. Cette récolte lui permettra de bientôt imiter les gestes et les bruits.

Comprenez ici que votre bébé a déjà saisi votre mode de fonctionnement et y adhère à cent pour cent. Cela est déterminant pour la suite ! En effet, l'influence du milieu ne commence pas à l'âge du quatre pattes, ni à deux ans, mais dès les premiers jours, les premières semaines. Ne vous étonnez pas que votre bébé soit horriblement déçu et en colère s'il n'a pas tout de suite ce qu'il veut. C'est exactement le fonctionnement que vous avez adopté depuis sa naissance ! Bien sûr, il n'y avait aucune raison de le faire attendre pour lui donner la tétée ou le changer. Mais il a pris cela pour argent comptant ! Apprenez donc à votre bébé, quand vous sentez cela possible, à patienter quelques minutes. Expliquez-lui que, non, vous ne voulez pas qu'il touche telle ou telle chose. Il n'en sera que moins surpris lorsque les interdictions seront indispensables, liées à sa sécurité.

Tout n'est pas à interdire non plus. L'élan vital lui impulse l'envie de toucher tout ce qu'il voit. Pas de découverte possible sans palper, porter à la bouche. Accompagnons-le dans cette découverte. Lorsqu'il aura suffisamment tripoté vos affaires, sous votre surveillance attentive, il dirigera sa curiosité ailleurs ! Alors que si vous l'en empêchez, il n'aura de cesse d'y revenir...

Le sixième mois est généralement l'échéance de la diversification alimentaire[129].

Au septième mois,

Le tout-petit inonde l'espace de ses sons. Il jase, se délecte à répéter en boucle des syllabes, ta-ta, da-da, pa-pa, ma-ma etc... Il s'en enivre, et si la réaction se fait attendre, il monte le son... tout à sa joie de jouer et mobiliser l'attention sur lui. C'est le temps de découvrir son pouvoir de manipulation sur l'entourage, et s'il ne se sent pas compris ou est contrarié, il est capable d'investir dans les décibels ! Le rythme des sons s'accompagne d'une gestuelle de batteur. Il se régale à taper avec un jouet ou avec ses mains au bord de la table. Il gratte par un mouvement des doigts en crochet. Il accroche tout ce qu'il peut toucher, parfois avec une telle vigueur qu'il nous arracherait les joues ou les cheveux. C'est le moment de lui apprendre à mesurer son enthousiasme à la juste valeur de son amour. L'amour n'est sûrement pas dévorant ! Doucement, prendre la main et montrer à caresser, doucement, tout doucement.

C'est à cet âge que votre bébé commencera à vraiment s'amuser du jeu de coucou-caché. Il en rira aux éclats sans encore y participer vraiment.

Jusque-là quelques hochets, jouets de petite taille, pas toujours sonores, auront suffi comme instruments d'éveil. Nul besoin de dévaliser les boutiques spécialisées.

Le tout-petit continue son apprentissage de la mobilité. Il s'exerce avec ténacité et enthousiasme à se déplacer en pivotant, en reculant et en roulant, enfin en rampant. L'enfant va commencer par reculer, parce que les bras l'emportent sur les jambes, puisque le développement de la conscience du corps et de la motricité se fait du haut vers le bas. Nulle inquiétude, ceux-là vont très vite comprendre qu'il faut aussi pousser avec les pieds, et trouver la marche avant ! Pour ceux qui semblent stagner et ne parviennent pas à organiser le mouvement de ramper, une aide peut leur être apportée en bloquant le pied, en alternance, jusqu'à ce que l'enfant pousse avec son pied sur votre main. Dès lors, passer à l'autre pied pour suggérer cette alternance droite-gauche, haut-bas qui est le primum movens.

Devenu plus costaud, il s'essaie à se soulever bras tendus, puis levant le

129 Voir le chapitre sur la diversification alimentaire page 86

popotin, à se hisser sur ses genoux. Quelle joie de décoller enfin du sol ! C'est le moment de se balancer. La maturation du centre de l'équilibre, la cochlée, nécessite ce mouvement de translation de la tête et du tronc à l'horizontale, et planté sur ses membres, le regard droit devant, votre petit se balance. Ce passage est fondamental et permet à votre bébé d'expérimenter le lien entre le haut et le bas. Puis, plus sûr de lui, il osera avancer la main et le genou, dans une belle alternance droite-gauche, haut et bas. « Et voilà, j'avance » ! Et ça va vite. Quelle jubilation !

Là encore, un aparté pour signaler la nécessité du travail de l'ostéopathe lorsque l'enfant ne parvient pas à se mettre à quatre pattes, se tire sur les bras, assis, ou en demi quatre pattes. Dans quasi tous les cas, il y a blocage, tension au niveau du bassin ou des épaules qui sera libérée en une séance.

Vous aurez noté qu'il n'est pas fait mention de transat et autres sièges, trotteur ou élastiques. Tous ces objets sont des béquilles. Votre enfant n'est pas handicapé. Il n'a nul besoin de béquilles. Tous les outils de la progression psychomotrice sont en lui. Il est capable. Ayons a priori confiance en lui. Si cette progression ne se fait pas normalement, une rééducation appropriée lui permettra d'obtenir le meilleur de lui-même. Nombre de bébés parviennent ainsi à tenir assis, grâce aux béquilles, sans pouvoir se mettre assis par eux-mêmes. Et là, assis que font-ils ? Eh bien, ils ne bougent pas ! Même si quelques petits malins vont réussir à se traîner sur les fesses. C'est une non mobilité ou une mobilité à minima.

Remarquez que le tout-petit reproduit dans son apprentissage de la mobilité, la phylogenèse. Sorti du liquide amniotique, comme un têtard, il se met à ramper tel un reptile, puis se redresse à quatre pattes, quadrupède, avant d'accéder à la bipédie. Quelle merveilleuse leçon ! Ce n'est qu'en intégrant l'entier déroulement de ce cycle de vie que votre tout-petit accédera à une liberté totale de mouvement et d'aisance dans son espace corporel. A nous de l'y aider en le mettant dans les bonnes conditions d'y parvenir.

Bien entendu, comme je l'ai dit auparavant, tel bébé exercera le quatre pattes à six mois pour les plus précoces, d'autres à quinze mois. Qu'importe, si la progression est indispensable, le rythme est une grande variable.

Au huitième mois,

Bébé progresse dans son autonomie de mouvement. Pour ceux qui ont acquis le quatre pattes, c'est un geste d'enfant que de s'asseoir ! Il n'y a plus qu'à pousser sur les bras pour poser les fesses par terre. Et de là, s'agripper aux barreaux du parc ou de la chaise, sur le rebord de la table basse pour tirer sur les bras, pousser avec les jambes et se hisser debout. Ah ! Regardez sa mine réjouie ! Qu'il est heureux d'être parvenu à la verticalité, et tout seul ! Quelle victoire sur la pesanteur et l'immaturité de ses premiers mois. Quelle belle récompense pour la confiance que vous avez mise en lui. Quel cadeau que cette confiance qui grandit alors en lui.

Le jeu du coucou-caché commence à le titiller. Il tirera aussitôt sur la serviette délicatement posée sur lui. Coucou ! C'est moi ! Pour apprendre à poser ses petites mains sur ses yeux. Caché ! De bonnes parties de rigolade enthousiasmeront bébé et ses parents. Un vrai jeu où tout le monde participe. Parfois, chez certains bébés, ce rire pourra paraître « nerveux » laissant deviner une angoisse de perte.

Le miroir a peut-être été depuis longtemps l'objet des regards de votre bébé. Et l'image de ce bébé qui bouge avec sa maman l'a peut-être bien amusé. S'il reconnaît l'image de maman, il n'a pas encore conscience que cette image n'est pas maman, et que maman est bien là, à côté de lui. D'où l'importance de parler d'image de maman, dans le miroir. Dans le miroir, ce n'est ni bébé, ni maman, mais son image. En même temps, le bébé prend peu à peu conscience qu'il est hors de maman, qu'ils ne font pas qu'un, tous les deux. Pour lui c'était une évidence, jusqu'alors, que bébé et maman étaient un et inséparables. Question de survie ! C'est à cette époque que certains bébés vont se mettre à pleurer dès qu'ils ne voient plus maman. Ils ne voient plus maman, donc maman n'existe plus. Quel drame pour ce tout-petit encore bien immature. Maman n'est plus là, donc je suis perdu. Donnez donc de la voix lorsque vous disparaissez pour un instant dans la pièce voisine. Parlez-lui pour assurer la permanence de votre présence auprès de lui. Pour autant le porter en permanence parce qu'il pleure dès que vous tournez les talons ne lui serait pas d'une grande aide pour l'apprentissage de l'autonomie. Cependant à cet âge, si cela est possible, économisons les séparations évitables, mise en crèche ou voyage, pour que votre bébé prenne confiance en lui et en son environnement. Toujours l'histoire du juste milieu !...

Au neuvième mois,

Si bébé a vécu dans un environnement sécurisant et aimant, il est en paix et confiant. Papa et Maman l'entourent et le guident. Il n'y a plus qu'à imiter ! Les sons et les gestes. Votre tout-petit essaie d'applaudir, de faire au revoir, les marionnettes, de dire « papa » « maman ». Il crapahute dans la maison. Il s'amuse à saisir tous les petits objets, joue avec les étiquettes dans la pince entre le pouce et l'index. Il adore pointer avec son index. Il se régale de toutes les miettes qu'il peut attraper, particulièrement celles du tapis ! Il reconnaît son prénom, pour peu que vous ne l'appeliez pas par mille petits surnoms, ou même « bébé », ce qui est bien impersonnel !

Il a déjà appris à jeter les jouets. Ce qui serait, pour les «psy», une autostimulation au déplacement. Il jette un jouet pour aller le chercher. Pourtant, qu'est-ce qu'il s'amuse quand on le ramasse et qu'il le jette à nouveau ! C'est aussi l'apprentissage de la perte de l'objet. Il découvre l'interaction, voire la manipulation de l'entourage. Maintenant, il découvre les joies du déballage ! Sortir tous les jouets de la corbeille le met dans un état de jubilation émouvant. Il a bien appris le fonctionnement des jeux d'éveil. J'appuie là et j'entends une sonnerie, je tire sur la chevillette, et la porte cherra ! Etc...

Mais dans le fond, son jeu préféré est de tourner et taper la cuillère en bois dans la casserole ou le bol plastique de maman... Je vous l'ai dit, nul besoin de dépenser votre argent. Tout est déjà chez vous pour aider votre enfant à grandir. Ce qu'il aime par-dessus tout, ce sont vos affaires ! Il veut faire comme vous. Il apprend en vous imitant. D'ailleurs il est grand temps de lui apprendre à boire au verre et de lui confier, si l'envie lui prend, une petite cuillère – il essaie de saisir celle que vous tenez !

Bien sûr, il connaît par cœur vos musiques préférées, et se met à se trémousser, à danser dès que vous mettez un disque. Le sens du rythme est manifestement inné pour beaucoup de bambins et ils jubilent en dansant, assis ou debout contre un appui.

Le tout-petit a appris à marcher à quatre pattes, puis à s'assoir, enfin à se lever et commence à se déplacer le long d'un appui. Il sait maintenant se rassoir en freinant la descente. Et hop ! Il repart à quatre pattes, car ça va finalement plus vite.

L'exercice de la verticalité va prendre plus ou moins de temps selon chacun. « Debout, assis, debout, quatre pattes, debout, je me lâche, Oh ! Boum sur les fesses. Je me relève. Je recommence. » Avec acharnement, le tout-petit va acquérir assurance et équilibre sur ses pieds. L'encouragement de ses parents et la sécurité organisée autour de lui, malgré les chutes, le mèneront à la victoire. Les premiers pas sont émouvants.

A quel âge ? Du simple au double ! En moyenne à quinze mois - et non à douze comme semblent le croire la plupart des parents - mais je dirais de neuf à dix-huit mois, en général. J'ai vu des bébés de sept mois se lancer dans l'aventure de la marche, et d'autres attendre vingt-quatre mois pour oser se lâcher. Et voilà le petit d'homme au terme de la phylogenèse. La bipédie le conduit à la verticalité, entre ciel et terre. Qu'il est fier, ce tout-petit, d'accéder au mode de déplacement des tout grands.

A un an, l'enfant se déplace généralement tout seul. Il adore déballer tous les jouets de la corbeille, mais il commence maintenant à les remettre dedans. De même, il s'exerce à mettre un petit cube dans un grand, le bouchon sur le biberon, l'anneau sur la tige.

A partir de là, l'imitation va le happer. Manger comme les grands. L'enfant va apprendre à verser, à empiler, surtout à démolir les piles de cubes que vous lui aurez préparées, à emboîter les Duplo. Imiter maman et papa, les accompagner dans tout ce qu'ils font devient une obsession. Votre bébé a grandi. Il devient un petit enfant qui n'a de cesse de vous suivre partout où vous allez, de faire comme vous ; éplucher les légumes, préparer le repas, manger comme un grand, tout seul ! remplir le lave-vaisselle, mettre le linge sale dans la panière, essuyer la poussière, passer l'éponge, bricoler avec papa.

Les petites filles sont précoces à cet exercice car, futures femmes, elles n'ont qu'à imiter leur maman, modèle depuis le début. Pour les petits garçons, c'est moins évident, car ils attendent de maman qu'elle continue à les coucouner, à les habiller, à les changer... Les mamans n'aiment-elles pas cela, d'ailleurs ? Il est temps de passer la main au tiers, à papa, et faire le deuil du doux maternage. Le papa prend en charge le relais pour emporter le tout-petit dans son sillage. C'est bien lui qui va lui apprendre à devenir un homme. Pour que le transfert soit possible, papa doit prendre sa place et maman doit la lui laisser ! Cette fonction de différenciation de l'être humain en féminin et masculin de l'exemple parental, bien avant que l'enfant ne découvre la différence sexuelle, est fondamentale et fondatrice. Elle sème symboliquement la future capacité de l'enfant à s'identifier comme être sexué et à se reconnaître avec son pair, le père pour les petits garçons, la mère pour les petites filles. Ces repères sont quelques peu bousculés aujourd'hui, héritage de la bataille féministe de nos mères obligées de se dégager du joug de la suprématie masculine. Ils sont certainement à redéfinir pour que nos enfants ne soient pas livrés à un flou déstabilisant.

En même temps, et symboliquement grâce à cette différenciation, le langage peut enfin s'épanouir après que la motricité ait occupé une grande place pendant cette première année. Après la répétition de syllabes à partir de 6,7 mois, l'imitation des sons dès 9 mois, le bébé jase puis jargonne. Il fait semblant de parler, met le ton et la mimique. Les sourires attendris de papa et maman l'encouragent. Les fameux premiers mots de « papa », « maman » émergent à un âge très variable. Les bébés bavards les prononceront dès 6 mois, les plus introvertis vers 12 mois. Les autres mots feront leur apparition entre 12 et 24 mois. Encore du simple au double. Cependant la grande majorité des enfants commenceront à prononcer des mots entre 18 et 24 mois. Vingt mots à 18 mois, deux cents mots à 24 mois apprend-on à la faculté ! Ne vous inquiétez pas s'il contracte ce qu'il entend. L'enfant ne prononcera souvent qu'une syllabe sur deux ou deux sur trois. Mais c'est bien un mot. Il veut bien dire ce que cela veut dire ! « to » pour gâteau, « bibon » pour biberon, « boi » pour boire, etc. A partir d'un stock lexical d'une cinquantaine de mots, l'enfant va commencer à associer deux mots. Sa première phrase non verbale : « Papa, 'oitu' », « Maman, boi' ». Puis il introduira les verbes à l'infinitif avant de construire des phrases verbales complexes en jouant avec les articles et les adjectifs, les compléments et les adverbes. Bien vite, viendront alors les questions. Cette fameuse phase, entre 2 et 3 ans, où toute idée ou geste introduit une question. L'enfant s'amuse alors à répéter la question, jusqu'à nous saouler. C'est une façon pour lui d'intégrer le concept. La découverte du langage anime ses jeux. L'enfant commence à faire semblant. Les petites filles « jouent » à la maman avec leur poupée, les petits garçons se passionnent pour les voitures et surtout les tracteurs. Oui, oui, c'est flagrant ! L'influence de la société et des jeux qui leur sont offerts les guident, bien évidemment, mais nombre de petites filles sont attirées comme un aimant par la tendresse de câliner une poupée contre leur cœur comme elles ont tant apprécié que maman le fasse pour elles, et les petits garçons à faire « vroum-vroum » avec une voiture, comme papa !

Certains enfants vont apprendre à parler tardivement. Le retard simple de parole (sans handicap sensoriel ni trouble du développement psychomoteur) se définit à partir de l'âge de trois ans. Le tempérament de l'enfant, sa place dans la fratrie, les caractères familiaux peuvent expliquer le retard. Des enfants ont un tempérament plus passif, moins entreprenant, d'autres sont lents. D'autres sont déjà bavards dès les premiers mois, très impliqués dans la communication verbale. Dans un environnement qui procure le bain de parole nécessaire à l'épanouissement du langage et bien sûr la disponibilité et l'écoute, hormis les pathologies qui pourraient être responsables d'un défaut de développement du langage, en particulier les troubles de l'audition, et les troubles du développement mental, le langage peut être retardé mais se déclenchera. L'essentiel est d'observer qu'il existe une évolution, que l'enfant fait des progrès, même s'ils sont lents.

Pendant tout ce temps, au fur et à mesure que le tout-petit acquiert la possibilité de se déplacer, la mise en place des limites s'impose. A cet âge, les plus importantes sont les limites sécuritaires. Le tout-petit doit être en totale sécurité. Il pourra ainsi vivre pleinement les premières expériences qui lui donneront confiance en lui.

Après cette première période idyllique qui l'a mené à la mobilité, où tous ses besoins étaient satisfaits sans attendre, le tout-petit va devoir apprendre qu'on ne fait pas tout ce qu'on veut, quand on veut, immédiatement. Que tout n'est pas à lui, pour lui. Quelle déception ! Car c'est bien ce qu'il a vécu jusqu'à maintenant, puisqu'il s'agissait principalement de répondre à ses besoins, des besoins vitaux comme être nourri, lavé, changé, couché. Puis, tout à coup, maman, papa, répondent par le non ! Certains enfants vont alors déployer des mouvements de colère magistraux. A inquiéter plus d'un parent. Ce petit être adorable, le plus mignon des bébés, se rebelle. Tout rouge, il hurle à pleins poumons, se roule par terre, voire se tape la tête contre le sol ! Quel changement ! Il y a de quoi désarçonner les parents les plus sûrs d'eux. Mais alors, la sécurité et la confiance vacillent. Si les parents se sentent déstabilisés par cet enfant qui semble se rebeller, c'est le tout-petit qui va se trouver inquiet. Comment ? Ces guides, ces parents n'ont pas l'air de savoir quoi faire, au secours ! Et voilà que les cris de colère se transforment en réelle angoisse et vont se majorer jusqu'à trouver réponse sécurisante. Quand tout le monde est épuisé, le jeu se calme, mais chacun se trouve vidé. Le tout-petit, bien souvent empli d'une énergie vitale forte, se remet vite et recherche l'attention de son guide par la séduction, histoire de se rassurer. Jusqu'au prochain test...

Plus vite vous donnerez le ton de l'assurance, plus vite le tout-petit s'apaisera et se sentira sécurisé par le cadre posé et acceptera, pour un temps, les règles. Paisible, il jouera tranquillement avec ses jouets, et poursuivra son éveil à vos côtés, en toute insouciance.

Le plus gros du développement de l'enfant est accompli. Il marche, parle, et apprend quotidiennement de nouveaux gestes, de nouveaux comportements en imitant ceux qui l'entourent. A partir de 12 mois, l'enfant va vouloir manger tout seul. S'il est capable depuis quelques mois déjà, de saisir un morceau et de le porter à la bouche, maintenant, il ne veut plus que vous lui donniez à manger. « C'est moi tout seul ! »[130] Il le manifeste en détournant la tête, en disant non ou en se fâchant après deux ou trois cuillères. Non, ce n'est pas qu'il n'a pas faim. Ne vous inquiétez pas. Non, ce n'est pas qu'il fait un « caprice ». Ne vous fâchez pas. Essayez de lui donner une cuillère et vous verrez le petit tout fier de patouiller dans l'assiette. Montrez-lui comment s'y prendre. Gardez votre cuillère et patiemment montrez-lui comment ramasser un peu de nourriture et porter la cuillère à la bouche. Ainsi, l'enfant occupé à vous imiter, vous pourrez lui donner les bouchées tranquillement, sans rejet de sa part. Lorsqu'il aura décidé de faire tout seul, vous ne pourrez le contrarier ! Vous constaterez qu'il mange beaucoup moins en quantité. Evidemment, ce petit bout a moins d'endurance que vous. Mais ce n'est pas grave. Il acceptera généralement votre aide en fin de repas. Ne soyez pas inquiets s'il refuse. Votre petit apprend à manger tout seul. N'oubliez pas qu'il est important de lui montrer le bon exemple : ralentissez votre rythme si besoin. Montrez lui comment bien mâcher, se régaler, prendre le temps de déguster. Soyez à ce que vous faites. Vous parlerez plus tard ! Ne lui donnez pas l'habitude de le resservir, sinon rarement. Et préservez le calme pendant le repas.

Entre 12 et 16 mois, l'enfant continue de s'investir dans le déplacement, la mobilité. La découverte se fait toujours par le toucher. L'enfant veut toucher tout ce qu'il voit. Toucher avec les mains, toucher avec la bouche. La bouche est toujours son centre. C'est par là que l'enfant découvre, s'approprie ce qu'il saisit. Certains enfants portent tout à la bouche, d'autres beaucoup moins, voire pas du tout (sauf les premiers mois). Là encore, différent ne veut pas dire anormal. L'enfant va découvrir l'assemblage, mettre dedans, le petit dans le grand, déballer puis remettre dedans. Il bouge, explore

130 Voir pages 99 et suivantes

l'espace, va et vient, franchit les petits obstacles, essaie de grimper. Les chutes vont ponctuer son apprentissage. Il est grand temps de vérifier l'environnement. Il n'est cependant pas question de tout transformer, l'enfant doit apprendre à vivre dans votre maison, dans le jardin, sur la terrasse. Mais l'environnement doit être sécurisé. Les prises électriques condamnées, et néanmoins interdites, les récipients notamment emplis de liquide chaud hors de portée, les produits ménagers et les médicaments hors d'atteinte, etc. Vos affaires personnelles, que vous ne voulez pas que l'enfant touche, seront rangées hors de sa vue ! Cependant, il convient de mettre en place les interdits. « Non, tu ne touches pas la télécommande. Cet instrument est fragile, je ne veux pas que tu le casses.»

Notamment **à partir de seize mois**, l'enfant se déplaçant à quatre pattes ou en marchant, n'a de cesse de vous suivre partout où vous allez et veut faire comme vous. Il veut apprendre. C'est parfois un peu casse-pied, mais nécessaire ! Cela demande patience et disponibilité, mais ça, nous nous en doutions en choisissant d'accueillir un enfant ! Il vous suit à la cuisine, à la salle de bains, veut lui aussi une éponge ou le chiffon à poussière, prend la balayette et imite tous vos gestes. Il s'agit là, d'ailleurs, d'un effet miroir excellent. Nous sommes parfois surpris des gestes que reproduit l'enfant. Mais où a-t-il appris cela ? C'est moi, ça ?!

Le développement moteur se poursuit et l'enfant maîtrise bien le grimper. Il est capable de désescalader. Il monte et descend de la chaise. Et il faut dire que les escaliers le tentent vraiment. Les condamner quand vous ne pouvez le surveiller s'impose. Mais lorsque vous pouvez l'entourer, laissez-le expérimenter en confiance. Les enfants qui tombent dans les escaliers ont très souvent été surpris. Un enfant tranquille, non distrait par une irruption impromptue, est généralement habile, quitte à appeler s'il se trouve en difficulté. Monter les marches de l'escalier fait partie de ces initiations qui construisent l'assurance, la confiance en soi. « J'ai essayé, j'y suis arrivé, et je ne suis pas peu fier ! » La disponibilité des parents devrait pouvoir offrir ce beau cadeau à leur enfant. Ainsi, en se tenant avec les mains, d'abord à quatre pattes, puis debout, l'enfant va enjamber les obstacles puis monter les escaliers en se tenant à la rampe ou au mur.

C'est le stade de la maturation du système nerveux pour l'apprentissage de la propreté. Lorsque l'enfant est capable de monter les escaliers debout, il est aussi capable de ressentir son besoin et de contrôler ses sphincters.

L'apprentissage de la propreté

S'il est un sujet qui bouscule les chaumières, c'est bien le problème des couches ! Il faut dire qu'aujourd'hui, elles sont si confortables… Nos bébés auraient les couches en tissu d'autrefois, ils auraient sans doute davantage hâte d'imiter les grands et de se débarrasser de cet encombrant paquet, bien rugueux sur leur peau douce. Sans compter que les parents en auraient plus vite assez de ce supplément de lavage peu agréable.

Comme l'histoire du biberon que l'on voit téter jusqu'à un âge fort avancé, l'histoire des couches est l'empreinte de la période « bébé ». Les mamans qui travaillent ont-elles l'impression de ne pas « profiter » de leur bébé suffisamment ? Elles rentrent tard le soir, fatiguées et en manque de « bébé ». Alors, insidieusement, tout est fait pour prolonger les caractères de cette période. Pourtant, en si peu de temps, l'enfant aura tellement changé, grandi. Il marche, grimpe et maintenant veut faire comme les grands. C'est la première motivation manifeste de l'apprentissage de la propreté. En général, c'est à partir de 16 mois, parfois avant, longtemps après pour d'autres vraiment pépères, que l'enfant qui vient d'apprendre à marcher vous suivra partout, sera derrière vous quoi que vous fassiez, pour d'abord observer, puis faire avec vous. Epousseter, passer le balai ou l'aspirateur, éplucher les légumes, etc. Il en est de même pour l'apprentissage de la propreté. Et, comme toujours, l'enfant vous fera signe qu'il s'intéresse à la chose en allant aux toilettes avec vous. Des mamans me disent : il ne veut pas que je ferme la porte, je ne peux pas être tranquille, il a peur de rester tout seul ! Pas sûr. Il veut surtout apprendre et essayer de faire comme vous ! Il veut entrer, voir ce qui s'y passe, mettre la main dans la cuvette, jouer avec l'eau… prendre le balai et faire comme vous, dérouler le papier toilette encore plus loin que le « bébé Lotus ». Dès lors, il est temps de sortir le pot ou bien de lui installer un petit marchepied et un réducteur de siège, afin qu'il puisse « essayer » de s'asseoir là, comme les grands. Car c'est en imitant qu'il apprend, c'est en essayant qu'il apprend. Le petit fait alors semblant ! Il s'assoit tout habillé sur le pot, fait semblant de pousser et se relève tout content ! Si, au début, je crois qu'il faut laisser l'enfant apprivoiser l'endroit et le geste, il ne faut pas tarder à prendre en compte son intérêt. C'est lui montrer qu'on a compris qu'il est prêt à franchir une nouvelle étape de sa croissance, de sa maturité. L'enfant a besoin de savoir qu'il est compris, et que nous sommes prêts à l'accompagner. C'est ainsi qu'il acquiert confiance en lui. Et cette étape de la propreté est, à mon avis, une épreuve fondatrice de la confiance en soi. Il est dommage que les parents puissent être inquiets à l'idée d'enlever les couches – mais il va en mettre partout ! - manquent de confiance en eux et en l'enfant pour qu'il soit capable de dire qu'il est prêt, et de passer à l'action. L'élan se trouve alors vite décapité et l'enfant, non accompagné, risque de démissionner. Car, pour le petit enfant, l'adulte a toujours raison. S'il n'est pas soutenu dans sa curiosité, il abandonnera.

Donc, vous avez bien compris son intérêt pour la chose et vous le prenez alors par la main pour lui montrer comment on fait. Il est difficile de prévoir le moment où l'enfant a envie de faire pipi. Par contre, le besoin d'exonérer les selles est rythmé par les repas. Le réflexe gastro-colique déclenche, dès lors que l'estomac se remplit, le péristaltisme intestinal, les contractions de l'intestin, qui fera progresser les matières fécales jusqu'à la sortie. Nous pouvons profiter de cette physiologie dont le rythme est facile à repérer pour installer l'enfant sur le pot ou les toilettes après les repas, notamment celui du petit-déjeuner. Car, selon le rythme biologique, ce moment correspond au besoin du colon de se vider pour se préparer à recevoir la nourriture de la journée. Le pic d'activité du colon, selon la médecine chinoise, se situe entre 4 et 6 heures du matin. Il est bien sûr fort probable que l'enfant ne fera pas de selles dès la première fois. Il a besoin de tester d'abord ! Tester votre confiance, votre aplomb, votre assurance quant à ce qu'il fait, ce qu'il est. Et la sienne par retour ! Acceptez donc que l'enfant ne fasse rien. Ce n'est surtout pas un échec. Le but, les premiers jours, est juste d'obtenir que l'enfant veuille bien rester assis, quelques secondes ! Il peut être utile chez ce petit bonhomme qui est assez vif, de lui confier un petit livre à regarder, afin qu'il reste assis, là, plus de trois secondes. Mais s'il se relève aussitôt, surtout pas de désespérance, ni trop de rires. Comme en toute chose, ni trop, ni trop peu. Si l'enfant reste bien assis un moment, inutile de le féliciter, de faire bravo, ou seulement un bravo discret et non répété, sinon cet acte d'apprentissage prendra une dimension émotionnelle qui peut s'avérer bien difficile à maîtriser par la suite. De nos jours, l'émotionnel prend parfois trop de place dans notre vie et perturbe alors le comportement et la capacité à vivre avec les autres.

Ainsi, l'enfant apprend à rester assis sur le pot. Conduisez-le après le petit-déjeuner, le déjeuner et le dîner, ou avant le bain. Vous le prenez par la main, vous le guidez gentiment mais fermement, avec assurance. Sans trop bavarder. Trop en dire peut devenir inquiétant pour l'enfant, comme une pression déguisée que l'on exerce sur lui. Il risque alors de se rebiffer. Trop d'attente tue l'envie. Bien sûr, quelques-uns ne resteront pas une seconde, voire refuseront carrément de s'asseoir. C'est que ce n'est pas le moment ! Inutile d'insister, c'est comme pour le nourrir, il est impossible d'obtenir l'adhésion de l'enfant de force. Vous réessayerez de temps à autre selon les signaux qu'il vous donnera.

Lorsque l'enfant monte les escaliers debout, tout seul en se tenant à la rampe, c'est le moment où le système nerveux est mature pour ressentir ses besoins. Il est alors capable de retenir ses urines ou ses selles et de laisser s'ouvrir ses sphincters volontairement. Après ces tentatives plus ou moins fructueuses, viendra le jour où il fera pipi ou caca. Ce jour-là, je le répète encore, point trop de bravo. C'est un acte bien banal, somme toute. Votre enfant apprend simplement à faire comme les grands. Il n'y a pas là d'exploit extraordinaire ! En faire trop risque de le paniquer ou de l'entraîner vers l'opposition. L'enfant a besoin de s'affirmer, et il le fait par le non ! Ne lui tendez pas la perche ! Ainsi, lorsqu'il aura fait quelques fois avec succès ses besoins sur le pot, il est temps d'enlever les couches. Mais oui, comment voulez-vous que l'enfant y comprenne quelque chose si vous essayez de lui apprendre à devenir propre en lui laissant les couches ! Alors, il fait où ? Dans les couches ou sur le pot ? Là, il n'y a pas de choix. Le pipi et le caca, c'est aux toilettes. Il convient d'être cohérent. Les enfants sont doués d'une logique implacable.

Donc, on enlève les couches et on guide l'enfant. Le matin, au lever, les couches sont enlevées et on le guide aux toilettes pour faire pipi. Puis on va déjeuner. Après ce premier repas, on retourne aux toilettes pour faire caca. Il y a ou il n'y a pas ! Sans commentaires ! Restons silencieux. Soyons légers et confiants. Dans la matinée, n'oubliez pas de le prendre par la main pour le conduire à faire pipi au moins une fois. Attention ! Lorsque cela vous paraît l'heure, si votre enfant est absorbé dans un jeu, ne l'arrachez pas, sans prévenir, à ses occupations. C'est le meilleur moyen de déclencher un refus, voire une colère ! Mettez-vous à sa place ! Prévenez-le deux minutes avant d'aller le chercher. « C'est bientôt le moment d'aller faire pipi, je viens te chercher ! » A nouveau, avant d'aller déjeuner, puis après le repas pour aller à la selle. Au lever de la sieste, une fois dans l'après-midi, avant le bain et au coucher. Il est facile, ainsi, de couvrir la journée et prévenir les accidents. Si ceux-ci surviennent, il convient de ne pas gronder, ce qui risquerait de le bloquer, mais juste faire une remarque :

« Tu sais, le pipi, c'est aux toilettes qu'il faut le faire. Ce n'est pas grave, tu y arriveras la prochaine fois ! » Mais si vous prenez votre petit par la main, les accidents sont rares, tout en restant attentifs à ceux qui prendront d'eux-mêmes l'initiative qu'il faudra à tout prix respecter. N'oubliez pas de conduire l'enfant aux toilettes avant de partir en promenade ou faire les courses. Il n'est pas question de mettre les couches à ce moment-là ! Ce ne serait pas logique pour l'enfant. Il n'est pas compliqué de protéger le siège auto et prendre un change au cas où. Quant à la sieste et la nuit, votre enfant saura très bien vous faire comprendre s'il ne veut plus les couches. Il dit non, ou les retire avec conviction. Il se sauve au moment de les mettre. Ce n'est pas qu'un jeu. Comprenez qu'il n'en veut plus ! Et acceptez. Il n'est pas rare que l'enfant devienne propre jour et nuit d'emblée. Surtout les filles. Ah ! Les petites filles, elles ont tellement envie de devenir grandes comme maman. Leur envie de l'imiter est tellement flagrante. Le petit garçon aura davantage tendance à faire durer le plus longtemps possible les soins si agréables que maman lui prodigue. C'est alors que papa peut jouer un rôle important. En un week-end, il peut aider son fils à devenir propre, en le prenant par la main, en le guidant, puisqu'il est son modèle. Quelle fierté l'enfant ressentira à faire comme papa !

Que faire si ça ne marche pas ! Vous lâchez ! Il est impossible de forcer un enfant à contrôler ses besoins, ou accepter de lâcher ses selles. Voire, le danger est grand qu'il se trouve contraint de les retenir davantage et devienne victime d'une constipation douloureuse. Dans ce cas, les interprétations sont abondantes. L'enfant a toujours, de prime abord, l'envie de grandir et de faire comme les grands. S'il veut rester petit, c'est qu'il y trouve avantage, pas forcément bénéfique pour lui ; c'est que quelque chose ne tourne pas rond dans l'ambiance familiale. Si maman veut un bébé, qu'elle pense à en concevoir un autre, car celui-ci grandit quoiqu'il arrive ! Acquérir la propreté, ça veut dire beaucoup de choses sur le plan symbolique. « Je veux grandir ». « Je veux faire comme les grands ». « Je veux faire tout seul ». « C'est moi qui fais ». C'est l'apprentissage de l'autonomie. Il faut donc que l'enfant puisse effectivement faire tout seul. Ouvrir la porte des toilettes tout seul. Descendre son pantalon tout seul. S'asseoir sur le pot tout seul, grimper sur le siège des toilettes tout seul, sans risquer d'avoir peur de « tomber dans le trou ». Encore faut-il que le pantalon ne soit pas compliqué à déboutonner, que le tabouret et le réducteur soient toujours en place pour l'enfant.

Au-delà de cet aspect de vouloir grandir, l'enfant parvient au terme de la période où tout lui est donné. Parce que « tout » était de l'ordre des besoins primaires, soins, nourriture, sommeil, abri et câlins. L'enfant a appris à marcher, il apprend à parler, ses désirs vont donc pouvoir s'exprimer. Il apprend à s'opposer pour affirmer sa personnalité, son individualité, prendre sa place et il apprend aussi à donner. Encore faut-il que cet aspect soit vécu dans la famille. Toujours l'exemple. Il y a des familles où l'on donne peu ou de manière inadéquate. Le don est un acte gratuit. Sans attente de retour. Le petit enfant sera donc prêt ou non à donner, selon l'exemple familial. La propreté, c'est apprendre à donner, mais aussi à retenir. Les psychanalystes ont largement développé sur le thème de la jouissance à retenir, du contrôle du geste de donner. Là encore, le petit enfant est le reflet du fonctionnement familial. Il apprend à échanger à l'image de vos comportements d'adultes. Quelle merveille, ce miroir vivant ! Sauf que retenir ses selles peut vite devenir dramatique. Des petits sont parfois amenés en urgence, avec le ventre plein de matières fécales retenues, et leur visage reflète une angoissante problématique et la peur terrible que ce caca fasse encore mal quand il sortira. Il n'est pas toujours facile de décrypter pourquoi on en est arrivé là, et je confie souvent ce soin « au psy », mon rôle étant d'expliquer à l'enfant qu'il n'y a pas moyen de garder son caca. C'est impossible. Il n'a pas le choix. Tout un apprentissage de la vie... J'explique que le caca se forme dans notre ventre à chaque fois qu'on mange, parce que notre corps ne peut pas utiliser et garder tout dans ce qu'on mange. Il convient alors d'aller faire caca après chaque repas. Eh ! Oui ! La physiologie est ainsi ! Rappelez-vous le réflexe gastro-colique. « Quand tu manges un morceau de poulet, tu ne manges pas les os, tu les laisse dans l'assiette, puis on les jette. Eh bien, dans ton ventre, c'est pareil. Il y a des déchets qu'il faut rejeter. C'est ainsi que tu dois aller faire caca après manger. C'est le moment le plus facile, car ton corps en a besoin à ce moment-là. Et c'est encore plus facile le matin, parce que le corps se prépare à recevoir la nourriture de la journée. Alors le matin, après ton petit déjeuner, tu prendras un livre, si tu veux, et tu iras t'asseoir sur les toilettes. Et là, tu attendras. Le caca viendra. Tu seras ainsi tranquille pour aller à l'école. Plus besoin de te retenir parce que tu ne veux pas qu'on te regarde dans les toilettes des petits. »

C'est un drame réel pour l'enfant, quant aux douleurs de l'exonération de selles grosses et dures, quant au dilemme : « Je ne veux pas. » et « Il faut. » Parfois à l'origine de ce drame, une simple constipation due au manque de boisson, d'huile dans la ration alimentaire, au week-end passé en dehors de la maison, où l'enfant a été un peu moins surveillé, ou bien ne voulait pas faire dans ces toilettes qu'il ne connaissait pas. Au tout début de l'apprentissage de la propreté, selon le tempérament plus ou moins anxieux ou ouvert de l'enfant, selon l'environnement parental plus ou moins confiant, attentif et détendu, la dynamique peut être très fragile et perturbée par le moindre changement. Ou bien il ne veut plus faire à l'école parce qu'on le regarde, ou que la maîtresse a grondé parce qu'il y a eu un petit accident, ou qu'il ne s'essuie pas tout seul, ou que l'enfant a demandé alors que « ce n'était pas le moment »... Bref, une foule de raisons, parfois bien anodines pour nous, mais très importantes pour l'enfant, risque de faire basculer l'apprentissage de la propreté dans le drame. La suite de cette constipation passagère pour l'enfant peut être très sérieuse et grave. Pour peu qu'il ait eu mal en exonérant cette grosse selle dure, c'en est fini, il ne veut plus faire caca ! Le drame, c'est qu'il est impossible de ne pas rejeter son caca. Les parents, croyant que cela passera, consultent trop souvent bien tard, lorsque le cercle vicieux est déjà bien entamé. Traumatisé par cette douleur atroce, l'enfant entretient malgré lui la cause de ses souffrances, sans compter celles de la problématique psycho-affective. Manque de confiance, angoisse devant les souffrances du petit, sentiment d'impuissance des parents à l'aider, problématique de retenue. Qui retient quoi ? Qui ne veut pas lâcher ? Comment obtenir de lui qu'il cède ? Parfois, le seul discours sur le fonctionnement de la digestion suffit, après un lavement et avec un traitement laxatif qui empêchera les selles d'être dures, le temps que tout le monde se détende. Mais bien souvent, les choses sont beaucoup plus compliquées et ont à voir avec la complexité de la relation au sein de la famille, avec tout ce que cela représente de réémergence des problématiques de l'enfance propre des parents. L'aide d'un tiers, psychanalyste ou psychologue, est alors indispensable pour que l'enfant puisse parvenir à lâcher. Nombreux sont les cas de figure. Il n'y a pas lieu de les détailler ici. Ce qu'il faut comprendre, c'est qu'en retenant ses matières, l'enfant veut dire quelque chose. Il y a quelque chose qui ne tourne pas rond. Il est urgent de se questionner, de se faire aider avant que la situation ne devienne insoutenable.

Sans entrer dans les diverses problématiques psychoaffectives qui peuvent engendrer des ratés dans l'apprentissage de la propreté, je voudrais insister sur la reconnaissance des messages que nous donne l'enfant. Bien souvent, il s'agit simplement d'un manque de communication. L'enfant a bien montré qu'il voulait faire comme les grands, mais on a pris cela pour un jeu, on ne l'a pas pris au sérieux. Comment, si petit, peut-il rester sans couches ? Derrière cela, il y a souvent une « retenue » de la part de la maman à vouloir encore « profiter » de son bébé. L'enfant est un sujet qui mérite qu'on respecte son développement et son devenir. J'ai reçu hier, un enfant de trois ans et demi dont le père était très inquiet. Cet enfant refuse de faire caca. Il se met dans un coin, debout, les jambes serrées, pâlit et tremble de tout son corps. On pourrait se poser là la question de la jouissance ano-rectale, mais en même temps, il s'agit aussi de signes d'une grande douleur et d'effarement. L'enfant est dans une situation limite. L'abdomen est monstrueusement distendu, les matières débordent à l'anus, il a des fuites régulières dans la culotte, mais il refuse obstinément d'aller aux toilettes. Les couches ont été ôtées une semaine avant l'école... Outre la signification sexuelle infantile du stade anal, outre l'ignorance des parents à conduire le petit dans l'apprentissage de la propreté, il faut remarquer que l'âge de trois ans est beaucoup trop tardif pour enlever les couches. Le signal n'a pas été perçu ? L'enfant a-t-il été contrarié, s'est-il bloqué pour un geste, une réflexion inappropriée ? Les couches ont-elles été remises suite aux accidents sur le canapé ? J'avais noté au cours d'une consultation la façon dont une maman appelait son enfant « mon bébé », sans jamais prononcer son prénom. Accepte-t-elle que son enfant grandisse ?

Pour éviter les situations extrêmement complexes de l'échec de l'apprentissage de la propreté, il convient de dédramatiser et, sans vider de son sens symbolique cette étape du développement, considérer ce passage comme une réponse simple à un besoin naturel. Comme pour tous les apprentissages, l'enfant saura signaler lorsqu'il est prêt, et apprendra en vous imitant. A nous de savoir l'écouter.

Autour des seize mois, c'est aussi l'âge où l'enfant a envie de ***passer à la table des grands.*** Puisqu'il grimpe tout seul sur la chaise, il veut partager le repas avec vous, comme vous. Si l'on comprend bien, allons jusqu'au bout de la logique ! L'enfant qui a été affublé d'instruments spéciaux, par l'ingéniosité et la générosité du commerce..., veut faire comme papa et maman, ou bien comme le grand frère ou la grande sœur. Non, pas une cuillère spéciale, TA cuillère. Une cuillère comme toi ! Un verre comme toi, et non pas le biberon... Et oui, cet objet fétiche, synonyme de bébé, a été investi comme le symbole de tout ce qu'il représente de douceur, émerveillement, câlins de bébé. Bravo aux parents qui vont percevoir qu'il est temps de le remiser lorsque l'enfant grimpe à table pour le petit déjeuner. Il sera tellement fier, alors, de boire au bol ou à la paille, et de manger des tartines. Cela fait partie de l'imitation positive qui fait grandir les petits.

L'installer avec vous, à table, est là encore l'occasion de poser des règles. A moins de voir bientôt l'ambiance du repas monopolisée par ce tout-petit, objet du rire des plus grands, je vous engage à souligner l'importance de la conscience de se nourrir. Montrer l'exemple en mangeant posément, en prenant de petites bouchées, lentement mâchées, en vous régalant. Dans nombre de familles, les enfants monopolisent la parole au cours du repas. Si, il n'y a pas si longtemps, les enfants n'avaient pas le droit de prendre la parole à table, ils se comportent souvent aujourd'hui de la manière inverse. Est-ce si bon que cela ? Sans limites, l'enfant prendra toute la place disponible. Si vous souhaitez pouvoir parler à votre conjoint(e), n'oubliez pas d'apprendre à vos enfants à ne pas couper la parole, bien sûr en leur donnant aussi l'exemple.

Votre enfant apprend, tous les jours, une foule de choses en vous regardant, puis en vous imitant, et en vous questionnant. Son langage continue de se développer. Il apprend à conjuguer les verbes, d'abord au présent – l'enfant vit l'instant présent – à former des phrases complexes avec plusieurs propositions et se gargarise de questions. Il se rassure au passage en répétant la question, et il intègre. Car la question de la réassurance est vitale pour lui. Toujours besoin de vérifier ses repères, de sentir si son pilier est solide.

A deux ans, notre bébé ne l'est plus ! La période du nourrisson, celui qui est nourri, puisque c'est la période de croissance la plus forte de sa vie, est terminée. Le petit enfant entre alors en période d'apprentissage de la vie ensemble, en société. La famille en étant la première pierre, la base.

En somme, en deux années, votre nouveau-né aura plus que triplé son poids, pris trente-cinq centimètres, appris à marcher, à parler, boire et manger seul et imiter tout votre fonctionnement. Quelle transformation !

Il lui reste maintenant à découvrir la Vie !

Le petit enfant

Selon l'interprétation anthroposophique, la première septaine est la période où l'essentiel de l'énergie de vie est consacrée à la croissance physique. Le développement des fonctions des organes, des apprentissages psychomoteurs fondamentaux, la croissance corporelle occupent tout entier le petit d'homme. A la fin de cette première septaine, toutes les cellules du corps auront été renouvelées. Une très grande part de l'énergie est ainsi dédiée au développement physique. De nos jours, le savoir des sciences médicales et psychologiques et les recommandations qui en découlent, la divulgation des connaissances par les médias, l'incitation à la consommation, nous conduisent à sur-stimuler l'éveil du tout-petit. Ainsi, l'énergie normalement dévouée au développement physique est détournée vers des activités de pensée précoces, au détriment de la croissance. C'est l'image caricaturale d'E.T., grosse tête sur un corps grêle. Certes, il faut parler à l'enfant. Ce bain de langage est primordial pour qu'il accède à la parole. Mais, là encore, ne sommes-nous pas passés d'un extrême à l'autre ? Il ne s'agit pas de tout dire, de mettre des mots sur tout ce qu'on fait. Je vois des parents qui verbalisent sans arrêt, en développant des explications sur le pourquoi et le comment de toute action ou de toute situation à un bébé de quelques mois, jusqu'à en être saoulant. Je restais très pensive en voyant un papa donner une explication de niveau ingénieur à un petit garçon qui demandait pourquoi la voiture-jouet avait un phare cassé ! Laissons à nos enfants la vacuité, la disponibilité d'esprit, l'occasion d'observer et découvrir par eux-mêmes, laissons-les nous demander ce qu'ils ont besoin de comprendre, pour apprendre, pour s'ancrer dans la réalité, se forger eux-mêmes une idée. Soyons présents, tout simplement, et disponibles. L'enfant sollicitera lorsqu'il aura besoin. Et cet aspect est fondamental, car l'enfant est alors acteur pour lui-même. Montesquieu a écrit : *L'enfant n'est pas un vase qu'on remplit, mais un feu qu'on allume.*

A notre époque, les maladies infantiles disparaissent et l'utilisation systématique des médicaments fébrifuges supprime le rôle de la fièvre. Ces maladies de la petite enfance sont pourtant fondamentales, selon le point de vue des anthroposophes entre autres, pour le développement de la personnalité. *La chaleur dissout l'ancien*[131] et permet la métamorphose. N'avez-vous jamais constaté, si votre enfant a eu la chance de vivre une maladie infantile, quels progrès il accomplit après la guérison ? Réussir à parler, à découper, à dessiner, à faire du vélo, à lire ! Qu'en est-il donc de la suppression de ces occasions de transformation ? Je me pose cette question en observant l'augmentation préoccupante des troubles du comportement. Les étapes sont brûlées parce que tout va plus vite, et l'attitude « anti[132] » de la thérapeutique moderne supprime les épreuves initiatrices. Il me semble primordial d'être attentif à préserver le plus possible le développement de ce bébé qui devient petit enfant.

Dans la troisième année, l'enfant qui se « vit » comme le tout, découvre l'autre. Si au neuvième mois le nourrisson a vécu la prise de conscience du détachement de la mère, il n'a pas réalisé son individualité. Cette étape sera signifiée, dans la troisième année, par la découverte de son individualité exprimée par le « je ». Si auparavant, il pouvait réagir de manière apparemment agressive vis-à-vis d'autres enfants, ou se trouver débordé de compassion en face d'un enfant qui pleure, jusqu'à pleurer lui-même, il devient capable de différencier son moi de l'autre. Il apprend à partager, à jouer avec l'autre, et en particulier, avec ses parents. La disponibilité de ceux-ci lui permettra, là encore, d'apprendre et de goûter pleinement la relation vraie.

Durant cette période de deux à sept ans, l'enfant va apprendre à faire tout seul !

---

131 Rudoplh Steiner, 1861-1925, philosophe, fondateur de l'anthroposophie.
132 Par exemple anti-inflammatoire, antibiotique, antipyrétique (contre la fièvre).

A l'âge de deux ans

Il gribouille, construit des empilements et des encastrements à l'aide de « Duplo® », « Lego® » Kapla® et autres jeux de construction. Il shoote dans le ballon et le lance à la main, monte à l'échelle. Les plus sûrs d'entre eux se laisseront emporter sur le toboggan. Il court (différent de trotter comme il le faisait avant, c'est-à-dire qu'à un moment, les deux pieds sont soulevés par rapport au sol). Il essaie de se déshabiller tout seul, en tout cas le bas. Il parvient à enfiler ses chaussures. Il découvre les chiffres : un, deux, six, neuf ! Il s'essaie à sauter, fait semblant, sans vraiment décoller du sol et tente de tournoyer. Il s'investit dans le jeu symbolique, fait semblant, joue à la poupée, à la dînette, fait rouler les voitures et les tracteurs, invente une histoire. Il met en jeu sa perception de la réalité. Très instructif ! Il reproduit les scènes de la vie familiale... Excellent miroir ! Le jeu lui offre une possibilité de sublimer la réalité, d'intégrer les apprentissages.

A cet âge, l'enfant va évoluer de la toute-puissance à la maîtrise des émotions. La conscience naissante de son individualité le prépare au « je ». Physiquement, le contrôle encore difficile de cette toute-puissance pourra générer des colères à la moindre contrariété. Cette période demande aux parents beaucoup de disponibilité. Car les colères, souvent appelées caprices, sont issues d'un manque de compréhension. Si nous pouvions être vraiment attentifs, nombre de colères pourraient être évitées en aidant l'enfant à verbaliser ce qui se passe pour lui à ce moment-là. Mais souvent, nous avons l'esprit occupé ailleurs et l'emploi du temps chargé, et la colère éclate. Ce qui n'est pas forcément rentable au niveau timing, d'ailleurs !

Par l'élaboration du langage, l'enfant va pouvoir accéder à la relation à l'autre par la parole, notamment dans le jeu avec les autres enfants.

A l'âge de trois ans

Il sait se repérer dans l'espace. Le haut, le bas, dessus, dessous, à côté, devant, derrière, tous ces mots ont du sens pour lui. Il dit « je ». Son individualité est tangible, accède à sa conscience. Dans la troisième année, la crise d'autorité qui surgit est en fait la manifestation de l'affirmation de soi. Enthousiaste à la découverte de ses possibilités grandissantes, il entend faire comme les grands. Et surtout, il entend faire tout seul. « C'est moi tout seul » sont des mots qu'il a prononcés en début de troisième année, parfois plus tôt. Cette période n'est pas des plus faciles pour les parents, mais des plus passionnantes ! De voir ces petits bouts avec autant de détermination et d'enthousiasme est touchant. Pourtant, la disponibilité de l'adulte qui accompagne devra être à la hauteur. Là, envions les mamans qui ne travaillent pas à l'extérieur. Une immense dose de patience sera indispensable pour éviter de s'énerver, lui donner le temps de s'habiller tout seul, le laisser mettre les ingrédients dans le bol pour confectionner le gâteau. Egalement une bonne dose de diplomatie et de présence d'esprit seront nécessaires pour présenter les échéances de la journée, afin d'éviter qu'il ne se mette en colère, interrompu dans son activité à lui.

Les heurts de cette période sont souvent liés à notre indisponibilité de grandes personnes très occupées et dispersées. Notre petit de trois ans, lui, est parfaitement investi à ce qu'il fait, totalement absorbé, et nous devrions comprendre qu'il se fâche lorsque nous l'interrompons brutalement pour aller chercher son frère à l'école. Mettons-nous à sa place. Aimerions-nous que l'on se comporte comme cela avec nous ? Il suffisait simplement de le prévenir quelques minutes avant pour qu'il ne se mette pas en colère à l'instant où nous devrions être déjà dans la voiture...

Il a appris à sauter à pieds joints, peut-être à pédaler, rattraper le ballon, fait les marionnettes de manière harmonieuse, bien coordonnée. Il commence à dessiner de manière figurative. Après les gribouillages du début, il trace des spirales, puis des traits, des ronds. D'ici l'âge de quatre ans, il aura appris à dessiner un bonhomme patate, voire un bonhomme en trois parties pour certains, la tête, le corps et les membres. La conscience de son individualité grandit, ainsi que sa conscience corporelle. Il peut se dessiner ! Il fait semblant d'écrire, en dessinant de minuscules zigzags. Il connaît les couleurs et les formes simples, le rond, le carré et le triangle. Il adore faire de la pâte à modeler ou de la pâte à sel. Sa créativité grandit. Les petits enfants ont grand besoin de manipuler, tripoter. Le petit enfant commence à manier les chiffres. Il a compris qu'ils servaient à dénombrer. Il fait semblant de lire et de raconter une histoire. C'est l'âge, par excellence, des questions ! Et pourquoi ça... ? Questions qu'ils répètent, à nous saouler. C'est leur façon d'intégrer l'information, de se l'approprier. Restons calmes !

A l'âge de trois ans, la plupart des enfants intègrent l'école maternelle. Intéressant comme vocable ! Transition de la mère à la société, dont le vecteur est le père. Le petit enfant apprend à quitter le cocon familial pour découvrir la vie du dehors. La plupart sont fort heureux d'aller à cette découverte, mûs par leur élan vital, leur curiosité, leur enthousiasme. Encore faut-il que maman ait accepté d'ouvrir son espace protecteur. Des mamans – oui, ce sont bien elles qui ont couvé ce petit dans leur nid utérin – ont du mal à percevoir que le nid utérin a libéré leur enfant à la naissance. Elles cherchent inconsciemment à continuer de produire un espace utérin virtuel qui entoure ce petit et le protège. C'est oublier que l'enfant a besoin d'être éduqué - porté, conduit vers l'extérieur - pour accéder à l'autonomie. L'être humain est une entité individuelle. Il doit accéder à l'autonomie, à l'individuation, entouré par ses parents qui ont à prendre garde de le soutenir et ne pas l'enfermer.

La première rentrée à l'école maternelle est donc conditionnée par le total accord – dans la tête, dans le cœur, dans les tripes – que la maman aura réussi à harmoniser en elle. Bien sûr le rôle du père est aussi fondamental, peut-être surtout comme soutien et compagnon de la mère ! Cette maman aura donc confiance dans les personnes à qui elle confiera son enfant, et dans les capacités de son enfant à s'engager dans une nouvelle expérience de vie. Dès lors, ce petit bout de trois ans aura probablement tout loisir de laisser libre cours à son enthousiasme qui le conduit vers les autres. Les pleurs, s'il y a, à l'entrée à l'école, ne devraient pas dépasser un ou deux jours. Si ces pleurs perdurent, c'est que l'enfant est en difficulté de se séparer. L'enfant ou l'adulte ? Il est bon de se questionner sans attendre. Les mamans racontent souvent que lorsque papa conduit l'enfant à l'école, ça se passe beaucoup mieux…

« A l'heure des mamans », quand la première journée d'école aura pris fin, les mamans auront tendance à questionner leur chérubin, pour savoir. Savoir comment il a vécu cette épreuve, ce qu'il a fait, ce que la maîtresse ou le maître a dit, etc. Et là, pas de réponse ! Quelle déception. Mais il faut comprendre que le tout-petit vit dans l'instant présent. Uniquement dans l'instant, avant que sa conscience n'ait intégré la notion du temps et du souvenir. La cloche a sonné. Maman est là qui m'attend au portail de l'école. La page est tournée. Ne soyez donc pas déçue si votre enfant ne vous raconte pas sa journée. Vous pouvez, cependant, développer la notion de partage. La communication est un art qui s'apprend dès tout-petit. Racontez-lui deux – trois choses qui ont égayé votre propre journée. Et posez-lui une ou deux questions précises. Avec qui as-tu joué à la récré, un petit garçon ou une petite copine ? Comment s'appelle-il(elle) ? Vous avez joué à cache-cache ? As-tu fait du coloriage ou appris une chanson ? A des faits précis, l'enfant peut répondre. Deux ou trois questions, pas plus. Histoire de montrer que sa journée d'école vous intéresse. Mais n'abusez pas de sa patience. Ne le harcelez pas. Ce n'est pas un interrogatoire ! Sa vie commence à vous échapper un peu... Et c'est très bien ! Accepter de ne pas lui présenter une image de toute-puissance maternelle est très sain pour garantir ses capacités à vivre loin de vous, à investir sa vie à lui(elle).

A l'âge de quatre ans

Votre enfant découvre la latéralité. Il choisit préférentiellement une main pour tenir la cuillère, le crayon. Celle-ci devra être définie au plus tard à l'âge de six ans pour la tenue adéquate du crayon. Des enfants semblent aussi à l'aise avec les deux mains pour découper, manger, ils sont ambidextres, mais la tenue du crayon doit être latéralisée.

Il s'interroge sur la temporalité. C'est quand ? Mais les repères dans le temps ne seront acquis que dans la sixième année. Il adore les histoires et est capable d'en répéter, d'après les livres qu'il connait bien. Il aime les livres, car il voit papa et maman lire... Il sait se déshabiller et s'habiller tout seul. L'aide est proposée lorsque le vêtement est un peu difficile à enfiler, ou lorsque l'enfant se trouve encore petit ! Lorsqu'un enfant demande de l'aide, quelle raison aurions-nous de la refuser ? Notre disponibilité le confortera sur l'assurance qu'il peut compter sur nous. Les « tu es grand ! », « Non je ne t'aide pas, tu peux le faire tout seul ! » sont un peu durs, ne trouvez-vous pas ? D'accord, il sait le faire tout seul, mais au nom de quoi lui refuser votre aide ? Cette demande est justement une sollicitation pour s'assurer de votre soutien. Se sentir épaulé est indispensable pour que la confiance en soi puisse grandir. Cela ne veut pas dire qu'un jour, il ne saura pas se débrouiller tout seul !

Il sait pédaler et faire du vélo avec les roulettes, parfois sans pour les plus osés, de la trottinette. La mode a réinventé la draisienne pour le plus grand bien des enfants. Ce vélo sans pédales est excellent pour développer le sens de l'équilibre. Il sait descendre les escaliers en alternant les jambes, sans se tenir.

A l'âge de cinq ans

La question du temps devient prégnante. Le matin, le soir, sont bien repérés. Restent avant après, demain, hier, plus difficiles. Les jours, les semaines, les mois. Tout cela se met en place d'ici ses six ans. Combien de dodos avant d'aller chez Nicolas ? Quel âge as-tu ? Il compte sur ses doigts. Il a envie d'apprendre les lettres. Attention au dressage. Des enfants sont dressés, comme de petits singes. Laissez-le vous demander. Et lorsqu'il demande, ne lui dites pas tout ! La curiosité ne doit être assouvie qu'à la mesure des capacités de son âge. La maturité nécessaire à l'apprentissage de la lecture se situe à la fin de la première septaine ! Capacités logiques, à apprendre un code. Et dire qu'on « apprend à écrire » son prénom en petite section de maternelle, alors que l'apprentissage devrait se centrer sur le dessin, préalable indispensable à l'écriture ! Le dessin, le coloriage apprennent à l'enfant à manier le crayon en toute aisance et cultivent en même temps sa créativité, activité qui nourrit le cœur de joie ! Favoriser les activités créatrices est une responsabilité qui nous incombe. Devant un écran, télé ou jeu électronique, l'enfant est passif. Appuyer sur des boutons n'est pas à proprement parler une action. Les activités créatrices, dessin, peinture, pâte à modeler, pâte à sel, jeux de construction en bois ou Lego® rendent l'enfant acteur. Et même les petites figurines de type Playmobil® permettent à l'enfant de créer « son histoire ». L'imaginaire et l'inventivité font alors lien avec la réalité. La vie de l'enfant s'ancre peu à peu dans le réel à travers le jeu.

La plupart des enfants de cinq ans savent faire du vélo sans les roulettes.

A l'âge de six ans

La grande initiation du CP invite nos petits à entrer dans le monde des grands. L'apprentissage du code de la lecture est sous-tendu par des fondations indispensables. Avoir des repères sociaux bien ancrés est nécessaire. Dans les familles où la place de chacun est floue, où les règles de vie ensemble ne sont pas claires, des études ont montré que le handicap à l'apprentissage de la lecture est flagrant. L'enfant doit se sentir à l'aise dans ses repères pour accéder à l'acceptation du code de l'écriture et de la lecture. Rudolph Steiner a défini que l'apprentissage de l'écriture est un préalable logique à l'apprentissage de la lecture. L'action d'écrire, objective - l'enfant est acteur, donc auteur de lui-même - prépare à la symbolisation, à l'abstraction de la lecture. Nombre d'enfants sont déroutés par l'apprentissage automatique de la lecture par la méthode globale. Le manque de sens, l'absence de lien à l'image, constitue une difficulté certaine pour l'accès à l'abstraction de la lecture. Le petit écolier ne peut s'approprier, intégrer, que ce qui a du sens pour lui. L'enfant d'aujourd'hui, plus que jamais, a besoin de sens pour accéder aux apprentissages scolaires. La jeunesse d'aujourd'hui n'est plus formatable à souhait, la notion de sens est plus que jamais indispensable. Elle fait appel non seulement à l'intelligence mais à la conscience. L'évolution vers une intelligence analogique, raisonnement par ressemblance, rapport de sens est manifeste. L'éducation cartésienne, analytique, qui décompose, n'est plus suffisante. La conception imagée et multidimensionnelle de la pensée se reconnait de plus en plus dans le mode de fonctionnement de nos enfants. Apprendre « bêtement » des listes de mots n'a aucun sens pour eux. Relier les lettres à des mots en images les aidera à concrétiser le code de la lecture[133]. Façonner les lettres en pâte à modeler leur permettra de trouver des repères multidimensionnels qui conviennent mieux à leur mode de pensée.

Le désir d'apprendre à lire s'est préparé depuis bien longtemps. Les petits livres imagés qui traînent dans sa chambre depuis son plus jeune âge, l'exemple de papa et maman lisant un bon bouquin, nourrissent sa curiosité d'apprendre à lire. L'entraînement de ce nouvel exercice est indispensable. L'enfant enthousiaste de pénétrer ce nouvel apprentissage en redemandera. Le petit pour qui c'est difficile rechignera à ouvrir un livre. Pourtant, comme pour tout apprentissage, celui de la lecture nécessite un entraînement. Comme pour le foot ! Pour devenir champion, que d'heures sont passées à s'entraîner. Au début, c'est difficile. Un effort de volonté est indispensable. L'enfant a besoin d'être accompagné dans cette épreuve. La curiosité, le goût de la réussite, le désir de faire comme les grands l'aideront à se surpasser. Puis, les progrès étant de plus en plus manifestes, le plaisir de lire se développera. Aimer lire est le meilleur atout pour vivre une scolarité agréable. Votre accompagnement tolérant sera son meilleur soutien.

Les enfants qui manquent d'assurance lors de cet apprentissage devraient recevoir au plus vite un soutien. Celui des parents suffit le plus souvent. Mais de plus en plus d'enfants fréquentent les cabinets d'orthophonie. De mon temps, et celui de mes enfants, les petits du CP savaient lire à Noël ! Aujourd'hui, ils sont encore dans l'apprentissage des phonèmes et on dépiste à Noël ceux qui sont moins à l'aise, pourvu que la méthode d'apprentissage soit cohérente et porteuse de sens. L'apprentissage de la lecture comporte un déclic, pour peu que les repères aient été déjà conscientisés par l'enfant et soient présents dans le quotidien familial (papa et maman sont des lecteurs heureux) et que l'enfant soit mû par un désir d'apprendre, de grandir, de faire tout seul.

Il est indispensable d'être disponible pour aider son enfant aux devoirs

133 Principe de la méthode des Alphas : www.planete-alphas.net

du soir et surtout à l'entraînement de la lecture. Notre accompagnement et notre soutien lui sont précieux. Gardons-nous cependant de prendre en mains complètement l'organisation des devoirs. L'enfant doit se sentir acteur et non subir la pression des parents. Si la maîtresse ou le maître lui offre une belle possibilité de transfert - que nous ne devons pas entraver, par crainte ou manque de confiance - le petit, après une période de défoulement, de détente et de jeu au retour de cette longue journée d'école, aura probablement envie de vous montrer ce qu'il a appris et de s'exercer. Vous êtes alors simplement disponibles pour recevoir avec lui l'enthousiasme de ses découvertes et encourager l'exercice, la répétition qui ancrera définitivement la mémorisation. Parfois l'exercice en classe lui aura suffi à intégrer cette nouvelle connaissance, et s'il rechigne à faire quelque devoir, c'est peut-être qu'il a fort bien compris et qu'il ne voit pas pourquoi il répèterait ce qu'il sait ! Entre alors en jeu la notion du respect de la maîtresse ou du maître dans son enseignement, et si le dialogue est toujours nécessaire, il est le décideur(euse) ; ce que l'enfant doit apprendre à respecter, pour peu que ses parents fassent confiance à l'enseignant. C'est un jeu subtil que l'enfant perçoit parfaitement et il nous met parfois dans des situations difficiles, tant les méthodes d'apprentissages peuvent varier, de même que la pédagogie et le comportement de ce maître du jeu. L'enjeu est d'importance ! La première année de l'école primaire, comme tout début dans la vie, est fondatrice. Le ressenti du petit écolier va teinter l'ambiance de toutes ses années scolaires. Et, en caricaturant à peine, nous avons tous pu comparer l'enthousiasme de la petit fille qui investit positivement le charisme de sa maîtresse, à la tristesse du petit garçon rudoyé par une enseignante aigrie et exigeante, bien différente de maman si douce et prévenante. Conditions déterminantes qui vont décider de la réussite ou des difficultés de l'entreprise. Le soutien des parents est donc fondamental pour aider le petit enfant à se sentir à la hauteur des attentes de l'école. Il doit pouvoir s'investir par lui-même. L'accompagnement doit être constant et attentif afin de dépister aussitôt la moindre difficulté et offrir l'aide adéquate, qui est le plus souvent du domaine de la compétence des parents. Mais l'efficacité en sera évaluée au plus près. L'enfant du CP est en évolution constante. Dans le cas contraire, malgré l'aide parentale, si les difficultés persistent, il est urgent de définir les problèmes pour apporter la meilleure réponse. Bien sûr, devront être éliminés des handicaps évidents comme les troubles auditifs et visuels, ce qui devrait être dépisté par les visites de contrôle au moins biannuelles chez le médecin de famille. Dès que les difficultés ne peuvent être simplement élucidées, il convient de consulter l'orthophoniste ou autre thérapeute orthoptiste, graphologue, ergothérapeute voire psychologue pour faire un état des lieux et offrir l'aide adéquate.

A cet âge, la découverte de la vie amène à des interrogations cruciales. **La question de la mort** aborde bien des sujets où il nous est souvent difficile de se prononcer. C'est l'apprentissage de notre condition temporelle. Soit l'histoire familiale fournit l'occasion de vivre le décès d'un proche, soit la nature s'en charge par la découverte d'un petit oiseau ou d'une souris morte. Cette scène de la vie n'amène pas forcément le petit à des questions existentielles. Il découvre que la vie est mouvement et que la mort est arrêt du mouvement, la fin de la vie. Cette découverte est leçon de vie, et pas nécessairement angoissante. L'enfant apprend la vie, et la mort de ce petit animal lui est somme toute naturelle, si ce n'est à travers vos réponses, votre comportement, votre ressenti, votre vision plus ou moins sereine vis-à-vis de la mort qu'il perçoit. Etant donné que vous êtes son modèle, son repère, il apprend à travers votre vécu. Peut resurgir alors, pour vous la question de la peur de la perte de l'enfant, et pour lui, la peur de la perte de sa maman, de son papa. L'horreur de la mort d'un enfant fait surgir toutes nos émotions. Difficile de rester sereins ! Pourtant, en parler dans le calme permettra de recadrer la temporalité de la vie dans une optique d'acceptation qui est le secret de la paix du cœur. C'est le moment où nos enfants découvrent que les parents ne peuvent protéger totalement, ne sont pas tout-puissants. Qu'ils ne savent pas tout. D'un point de vue pédagogique, c'est plutôt rassurant. La toute-puissance ne laisse finalement guère de place à l'épanouissement de la puissance de l'autre. A travers nos réponses, l'enfant a simplement besoin de sentir que nous faisons tout notre possible pour l'accompagner et l'aider à grandir. Dire que nous ne savons pas ce que nous devenons après la mort n'est pas un aveu d'ignorance, d'incompétence, mais reconnaître simplement que nous ne savons pas tout. Ce que nous pouvons affirmer, c'est que le corps est mort, ne vit plus. Expliquer exactement ce qui se passe alors. Qu'on a le temps de se recueillir auprès de la personne décédée, de lui dire adieu, de laisser venir son chagrin, sa peine. Qu'on peut partager ce chagrin et se soutenir les uns les autres. Que la personne décédée sera mise dans un cercueil déposé dans la terre. Que nous pourrons aller nous recueillir sur sa tombe au cimetière. Que l'enfant pourra nous accompagner s'il le souhaite. Voir, vivre l'évènement, aussi douloureux soit-il, évitera que l'enfant ne reste livré à son imagination qui pourra être source de questionnement sans réponse, d'angoisse, ou bien d'attentes irréalistes. Telle l'histoire de ce petit garçon qui guettait dans le ciel son grand-père décédé, puisqu'on lui avait dit que son grand-père était au ciel. Si l'enfant vit le déroulement de la réunion familiale, des obsèques, s'il peut dire adieu au défunt, il n'y aura pas de questions sans fin. L'angoisse est nourrie par la non connaissance. Le chagrin n'est pas à cacher. N'est-il pas normal de pleurer son père, son oncle ou un ami décédé ? Pourquoi devrait-on le masquer ? Bien sûr, c'est douloureux. Mais il est bien clair aujourd'hui que ce qui est difficile c'est de ne pas savoir, de ne pas avoir vécu la situation. Les secrets sont bien plus difficiles à porter, à vivre que les évènements douloureux de la vie. Soyons francs et disons à notre enfant que oui, papa et maman vont mourir aussi, un jour, que l'on espère le plus lointain possible, car là est la grande question finale pour l'enfant. Et que pour l'instant, ils sont en parfaite santé et bien décidés à ne pas mourir aujourd'hui, et vivre autant que leur corps leur permettra, pour accompagner leur enfant jusqu'à l'âge adulte. Ces paroles dites en toute confiance en la vie sont suffisamment rassurantes pour que l'enfant tourne les talons et reprenne son jeu. Il n'est pas question d'en dire davantage. Seulement répondre au questionnement de l'enfant, en ce qui le concerne et avec des mots qui correspondent à son âge.

A la veille de ses sept ans, se termine cette période de la petite enfance. Le corps physique est formé. La maturité n'est pas acquise pour toutes les fonctions. Notamment, le fonctionnement immunitaire continue à se développer jusque vers vingt-et-un ans. Réalisons qu'il représente la protection du soi vis-à-vis du non soi ! Intéressant de voir qu'il se prolonge jusqu'à parvenir à l'âge adulte.

L'enfant entre alors dans la période de latence. Son développement se consacre à l'élan de vie. Une grande avidité pour la connaissance, pour le jeu, les relations sociales l'appellent à la joie de vivre. Et elles commencent à la maison, avec les frères et sœurs. A ceux qui se plaignent que la vie est difficile avec ce petit frère ou la petite sœur, je leur réponds que la fratrie est une chance inouïe d'apprendre à vivre ensemble !

La jalousie à la naissance du puîné

Communément, la jalousie représente un sentiment négatif lié à l'envie que déclenche la découverte de l'autre. *Qui éprouve un dépit envieux devant les avantages d'autrui* indique le Larousse. Pour le petit enfant, à la naissance du puîné, la jalousie témoigne de la confrontation entre *l'idée* d'un bébé et la réalité de sa présence, la présence réelle au quotidien, ce qui n'est pas du tout la même chose. Outre que l'aîné peut se sentir détrôné vis-à-vis de la mère, et plus globalement des parents, il lui est donné, avec la présence physique de ce bébé, de comparer, même plus de s'identifier, à une forme humaine moins évoluée que lui. L'élan vital de l'enfant, au sens libidinal, instinctif, inconscient, qui le conduit vers une évolution autonome, au travers d'expériences épanouissantes, est ici heurté à la rencontre de plus petit que soi, moins évolué, pressenti comme un danger à son bien-être évolutif. Jusqu'alors, l'enfant aîné puisait dans l'identification à l'adulte ses ressources d'évolution : être, avoir, faire comme l'adulte modèle. Selon l'âge, l'enfant pourra continuer de s'identifier aux adultes bienveillants dans leur attention au bébé, dans une progression narcissique positive. Ou bien, lorsqu'il est plus jeune, l'enfant se trouve confronté à *une identification perçue comme un danger d'involution*[134]. Grâce à son élan vital, se déclenche *un mécanisme de défense qui, à l'état pur, les adultes n'intervenant pas, n'est pas agressif mais neutre, et constitue un essai pour ignorer le danger en évitant regard et intérêt pour cette intrusion énigmatique.*[135] Rappelez-vous les premières rencontres avec le puiné, lorsque l'enfant les yeux dans le vague, reste blotti contre sa mère, semblant ne porter aucun intérêt au nouveau-venu, apparemment. Ce danger d'involution peut s'exprimer jusque dans le fonctionnement digestif qui pourra être perturbé dans le sens – inversé, vomissements – ou dans le rythme – inappétence, boulimie, constipation, diarrhée. Pour la première fois, l'enfant – habituellement valorisé par l'identification à l'adulte modèle – est mis face à moins évolué que lui. Françoise Dolto dit : *L'enfant subit ici l'épreuve de la tentation déstructurante. (...) L'enfant se sent fasciné, capté, rapté par une image involuée de lui qui le dévore et le dissocie de son image du corps, lui faisant perdre ses acquisitions et même son « sentir » ; il « s'oublie », il « s'étrange » et ces premiers symptômes sont le signe d'une défense vitale narcissique.*[136]

134 Françoise Dolto, *Au jeu du désir - Essais Cliniques*, Seuil, Points, 1988, page 124
135 Ibid.
136 Ibid.

Les régressions de type pipi au lit, caca dans la culotte, retour au biberon, constituent des mimétismes valorisés aux yeux de l'enfant dans le sens où le bébé est valeur pour ses parents. Les contrer risquerait d'empêcher l'aîné d'intégrer les processus d'évolution, de dépasser le danger d'identification involuée. Accueillie, cette « régression » sera bien vite abandonnée par l'enfant mû par son élan vital, son aspiration à évoluer.

Le petit enfant aime de manière absolue. Aimer est ressenti par lui comme désirer « *être l'autre* » ou l' « *avoir pour soi* » ou encore « *faire comme lui* »[137]. La naissance du puiné entraîne pour lui *un contre-sens en regard de l'évolution.* A ce danger de dissolution, de déstructuration, l'enfant manifeste des réactions saines de défense, mais qui peuvent être mal interprétées par les adultes qui *donnent une signification intentionnelle d'ordre moral à des réactions d'hostilité* qui témoignent du travail de symbolisation, de sublimation par l'enfant qui saisit qu'aimer n'est pas s'identifier à. *Être positif dans le contact affectif sans cependant être en danger de perte énergétique, voilà le problème à résoudre* (...)[138]

Cette étape de la découverte du bébé, moins évolué que lui, et la réaction agressive de défense de l'enfant aîné, peut réactiver chez l'un des parents sa propre expérience d'enfant. Une jalousie non digérée, non transformée, risque de devenir un handicap pour gérer celle de son enfant sur lequel seront projetés les affects non résolus du parent.

Les adultes, tout en restant totalement dévoués et attentifs au dernier-né, seront au mieux bienveillants et accueillants quant au comportement de l'aîné. Réprimer ces manifestations de lutte vitale, étape structurante, pourrait péjorer l'évolution en bloquant l'enfant dans son potentiel « *allant-devenant* ». Il importe de ne pas projeter de valeurs moralisatrices sur les actes agressifs de l'aîné qui réagit de manière inconsciente. Non, cet enfant n'est pas méchant, il souffre car son intégrité et son devenir sont en danger et sainement, il agresse ou il régresse. Françoise Dolto raconte comment son deuxième enfant a croqué le petit doigt du bébé Katinka, scène lapidaire commune à bien des familles. (...) *je vais vers lui et l'embrasse. Je le ramène près du bébé et dis : - « Gricha est un grand garçon très, très fort, il a des dents qui mordent très, très fort. Katinka, elle, n'a pas de dents »... - « A pieur ? A bobo Bébé Ka ? – « Oui, la petite sœur a très bobo. Gricha est très fort et très grand, elle est toute petite, toute petite. Katinka aime Gricha. » -« Oh ! méchant hou ! fait alors Gricha*

137 Entre guillemets dans le texte, op. cit. page 126

138 Ibid

d'un air convaincu.» - « Oui, très méchant loup, heureusement qu'il est parti ! » Puis s'adressant au bébé : -« C'est fini, Katinka, il est parti le méchant loup. Gricha est un grand frère très fort, il a chassé le loup. »[139]

Ouf ! Dans le chamboulement émotionnel de la naissance, comment trouver cet aplomb et cet à propos pour accueillir la détresse de l'aîné ? Trouver la distance par rapport aux faits et accueillir le sens et l'émotion de ce qui se joue à son niveau de bébé détrôné. Maintenir l'image de modèle de l'adulte humain achevé à ce petit être *allant-devenant, hors des dangers de l'involution*. L'enfant assisté, compris, pourra entreprendre ce processus d'évolution vers le sens du relatif, correction de cet absolu dans lequel il vivait jusqu'alors. L'enfant accède à *l'acquisition de l'aisance dans une situation à trois, en remplacement de la situation à deux, (et) le sens de la famille et de la société est né pour le sujet*. L'enfant n'est plus dans la défense de son intégrité corporelle et il découvre sa propre force, la coopération à plusieurs et l'attrait d'amour pour plus petit que soi.

Outre les comportements agressifs apparents, l'absence totale de réaction négative est tout aussi grave. *Elle est toujours le signe d'une annulation émotionnelle qui marque un début de réaction obsessionnelle*, névrotique. A contrario, une attitude spectaculairement positive qui, hélas, ravit les parents, sera transformée en crise de jalousie ignorée à l'occasion d'une étape promotionnante du puîné, acquisition de la marche, de la parole, entrée à l'école.

Pour l'enfant plus grand, ayant dépassé le stade œdipien, l'aîné s'identifiera à l'adulte, *modèle de l'aimant, guide du bien-vivre et se doit donc, lui aussi* d'aimer ce bébé. Dans ce cas de figure, la valeur du couple des parents demeurés des amants soutient, pour lui, son désir d'allant-devenant adulte à leur image.

La naissance d'un puîné est donc grande initiatrice, si tant est que l'épreuve est accueillie sans reproches moralisateurs et culpabilisants pour l'enfant. Ainsi respecté dans cet orage, l'enfant intègre la notion du risque, surmontable, dans les relations humaines, la notion de fraternité sans danger pour son équilibre.

---

139 Ibid. page 112

« On joue au docteur ! »

Des parents fort inquiets appellent parfois parce qu'il ou elle a trouvé leur petite fille ou leur garçonnet, généralement vers quatre-cinq ans, dans la chambre, plus ou moins déshabillé, à « jouer au docteur » avec le petit voisin ou la petite cousine. Un peu désemparés, ils n'ont pas toujours su comment réagir et c'est le motif de la consultation. Ils se disent anxieux de mettre un interdit ou de paraître permissifs. La question de la sexualité dans le monde enfantin met souvent mal à l'aise. Or, pour l'enfant, il ne s'agit pas de la même sexualité. L'enfant découvre la différence. Pour cela, il a besoin de voir, ou de toucher. Ne voyons pas là un désir précoce ou une perversion ! La sexualité infantile n'est pas relationnelle, mais la découverte des zones érogènes et le plaisir est individuel. Il peut commencer très tôt, chez le tout-petit. Puis, très vite, lorsque l'enfant grandit, cet attrait solitaire laisse place à d'autres centres d'intérêt, au plaisir du jeu, de la communication, de la relation à l'autre en dehors de tout plaisir sexuel qui sommeillera jusqu'à l'adolescence.

Les enfants qui jouent au docteur sont simplement dans la découverte de l'autre. Et bien sûr les organes sexuels font partie de ces différences fondamentales. Si les adultes ne projetaient pas l'idée de la sexualité adulte, liée au désir, ces jeux ne dureraient pas longtemps, car leur curiosité vite satisfaite, les enfants s'en détournent spontanément. Tout cela n'est pas grave.

Cependant, certains jeux ont des caractères particuliers qui doivent alerter, comme l'introduction d'objet « dans les fesses ou la zézette », dans l'anus ou le vagin. Et là, il ne s'agit plus de jeux d'inspiration purement enfantine ! Sûrement, l'enfant a vu ou entendu ce qu'il n'aurait pas dû entendre ou voir. Ces choses-là ne s'inventent pas à cet âge. Il est à déplorer les images du petit écran, voire du « grand » qui banalisent les images à caractère sexuel dans un contexte où cela n'a rien à y faire. Quant à certains films, vus par des enfants en bas âge, j'en suis parfois atterrée. Les parents devraient vraiment s'informer du contenu du film. Quoique le résumé ne soit pas toujours un bon reflet, et que des scènes tout à fait choquantes pour de jeunes enfants soient insérées dans un thème apparemment anodin. Même au début des séances de film pour enfants, les séquences de lancement de films diffusent des images qui n'ont aucun sens à cet âge, et plongent les enfants dans une réalité qui ne les concerne nullement. Outre les images proposées à la télévision, sur les vidéos, ou au cinéma, les yeux et les oreilles des petits auront pu recevoir des informations choquantes au cours de discussions d'adultes inattentifs à leur présence et à leur innocence.

Pire, ces gestes qui vont au-delà du simple jeu du docteur peuvent être le signal révélateur de gestes tendancieux, d'attouchements ou d'abus à caractère sexuel sur l'enfant. Ceci est un appel à prendre absolument en considération. « Qu'est-ce qui se passe ? Où as-tu vu cela ? Qui t'a fait cela ? » Si vous ne vous sentez pas de poser des questions ouvertes, sans transmettre à l'enfant une émotion angoissante, consultez. Mais cet évènement ne doit en aucun cas être minimisé.

En dehors de ces cas particuliers, restez calmes. Posez simplement des questions en évitant absolument le pourquoi, auquel votre enfant sera bien en mal de répondre. « Qu'est-ce que tu fais ? » suffit à lui donner l'occasion de parler, et à vous permettre de rappeler le respect de soi et de l'autre. Pas question de punir, culpabiliser, dire que c'est mal. Simplement expliquer qu'on ne peut disposer du corps de l'autre. Dire qu'on n'a pas le droit de toucher quelqu'un sans sa permission peut prêter à équivoque à cet âge, car on se touche bien dans les jeux, dans les câlins avec papa ou maman. Parler d'intimité n'est pas forcément accessible à sa conscience. Faire le lien avec la sexualité non plus. Il est tout à fait envisageable de dire à l'enfant qu'on lui expliquera quand il sera plus grand. Et que pour l'instant, il ne doit pas accepter que quiconque touche son corps et particulièrement son sexe.

Un tel épisode peut nous aider à prendre conscience que les enfants ne doivent pas être livrés à eux-mêmes. Ne pas laisser jouer des enfants seuls, sans jeter un coup d'œil de temps en temps. Surtout quand la porte est fermée !

Cependant, dans les cas où les enfants « jouaient seulement au docteur », ils ne posent généralement pas de questions. Ils ont vu, et cela suffit. Leur curiosité a été satisfaite. Ils n'en demandent pas plus ! Veillons à ne pas dramatiser et les investir de ce qu'ils n'ont pas idée.

Le grand enfant

La compréhension anthroposophique définit cette période de la deuxième septaine, comme celle du développement des tempéraments. Les fonctions d'organes sont pour la plupart achevées, hormis la fonction sexuelle et reproductrice, ainsi que la fonction immunitaire. Les forces dominantes sont celles de l'élan de vie. L'enthousiasme, la curiosité permettent l'accès aux apprentissages, à la connaissance.

Pendant la première partie de cette période, la vitesse de croissance est au plus bas. Toute l'énergie vitale est disponible à l'enthousiasme, la curiosité, à la connaissance, au jeu, sportif ou non, au développement des capacités d'abstraction, du raisonnement. Ne dit-on pas que l'âge de sept ans est l'âge de raison ?

Sur le plan du développement psychoaffectif, elle correspond à la phase de latence qui suit la résolution de l'Œdipe, la découverte des grandes questions de la vie, la question de la mort. Une sérénité émotionnelle et une relative insouciance se mettent en place après la lutte des « places ». La petite fille a saisi que son papa est le mari de sa maman, et qu'elle ne « peut » lutter avec elle. Le garçonnet accepte que sa maman soit l'amoureuse de papa. Il se range du côté masculin pour les apprentissages, va au foot, construit des cabanes avec ses copains, vit des aventures de dragons et autres dinosaures qu'il partage avec ses pairs, joue à la bagarre. La présence du papa est particulièrement fondatrice et soutenante à ce moment. Comme le dit Rudolph Steiner, vers neuf ans, l'enfant a à faire le choix de se lancer, de grandir, d'accepter les conditions de ce monde, de parier sur son avenir de grand, en somme de *franchir le Rubicon*. Accompagné par son modèle - la petite fille aussi, avec sa mère bien sûr - l'enfant se sentira épaulé, en sécurité pour accomplir et éprouver ses apprentissages. Le petit garçon doit donc changer d'objet d'amour, de sa mère nourricière au père qui va lui apprendre à vivre. Encore faut-il que la relation de couple soit épanouissante pour le père et la mère, que leur place d'homme et de femme soit effective.

De nos jours, les familles monoparentales sont fréquentes et concernent souvent les mères seules avec leurs enfants[140]. Elever un garçon dans ces conditions peut s'avérer bien périlleux. Le papa peut être fort investi tout en n'étant pas présent au quotidien, et d'aucuns y parviennent. Il n'est pas rare cependant que, pour diverses raisons, les relations avec le père ne soient trop espacées, voire nulles, ou bien virtuelles par le net, le téléphone. Outre que la notion tangible, concrète, de la filiation est irremplaçable, la présence d'un modèle masculin ami, cousin, oncle ou grand-père offrira au petit garçon une bouée de sauvetage, une figure avec laquelle il pourra forger une identification fondatrice. Je ne dis pas que la petite fille ne souffrira pas de l'absence de l'autre, le père, mais pas de la même manière. Le regard du père sur la petite fille, son regard sur la mère, sont autant de bases et références pour ses futures relations masculines. Mais elle, au moins, a son modèle, présence qui l'autorise à se lancer à grandir.

Les apprentissages du CP auront permis de mettre en place une vraie collaboration avec votre enfant.

Le dépistage des troubles des apprentissages devra être exercé dès que les devoirs à la maison deviennent difficiles, pour votre part, ou lorsque la maîtresse ou le maître vous signale des difficultés à l'école. Parfois ces difficultés se manifestent seulement par des troubles du comportement. L'enfant n'est plus du tout enthousiaste de partir à l'école le matin. Il rentre épuisé le soir ou irritable. Vous apprenez qu'il tape les autres ! Ne jugeons pas son comportement. Essayons de comprendre ce qui se passe. Si un enfant est agressif, cela veut dire que pour lui, il y a quelque chose qui ne va pas, qu'il se sent en danger, en insécurité. Par exemple, une réflexion ou

---

140 En France, 19 % des familles ayant des enfants jusqu'à l'âge de 25 ans au foyer sont monoparentales. Dans 85% des cas le parent est la mère. INSEE enquêtes annuelles de recensement de 2004 à 2007.

un comportement de la part de l'enseignant ou d'un autre enfant, humiliant ou injuste. Les cours de récréation sont pleines d'histoires malheureuses. Pas seulement des histoires de gosses, il peut y avoir réelle agression. Si l'enfant manifeste des troubles du comportement, c'est que c'est grave pour lui. Il a besoin que nous l'aidions, que nous comprenions ce qui se passe, que nous le soutenions. N'hésitons pas à rencontrer l'enseignant(e) pour éclaircir le mystère, à rencontrer un enfant qui le persécute ou se moque, voire ses parents. Il n'est pas question d'agir en justicier, mais de comprendre et d'aider nos enfants à saisir ce qui s'est passé, à verbaliser le ressenti, à redonner sa juste valeur au respect de soi et de l'autre. L'enfant apprend à grandir avec l'exemple des adultes. Ceux-ci peuvent, et doivent l'aider à prendre conscience des conséquences de ses paroles et de ses actes, l'aider à devenir responsable.

L'école est le lieu des apprentissages. Pas seulement ceux de l'écriture, de la lecture, des sciences ou des mathématiques. C'est aussi le lieu de l'apprentissage de la vie ! Les autres nous renvoient à nous-mêmes, à nos limites, reflètent nos capacités à entrer en relation, dérangent nos certitudes. La relation est vivante et nos petits vont apprendre et grandir au cours des récréations autant que dans la classe.

Comme le tout-petit a vécu une phase de « c'est moi tout seul », l'enfant plus grand veut faire comme les adultes. Il se sent apte. Il veut choisir. A nous de veiller à ce qu'il puisse expérimenter sa capacité à faire comme les grands. L'expérience des autres, notre expérience, ne lui sont d'aucun secours. C'est à nous, les parents, de le laisser faire en mettant un cadre sécuritaire. « Tu veux partir en tee-shirt au collège par ce froid de canard ? Moi, je pense que tu vas avoir froid. - Mais non, tous mes copains sont comme ça ! – Le temps n'est pas beau pour se mettre en tee-shirt, mais tu verras par toi-même ! » Si vous le laissez expérimenter, il reviendra de lui-même sur sa décision la prochaine fois. Avoir froid toute une journée n'est pas agréable. Pourquoi s'entêterait-il ? Alors que si vous l'obligez à enfiler un pull, la scène se répètera, avec son lot d'énervement, au fil des jours.

Jean-Jacques Crèvecoeur[141] a écrit un beau livre sur le « laisser-faire » en toute sécurité, nécessaire expérience de l'apprentissage du sens des responsabilités, dès le plus jeune âge. Seules les expériences qui risquent de mettre la vie en danger sont interdites. Une telle attitude face à nos enfants permet d'éviter bien des heurts. Bien sûr, le dialogue sur

141 *Les Enfants de l'autonomie*, Jean-Jacques Crèvecœur, Editions Jouvence, 2000

le pour et le contre, et sur le résultat de l'expérience accompagnera cet apprentissage.

Le grand enfant, pour sortir du modèle familial et tenter de se différencier, de construire son identité, va choisir un groupe de pairs. Vos relations sociales ne lui appartiennent pas en propre. Pourtant, le noyau familial, la famille élargie, votre cercle d'amis ont semé une empreinte et des valeurs qu'il n'oubliera jamais. Cette connotation relationnelle est ancrée en lui, et ses résonnances positives, ou négatives, sont imprégnées dans sa mémoire émotionnelle. Mais ce grand enfant a besoin de créer à son tour son propre réseau d'amis. Soyons disponibles et accueillons. Notre rôle est de surveiller, comme nous l'avons fait pour le petit qui fait ses premiers pas, que le terrain ne soit pas dangereux. Tout en lui laissant son espace, faisons connaissance avec son nouveau milieu. Comme notre investissement dans le milieu scolaire, en tant que parent délégué, ou dans une collaboration étroite avec les professeurs, notre accompagnement vis-à-vis de ses relations amicales sera bienveillant, discret, mais attentif et la communication ininterrompue, bien que respectueuse de son jardin secret. Exercice délicat mais indispensable à mes yeux! Comme le tout-petit va toucher à tout dès qu'il peut se déplacer à quatre pattes, et a dès lors besoin de cadre et de surveillance, le grand enfant se sent prêt à foncer dans le décor. La confiance que nous pouvons lui accorder est à l'image du « cadre, de l'éducation », du modèle que nous lui avons donné. La confiance n'est pas un dû, mais une relation d'échanges. L'enfant percevra notre fiabilité à travers la constance de nos paroles. Une limite doit correspondre à une donnée stable, ce qui est sécurisant pour lui, pour elle. Elle sera parfois le fruit d'une discussion avec le jeune qui sera probablement âpre, tant il a envie, et sûrement besoin, de vous convaincre de la justesse de ses choix. Laissons-lui cette chance lorsque la situation le permet.

A d'autres moments, il sera furieux de votre entêtement, mais en même temps, au fond de lui, il se sentira sans doute rassuré. Un savant dosage basé sur l'écoute de ses besoins et la réalité de la situation qu'il tente d'affronter.

Organiser son temps libre en choisissant avec lui les activités artistiques qui lui conviennent, ludiques, sportives, sociales, évitera trop de dilettantisme, même s'il a aussi besoin d'apprendre à gérer son temps libre, d'apprendre à ne rien faire, à s'ennuyer, temps propice à l'élaboration de la pensée, à la rêverie, repos nécessaire à la créativité imaginaire. Développer la créativité est tout aussi fondamental que chez le petit de deux, trois ans, pour ancrer son être dans sa vie. Ces activités lui permettront aussi de diversifier ses relations.

Tel le petit enfant de trois ans, votre « pré-ado » veut faire comme les grands, les adultes. Il se sent capable. Sauf que là, ce n'est plus faire semblant ! Les filles surtout, pour lesquelles le changement sera plus « visible », et parce que, malgré tout, elles sont souvent plus précoces que les garçons. S'habiller comme une grande, mettre du vernis à ongle – la mode est de retour – s'habiller à la mode femme, d'autant plus que le commerce vestimentaire y trouve un marché fructueux, se maquiller. Je vois de plus en plus souvent, tellement l'influence de la mode n'a jamais été aussi prégnante sur le groupe des pré-ados, nouveau groupe d'ailleurs, de petites puces dès dix, onze ans, se maquiller et s'habiller comme une femme. Comme je pense qu'on instruit beaucoup trop tôt les tout-petits, en leur parlant sans doute trop, je pense que ces enfants – car elles sont encore des enfants – sont projetées dans un faire semblant « pour de vrai » qui les exposent à des actes ou des comportements dont elles ne mesurent pas l'impact, le sens, parce qu'elles n'ont pas encore acquis la maturité d'un adulte. Il y a décalage entre ce vrai semblant et le manque d'autonomie et de responsabilité qui caractérisent l'adulte. D'autant plus que la vie des parents ne leur laisse souvent pas assez de disponibilité pour entourer et surveiller ces tout jeunes. L'apprentissage de la vie vers l'autonomie se fait nécessairement, à un moment donné, par le « faire soi-même ». Mais le « penser par soi-même » doit évoluer en même temps ! Or, c'est là que le décalage est flagrant. La surinformation via les médias, les magazines en particulier, la télévision, traitent ces jeunes en petits adultes qu'ils ne sont pas. L'accompagnement parental ne peut pas toujours suivre tellement tout cela va vite. Il s'ensuit que nos jeunes sont plongés dans la « vraie vie » sans avoir forcément été préparés, avec le temps voulu nécessaire à une maturation en profondeur, qui leur donne le temps d'intégrer l'exemple à observer, les informations, puis l'imitation, enfin l'expérimentation avec l'accompagnement indispensable pour analyser, en compagnie d'un adulte. Tout cela demande du temps, ce qui nous manque crucialement aujourd'hui. Le métier de parent est une occupation à temps plein !

Il faut aussi compter avec l'influence des pairs, des autres, qui est toujours reçue comme meilleure a priori. N'avez-vous pas entendu que la maison de sa copine est super chouette. Elle a ceci, elle a cela, ELLE ! Et sa mère, elle est trop cool... Eh oui, c'est toujours mieux chez les autres. Ce qu'on n'a pas est désirable, alors que ce qu'on a n'a plus forcément l'attrait qu'il avait quand on le désirait. Peut-être un des secrets de la capacité à être heureux à enseigner à nos enfants. Etre heureux de ce que l'on a ! Profiter de ce que l'on a, au lieu de désirer toujours « posséder » autre chose. Le désir a été réduit par la société moderne à la possession. Las, il n'y a pas de fin ! Il est intéressant de se rappeler, pour faire ressurgir de vieilles paroles, que l'on n'emportera rien de tout cela dans la tombe ! Et que la mort peut surgir aujourd'hui ou demain. Le désir est la source de l'élan de vie. A nous, les parents, de montrer par notre exemple, quelle nature nous pouvons lui donner.

L'adolescent

En anthroposophie, c'est la période de formation du corps émotionnel et psychique. Le développement de la sexualité, la différenciation homme-femme vont s'achever à la fin de cette troisième septaine, sur le plan physique, fonctionnel, émotionnel et psychique. L'élan de vie se transforme. Le jeune va sortir de la phase d'imitation pour se charger lui-même de son destin et chercher un sens à sa vie.

Ni enfant, ni adulte, l'adolescent traverse une période ardue. C'est d'ailleurs bien l'ambivalence qui caractérise cette phase de la vie. La fille aura à « tuer la mère » pour construire sa propre existence en tant que femme. Symboliquement ! Le fils aura à « tuer le père » pour fonder sa propre existence en tant qu'homme. La fille devra renoncer à l'amour inconditionnel de son père. Il n'est pas l'homme idéal. Le fils aura à renoncer à l'amour inconditionnel de sa mère. Elle n'est pas non plus la femme idéale. Appréhender la vérité sur ce qu'il a reçu. Construire les bases de sa vie sur les bases de ses parents si elles lui conviennent, et sur les bases qu'il aura découvertes. Déconstruire les bases de ses parents pour se les réapproprier. Sa vie est un chantier !

Les consultations avec les adolescents sont souvent motivées par les difficultés de communication. A signaler d'ailleurs, que ces consultations sont quasiment toujours demandées par les parents qui vont parfois bien mal, et ne sont pas une quête des adolescents qui disent aller très bien et n'avoir besoin d'aucune aide. Ce qui n'est pas forcément faux... « Je ne comprends pas qu'il me parle comme ça. Il ne veut pas ranger sa chambre. Il se couche trop tard ». S'il y a une recette pour être parent, une seule - car dans le fond, je le répète, chaque individu, parent ou enfant, chaque situation est unique - ce serait de vous rappeler, quel que soit l'âge de votre enfant, que le meilleur moyen de le comprendre est de se mettre à sa place. Rappelez-vous votre état d'esprit quand vous aviez quinze ans ! Les adultes vous semblaient si obstinés, si sûrs d'eux, enfermés dans leurs habitudes, accrochés à leurs principes, manquant d'imagination et de goût du risque. Vous vous sentiez incompris, bien seuls face à ce débordement de vie en vous. Vos opinions étaient taxées d'idéalistes. Pourtant, il vous semblait que le comportement de vos proches n'était pas toujours juste, souvent en inadéquation entre les dires et le faire. Mais vos paroles, bien difficiles à canaliser, étaient souvent l'étincelle qui met le feu aux poudres. Pourquoi la vérité n'est-elle pas toujours bonne à dire ? Doser l'émotion, trouver les mots justes est une bien difficile entreprise. Seuls vos copains semblaient capables de comprendre ce que vous viviez.

S'il est un combat à mener avec nos jeunes, c'est bien la préservation, coûte que coûte, d'une communication authentique et respectueuse. Pas facile avec ces jeunes qui croient tout savoir et veulent révolutionner le monde, qui cherchent à nouveau les limites et bousculent les règles de vie, qui ont accès à toute l'information et ont l'esprit très critique avec un manque d'expérience qui leur permettrait de prendre du recul. Mais il faut bien apprendre avant de savoir ! Une bonne dose de tolérance de notre part les aidera à s'affirmer. Comme pour le tout-petit, écoutons. Laissons-leur la parole sans émettre de jugement, de critique afin de laisser libre champ à l'expression spontanée, à l'affirmation de soi, à l'apprentissage de la critique constructive. Aidons-les à se poser les bonnes questions, ce qui aide largement à trouver la bonne réponse.

La notion de respect d'autrui est sans doute la valeur à défendre à tout prix. Montrons-nous respectables par notre comportement, l'exemple que nous donnons à nos jeunes. L'expérience nous a enrichis, mais elle ne sert aucunement à quiconque. Nous, parents, devons accepter que nos jeunes aient besoin de faire leur propre expérience pour se construire. L'exemple que nous leur donnons leur sert de base. Néanmoins, s'ils doivent se l'approprier parce qu'ils en reconnaissent la justesse, l'appropriation commence par une déconstruction. Comme la digestion détruit les aliments en nutriments élémentaires pour être transformés en protéines, lipides complexes, enzymes, etc. afin de construire notre propre corps et lui permettre de fonctionner, tous les ingrédients qui permettent au jeune de construire sa pensée passent par une déconstruction suivie d'une élaboration à sa propre image du Moi. Ne perdons jamais l'idée que nous sommes passés par cette étape et offrons-leur notre disponibilité aimante.

Nous sommes hélas, nous les parents, conscients des écueils qui risquent d'encombrer sa route. Nous ne voudrions surtout pas qu'il ou elle ait à traverser les épreuves qui nous ont meurtris. Qu'en pensez-vous ? N'est-ce pas ces épreuves qui vous ont construits ? Comme le tout-petit tombe un bon nombre de fois avant d'apprendre à marcher, nos ados seront inévitablement amenés à vivre des échecs, des peines d'amour, des déceptions. Dans la chute, le plus important n'est pas la chute mais l'élan qui nous pousse à nous relever. Là encore, je crois que l'exemple est la meilleure leçon. Comment réagissons-nous aux problèmes que nous présente la vie ? Quel élan nous meut dans l'adversité ? Avec quel équilibre gérons-nous les émotions ? Notre responsabilité de parents nous ordonne de donner l'exemple. Pas possible de s'endormir sur nos lauriers ! Les enfants nous conduisent en permanence à nous remettre en question. Quel privilège ! Quelle chance ! Ils nous aident à vivre en pleine conscience ce merveilleux chemin de vie, à progresser avec eux. Un immense merci à eux.

Comme le tout-petit a besoin de sécurité et d'amour, l'adolescent a besoin de sentir la confiance qu'on a en lui et l'amour inconditionnel qu'on éprouve pour lui. Comme il nous secoue tel un prunier pour recueillir ses fruits, ce n'est pas tous les jours facile ! Fatigués par la journée de travail, en route pour une deuxième journée à s'occuper de la maison, des courses, des repas, nous sommes bien fragilisés pour être capables d'offrir une disponibilité à nos ados. Savoir se garder un temps pour se ressourcer paraît indispensable. Comment donner si on se vide en permanence.

Quoique ! Ce que demandent nos ados, justement, c'est bien qu'on les lâche ! Qu'on leur fasse confiance. « Mais oui, j'ai travaillé mon interro. »... même s'il est évident qu'il n'y a pas consacré beaucoup de temps ! C'est l'occasion de parler de responsabilité. « Ok, j'ai confiance en toi, tu sais ce que tu as travaillé ». Quelques mauvaises notes lui donneront plus à réfléchir que vos paroles ressenties comme reproches. Pourquoi serait-il en danger ? N'est-il pas aussi capable que vous l'avez été de décrocher son bac ? La confiance en soi grandit parce que nos parents ont eu confiance en nous.

Rappelez-vous, la première journée d'école est vraiment conditionnée par la confiance que vous avez en l'enseignant(e) pour instruire votre enfant. Si vous êtes bouleversés de laisser votre petit dans la cour de récréation, persuadés que pour lui, ça doit forcément être difficile, il y a effectivement peu de chance pour qu'il se sorte de cette épreuve sans pleurs. S'il sent, par contre, que vous êtes sereins, que vous avez confiance en la maîtresse, le maître, et surtout en lui pour qu'il soit capable de vivre cette séparation et vivre une journée sans vous, avec ses petits copains, alors il n'y a aucune raison pour que l'appel à la vie ne s'empare pas de lui. Il en est de même pour notre ado. C'est à chaque séparation, à chaque épreuve, la même confiance en lui qui peut l'aider à se sentir capable. Offrons-lui ce privilège d'être confiant en la vie. Notre souci de parent est souvent de développer en lui un esprit critique qui lui permette de savoir se diriger, prendre les bonnes décisions, ne pas suivre aveuglément tel groupe ou telle idée. Mais pourquoi serait-il naturellement dépourvu de sens critique ? Hormis la surprotection qui peut conduire à éviter de se confronter, de se prendre en charge et devenir responsable, la vie se charge par foule de petits évènements de nous apprendre ce qui est juste pour soi. Outre l'exemple que vous lui aurez donné, de l'attention que vous vous portez à vous-même en respect de vos besoins, votre ado dispose de qualités pour faire face à la vie. Seulement, pour les mettre en œuvre, il a eu besoin, a et aura encore besoin que vous les reconnaissiez, c'est-à-dire de sentir la confiance que vous avez en lui.

Ceci dit, la confiance ne s'octroie pas aveuglément. S'il est de notre devoir de laisser l'enfant expérimenter, il est également de notre devoir de l'avertir des dangers qui guettent tout être vivant. Et c'est là que l'exercice est très délicat pour nous, les parents. Car la vie nous a appris quels sont les dangers que notre enfant risque de rencontrer. La peur s'empare de notre corps émotionnel et parasite notre réflexion, notre attitude, notre sérénité, notre confiance en la vie. Chacun de nous sait pourtant, au fond, que la peur nous fait perdre nos moyens. Nous l'avons tous expérimenté, ne serait-ce que pour un examen. La peur pour nos enfants, la crainte qu'il leur arrive quelque chose de grave, nous empêche de leur accorder la confiance et l'accompagnement qui les feraient grandir en apprenant par eux-mêmes. Expérience irremplaçable. Bien sûr, il n'y a le plus souvent aucune raison de ne pas faire confiance à son enfant. Par contre, me direz-vous, faire confiance à son entourage, au milieu extérieur, à l'influence des informations qui vont venir d'ailleurs est beaucoup plus difficile tant que la peur pour lui perdure en nos cœurs. Accepter qu'il lui arrive le meilleur et le moins bon, et qu'il sache tirer le meilleur de toutes les expériences que la vie lui proposera, armé d'un sens critique - positif - que nous l'aurons aidé à se forger, voilà le plus beau cadeau que nous puissions offrir à cet ado à qui nous avons donné la vie ! Les expériences seront donc favorisées, avec bienveillance, lorsqu'elles ne mettent pas le jeune en danger de se blesser. La vie est à respecter dans cet élan que nul n'a le droit de briser.

C'est là que quelques sujets épineux ne manqueront pas d'être abordés, par des ados de plus en plus jeunes. Les adultes ont hélas, des comportements *borderline* où la limite entre le licite et l'illicite, le juste et le dangereux est parfaitement floue. De fait, ce n'est pas noir ou blanc. Et les nuances de gris peuvent conduire à des discussions sans fin, où les protagonistes surfent avec aisance sur des terrains mouvants... Aussi bien les adultes, parfois peu crédibles, que les ados provocants !

Tel est le thème des boissons alcoolisées et du cannabis, encore qu'on pourrait y inclure les relations sexuelles tant elles peuvent être un sujet borderline, quand on se préoccupe du sens de la sexualité en tant que relation à l'autre, faisant partie d'un tout, bien souvent séparé par les préoccupations mercantiles aujourd'hui.

Comment soutenir à un jeune que l'alcool est mauvais pour son intégrité ? Comment expliquer les dangers qu'il y a à goûter un « joint » en soirée avec des potes, lorsque les adultes ne sont pas capables, pour beaucoup, de passer une soirée entre amis sans boire apéro, vin ou champagne ? Lorsque les hommes et femmes, politiques ou non, mais publiques en tout cas, proclament se doper pour tenir le coup. Quand ce ne sont pas les parents eux-mêmes qui « s'offrent » un pétard le dimanche. Est-ce bon ou est-ce nocif ? Personne n'est d'accord là-dessus, parce que d'aucuns en usent eux-mêmes et ont besoin d'une béquille pour retrouver en eux détente et joie. Quel bel exemple serions-nous fiers d'offrir à nos enfants, si nous avions été à même de lever nos inhibitions, nos peurs, notre pessimisme, notre mauvaise humeur, notre fatigue, notre découragement avec une juste prise de conscience de nos blessures tapies. Ces souffrances, bien enfouies aux tréfonds de nos tripes, de la cave en nous, rendent intolérables tout réveil, toute nouvelle souffrance de même sorte, de telle manière que nous avons besoin de béquilles, de dopants pour être positifs et joyeux.

Sollicité de toute part, et soucieux d'adhérer à la dynamique du groupe auquel il appartient, le jeune aura grande tentation de se livrer à un banc d'essai. Le grand danger est que cela lui donne des sensations agréables qu'il ait envie de retrouver dès qu'il se sent moins bien. Le « vin triste » ou le « bad trip » sont généralement une expérience pénible et de ce fait salvatrice qui l'incite à ne pas recommencer. Mais il est très difficile de ne pas céder à la mode de comportement du groupe et les modes évoluent très vite. Si j'ai connu à l'époque de mes enfants comme principal danger le cannabis[142], outre la première cuite qui restait souvent la seule, il est de mode aujourd'hui de se réunir, dès l'âge de treize ans, pour boire jusqu'à se saouler ! Outre les dommages probablement irréversibles sur un foie si jeune, voire dramatiques, imaginez ce qui peut se passer quand ces jeunes ont altéré conscience, respect de soi et esprit critique... Aidons-les à en prendre conscience.

Les avertissements sur les effets du cannabis sont d'accès plus faciles pour les jeunes aujourd'hui, depuis internet et avec les messages des divers organismes officiels de santé ou associatifs. Quoique la diffusion des informations ait pour effet de banaliser. « Oui, je sais » entends-je dire. Mais la banalisation a pour effet la simplification. En ce qui concerne le cannabis, ce qu'ils retiennent le plus est qu'il n'y a pas de dépendance. Ils sont donc dans la conviction qu'ils peuvent arrêter facilement « la fumette »... donc continuer à consommer ! C'est oublier que si dépendance physique, effectivement, il n'y a pas avec le cannabis comme avec les drogues dures – il n'y a pas de symptôme physique de manque – il n'en reste pas moins évident qu'il existe une dépendance psychique, comme avec le tabac. Les ados ne sont pas assez informés, de façon claire, des effets secondaires que sont la baisse des capacités d'apprentissage, d'attention, de la mémorisation, de la capacité critique, de la baisse de la fertilité et du risque accru d'anomalie structurelle des gamètes, spermatozoïdes et ovules. Sans compter la mémoire cellulaire qui met à risque la descendance par rapport à la toxicomanie. Comme toutes les addictions, même si le début est souvent motivé par un geste d'adhésion – voire de soumission – au groupe, la consommation du cannabis, de l'alcool, pour ce qui concerne les addictions des adolescents, ne représente-t-elle pas une béquille ? N'y aurait-il pas là une voie de discussion, d'échange ouvert sur un plan plus

---

142 René Blind et Michael Pool, *Mon enfant et la drogue – L'indispensable dialogue*, Editions Jouvence, 2001

vaste – jusqu'à la spiritualité ? – où la question fondamentale pourrait être posée ? Que fais-tu là ? Que se passe-t-il ?

Le monde a-t-il jamais été aussi dangereux ? Je suis convaincue que non. D'autres époques, d'autres drames. La communication par les médias permet, outre d'écorcher les jeunes oreilles, de ne laisser inconnus que peu de faits divers. Un homme averti en vaut deux, paraît-il. N'empêche que connaître ces dangers qui sont autant d'épées de Damoclès sur nos jeunes n'est pas fait pour nous rassurer. Eux non plus d'ailleurs.

Quels choix avons-nous ? Je crois qu'il n'y en a finalement qu'un seul. Maintenir avec amour - discret à cet âge... - une communication quotidienne et naturelle avec nos ados. S'ils ont la possibilité de parler, de se savoir écoutés, ils appelleront lorsqu'ils en auront besoin et nous trouveront disponibles.

Et si notre ado avait raison ?

« Très honnêtement, je crois tu as raison. Tu sais, pour moi, à ce moment-là, c'était ce que je pouvais faire de mieux, et je l'ai fait de tout mon cœur. »

Je crois que leur dire qu'on reconnaît ne pas avoir pris la meilleure décision dans l'absolu, mais que sur le moment, la décision que nous avons prise l'a été au meilleur de notre conscience du moment, de nos possibilités du moment, n'est pas se désavouer mais être humains, simplement, c'est-à-dire imparfaits mais honnêtes. Ce dont nos enfants ont besoin, c'est de notre franchise, et de savoir que nous avons fait ce qui nous paraissait le mieux et que nous l'avons fait avec amour. Nous n'avons pas à être sur un piédestal.

A la période où j'écris, je suis en train de lire un livre sur un tout autre sujet où je découvre la citation suivante de John Churton Collins:

Dans la vie, la moitié de nos erreurs proviennent du fait que nous laissons parler notre cœur quand il faudrait réfléchir et réfléchissons quand il faudrait laisser parler notre cœur.

Qu'en pensez-vous ? Alors que nos ados savent très bien pointer du doigt nos faiblesses et appuyer sur la touche « peur », essayons de prendre le temps de les écouter, de les laisser s'exprimer, de ne pas juger leurs opinions naissantes, d'ouvrir le dialogue plutôt que de fermer l'échange en se sentant critiqué, jugé, mis en cause.

A cet âge, la croissance est à son comble, comparable à la formidable poussée de la première année de vie. Ce corps qui change n'est pas forcément confortable. Un changement si rapide bouscule les capacités d'adaptation. De plus, l'éclosion des premiers émois face à l'autre sexe, différent de soi, qui attire et fait peur en même temps, met la sensibilité à fleur de peau. La maturation sexuelle entraîne des bouleversements physiques et psycho-affectifs. Comment s'y retrouver dans ce séisme ? Un environnement sécurisant et aimant, un modèle équilibré de couple parental, où chacun trouve sa place et son épanouissement, aideront le jeune à se resituer dans cette nouvelle donne.

Comment nos jeunes sont-ils aujourd'hui informés sur la sexualité ? Les cours d'éducation sexuelle au collège leur parlent de l'anatomie, des risques de grossesse, de la contraception et du SIDA. Quel romantisme ! Alors qu'ils n'ont qu'un espoir en tête, l'expérimentation du sentiment amoureux. Une jeune de dix-sept ans me disait récemment : « C'est fou ce que ça va vite maintenant. Les « jeunes » se retrouvent en soirée pour se saouler et font l'amour à treize ans. C'est n'importe quoi ! » Abreuvés d'images, de films, de sites internet (où l'image de la femme est particulièrement dégradée), de conversations adultes débridées, nos jeunes flirtent avec la sexualité depuis leur plus jeune âge. Là encore, l'exemple vaut mieux que les discours. Quelle image leur avons-nous donnée de la relation entre un homme et une femme ? Quel exemple de tendresse, de respect de l'autre, d'amour ? Quelle parole circule à la maison ? Quel sens donnons-nous à notre vie ? L'image d'un couple qui s'entend bien et distille les attentions à l'autre par un réel sentiment d'amour et de respect, sème chez l'enfant puis l'adolescent les graines d'une saine relation à l'autre. Le mercantilisme s'est emparé de la sexualité comme objet marchand. Nul besoin de fréquenter les sex-shops pour être concerné. La sexualité s'affiche en pleine rue sur les panneaux publicitaires, en préambule des films au cinéma, dans les revues quel que soit leur thème. Souvent implicite, subliminale, la communication utilise de belles images de femmes, d'hommes, d'ados aux lèvres pulpeuses mouillées de gouttes de lait, de coulis de framboise ou de glace au chocolat. Le regard est provoquant, les vêtements suggestifs, laissant déborder un corps à la peau lisse et bronzée. Le culte du corps laisse en oubli la complicité des cœurs, l'éveil de l'esprit, le respect des sentiments, l'écoute et le respect de soi et de l'autre, l'ouverture à l'autre, le sens de la relation à « relier », la relation d'être à être dans une communion sublime. La loi du groupe rend honteux celui qui ne l'a pas encore « fait ». Là encore, outre l'exemple qu'en tant que parents, nous aurons pu inspirer, je crois que l'essentiel dans le dialogue est de les aider à se poser des questions et, dans une discussion ouverte, à trouver leur réponse, à éclairer de sens leur comportement. Développer l'estime de soi, acquérir confiance en soi face à l'autre, face au regard des autres sont des tâches ardues qui ne peuvent s'exercer que dans un climat de confiance et de tolérance.

Un extrait du livre de J.M. Auel « Les enfants de la Terre » qui retrace la vie de nos ancêtres néandertaliens, il y a 30 000 ans, me paraît bien illustrer l'esprit qui pourrait prévaloir à la formation de nos jeunes : « *Les Plaisirs étaient un Don de la Mère*[143] *et la Zelandonia*[144] *considérait comme un devoir sacré de veiller à ce que la première expérience des jeunes gens soit appropriée et éducative. Elle estimait que les jeunes hommes et les jeunes filles devaient apprendre correctement à apprécier le Don de la Mère et que des adultes plus expérimentés devaient leur montrer, leur expliquer (...). C'était un rite de passage trop important pour être abandonné à des rencontres de hasard.* » Tous les rites de passage ont été abolis. Est-ce juste ? Chacun trouvera sa réponse. Néanmoins, la valeur de l'exemple, comme dans tant d'autres domaines, révèle le sens de la responsabilité que nous devons à nos jeunes en tant que modèles.

Un jeune qui ne parle pas, s'enferme dans sa chambre dès qu'il rentre du lycée, se met en colère dès qu'on ouvre la bouche, ne va pas bien. Etre bien dans sa peau à cette période où le corps se transforme tant n'est pas aisé. Il faudra reconnaître si malaise il y a, s'il est physiologique ou bien si ces manifestations sont de l'ordre de la souffrance. Ces jeunes que je reçois sont dans la souffrance de ne pas être écoutés, compris. « De toute façon, mon père n'y comprend rien à la vie ! » Sous-entendu, à ma vie. Les parents quant à eux, sont dans la même souffrance de ne pas être entendus. Où est le décalage ? Le plus délicat, dans l'art de communiquer, est de ne pas interpréter ! D'évacuer les préjugés et de ne pas juger les propos de l'autre. Critiquer la chose évoquée et non la personne en tant que sujet. La contrepartie est de parvenir à exprimer clairement et de manière juste, ce que l'on pense. Parler en son nom, en exprimant le « je », et non le « tu ». Les autres sont en face de nous pour nous apprendre, au fil de la vie, à comprendre les écueils de la communication et à ajuster notre

143 Figure spirituelle imaginée par l'auteur
144 Instance de représentation spirituelle que l'on pourrait comparer à la prêtrise

expression afin que l'échange soit au plus près de ce que nous pensons dire. Tout un art auxquels nos enfants se confrontent et nous confrontent. Je suis convaincue qu'est là la clé d'une bonne « entente », que ce soit dans la famille, le couple, avec nos enfants, au travail. Entente ne veut pas dire que les conflits sont évités. D'ailleurs, éviter les conflits risque de mener à d'inévitables rancœurs qui vont alors parasiter une communication claire et juste. Les tensions accumulées et rentrées nous empêcheront de dire les mots justes, de traduire exactement notre pensée, refoulée derrière les émotions. Et c'est peut-être justement ce que nos ados cherchent à provoquer. Ils testent nos convictions, nos opinions, notre capacité à réfléchir et argumenter. J'ai en mémoire de longues discussions avec mes enfants et leurs copains, interminables, demandant une concentration infinie pour essayer d'être au plus près de mes pensées, avec une immense attention à bien choisir les mots pour les exprimer, tout en étant attentive aux leurs et dans l'ouverture. Cela pouvait durer des heures ! Exténuant, mais en même temps passionnant ! Accepter que les jeunes s'engouffrent avec enthousiasme dans un chemin qui nous paraît erroné ou semé d'embûches demande une grande générosité et confiance en eux. Ardu ! Mais rappelez-vous l'attente que vous aviez de vos parents, qu'ils vous fassent confiance et quelle force cela vous donnait ! Rappelons-nous nos besoins d'ado, mais aussi nos souffrances. Ce sont celles-ci qui sont encore vives, bien qu'enfouies, mais prêtes à ressurgir dès qu'on entrouvre la porte des souvenirs. Somme toute, comme je l'ai exprimé pour le tout-petit, essayons, pour comprendre nos ados, de se mettre à leur place, pour comprendre leurs besoins et leurs attentes.

Pour finir, n'oublions pas la culture, nourriture de l'âme... L'instruction est obligatoire ; la culture fait la différence dans une relation, une discussion, ne croyez-vous pas ? Nos jeunes n'ont pas besoin de nous pour exercer l'art de la musique, en groupe, avec leurs copains ; de la danse hip-hop, jazz dont les clubs fleurissent. Tant mieux. Les cours de français puis de philo leur auront permis d'aborder les auteurs modernes. Mais je déplore le manque de culture dite classique. L'histoire de l'évolution de la pensée, du courant philosophique à travers les siècles, la connaissance de nos bases historiques, de nos origines, me semble un préalable fondateur de la structuration de la réflexion, de la pensée. Mais de nos jours, exit le

Lagarde et Michard[145]. Quel dommage ! Et l'histoire grecque et latine n'est que survolée. Là encore, il est évident que notre exemple, notre curiosité culturelle, artistique - encore mieux notre pratique - leur donneront l'exemple qui ne pourra que laisser des traces qui seront l'occasion de germination pour leur propre intérêt.

L'éclairage anthroposophique considère la septaine suivante, jusqu'à 28 ans, comme celle de l'expérimentation personnelle du jeune, de sa responsabilité, habité de tous les acquis de son enfance, soumis à sa propre pensée. Il exerce alors sa responsabilité avec les outils que nous lui aurons permis d'élaborer avec ce que nous aurons mis à sa disposition, humainement et matériellement, avec ceux qu'il aura lui-même découverts et avec ce qu'il en aura fait et tiré de substantifique moelle.

Ce jeune aura lui aussi un travail à effectuer, de remise en question, d'analyse de son vécu, de ce passé récent, pour fonder une meilleure assise psycho-affective, guéri de ces inévitables blessures que la vie de famille, la vie sociale lui auront infligées. De nos jours, l'accès à l'aide psychothérapeutique est beaucoup plus facile grâce à une vulgarisation et une offre beaucoup plus présente qu'autrefois. Elle permet l'accès à une libération du passé à un âge bien plus précoce qu'à notre génération. Mais une telle démarche personnelle reste difficile à entreprendre, que ce soit du point de vue de l'écoute de la demande, ou de la décision à prendre de se faire aider. Lorsque ce choix est fait, même si tout le monde n'en a pas forcément besoin systématiquement, l'analyse du passé, du présent, permet indéniablement de faire la paix avec soi-même, donc avec les autres, et éclaire d'une joie nouvelle la vie présente.

145 Manuels scolaires illustrés regroupant des biographies et textes choisis d'auteurs français du Moyen-Âge au XXème siècle, Editions Bordas

Les troubles du comportement

L'anthroposophie, aussi dénommée science de l'esprit, nous offre une compréhension étonnante du développement de l'Être humain. Rudolph Steiner a élaboré une philosophie et des pratiques à partir de ses observations du fonctionnement de la nature, inspiré par les travaux de Goethe[146]. Il a abordé tous les domaines de la vie humaine intégrée dans la nature : agriculture, enseignement, éducation, médecine, arts, etc... L'homme trouve ainsi sa place dans le fonctionnement de la nature. L'observation de la nature est un livre ouvert qui dicte la compréhension de l'évolution des planètes, de la terre, des minéraux, végétaux, animaux et enfin de l'être humain. La pédagogie qui en découle montre aujourd'hui à quel point notre mode de vie est capable d'influencer la nature humaine, plus particulièrement la santé, et plus largement l'humain, dans son être entier.

L'anthroposophie considère l'être humain dans la globalité de la Vie. Elle définit l'homme avec quatre corps :

- ◇ le corps physique, de matière
- ◇ le corps de Vie, élan vital propre à chaque être vivant, dit corps éthérique
- ◇ le corps émotionnel, psychique, dit corps astral

144 Johann Wolfgang Von Goethe, 1749-1832 est poète, romancier, dramaturge, théoricien de l'art et homme d'état allemand, passionné par les sciences, notamment l'optique, la géologie, la botanique.

◇ l'individualité de chaque être humain, qui ne peut être réduit à la personnalité, appelé le Moi. L'esprit en est issu.

Cette connaissance globale a échappé à l'enseignement de notre société moderne qui privilégie le corps physique en médecine et l'aspect matériel de la vie.

Ces quatre corps fonctionnent dans une harmonie qui se développe au cours de l'évolution vers l'âge adulte, puis tout au long de la vie. Cette harmonie fonctionnelle se définit à trois niveaux :

◇ Le pôle neurosensoriel reçoit les stimulations extérieures, qu'elles soient physiques (toucher, goût, odorat, vue, ouïe, douleur), mentales, artistiques, émotionnelles ou issues de l'élaboration du Moi[147]. Par l'élément chaleur, ce pôle agit par la déconstruction, permettant ainsi l'intégration, l'appropriation des informations, pour chacun dans son individualité et sa reconstruction à son image, individuelle, à l'instar de ce qui se passe pendant la digestion.

◇ Le pôle métabolique, par catabolisme (déconstruction, digestion) puis anabolisme (reconstruction, synthèse) assure la transformation de notre nourriture et l'intègre à notre individualité. Il nourrit et construit tous les organes, notre charpente ostéo-musculaire et toutes les cellules de notre corps et permet leur bon fonctionnement.

◇ Le pôle rythmique, par exemple la fonction cardiaque, respiratoire, endocrine, l'alternance veille-sommeil etc... permet une circulation entre les deux pôles neurosensoriels et métaboliques et en garantit l'équilibre.

L'intervention des quatre corps et trois pôles intéresse la totalité de notre être et c'est leur équilibre, leur harmonie qui permet la croissance et l'évolution de notre santé, qu'elle soit psychique, émotionnelle, physique ou qu'elle concerne notre vitalité. Cet équilibre est remis en question à chaque instant et est ainsi en perpétuel mouvement. La vie est mouvement et impermanence.

---

147 Rudolph Steiner définit douze sens : Les sens inférieurs ou corporels ou volontaires (le toucher, le sens de la vie, le sens du mouvement, le sens de l'équilibre). Les sens médians, de l'environnement ou affectifs (l'odorat, le goût, la vue et le sens de la chaleur). Les sens supérieurs, cognitifs ou sens sociaux (l'ouïe, le sens du langage, le sens des pensées d'autrui, le sens du moi d'autrui).
Pour en savoir plus : *Pourquoi les enfants n'écoutent pas*, Monika Kiel-Hinrichsen, Editions Aethera, 2011

Dans notre monde actuel où la primauté va à la matérialité, à l'apparence, à l'avoir, à la compétition, à l'action, quelle chance donnons-nous à nos enfants de s'épanouir dans leur globalité ?

En vingt-cinq ans d'exercice, en pratique libérale de ville, il m'apparaît extrêmement clair qu'une évolution se dessine dans la nouvelle génération de cette fin de vingtième et début de vingt-et-unième siècles. Je suis étonnée du regard de bon nombre d'enfants. Un regard nouveau, insistant, profond, parfois évidemment plein d'amour, parfois empreint d'une détermination irrévocable. Je vous parle de tout-petits. Dès la naissance, dès le premier mois de vie, ces enfants ont une présence étonnante, extraordinaire.

Et que trouvent-ils en arrivant sur terre ? Une course contre le temps, la précipitation, l'impatience, une nature effroyablement polluée, des parents agités, débordés, vidés, angoissés, perdus, rescapés du non-amour ambiant, une nourriture dénaturée, un challenge vers la compétition au toujours plus, aveuglément. Imaginez que vous êtes en voyage et débarquez dans un tel pays. Quelle réaction auriez-vous ? Probablement l'envie de secouer ces gens inconsciemment emportés vers leur perte, l'envie de les réveiller, ou celle de s'enfuir et retourner chez vous. Eh bien, je peux vous dire que c'est exactement ce que je ressens chez ces tout-petits. Ils sont dans la non-acceptation de ce qu'ils ont trouvé ici. De plus en plus d'enfants mettent beaucoup de temps à s'adapter, et parfois n'y parviennent que très difficilement. De plus en plus d'enfants n'acceptent pas de croître dans ce monde. De plus en plus d'enfants ont une croissance chétive, refusent l'alimentation, ou ne semblent pas intéressés par la nourriture, comme s'ils ne pouvaient pas grandir. Combien de petits bouts parviennent avec peine à huit kilos à un an, alors que physiquement aucune explication scientifique n'éclaire cet état. De plus en plus d'enfants ont du mal à s'adapter à l'école. La pédagogie ne semble pas répondre à leurs besoins, à leurs capacités. Ils sont malheureux à l'école, ne veulent pas y aller, ne parviennent pas à développer les acquisitions traditionnelles de la lecture et l'écriture, du calcul. Ils ne parviennent pas à rentrer dans notre moule. Que se passe-t-il alors ? Leur épanouissement est entravé, ils ne sont pas heureux, leur évolution est empêchée. Surviennent alors les troubles du comportement. Selon la personnalité de chacun, l'agitation, l'opposition, les colères ou la dépression expriment leur mal-être.

Revenons à l'enseignement anthroposophique. Entre la naissance et la mort, nous parcourons un chemin d'évolution vers la maturité. D'après

Rudolph Steiner l'évolution chemine par étapes de sept ans vers l'âge adulte, définie par l'acquisition de l'autonomie et du sens de la responsabilité.

◇ De 0 à 7 ans : l'enfant évolue principalement dans *son corps physique*. Les forces de croissance sont prédominantes au pôle tête. Il construit son corps, développe ses organes vers la maturité fonctionnelle. Ce cycle est sous l'influence de la Lune. Guidé par les parents, les enseignants, le projet-Moi de l'enfant évolue.

◇ De 7 à 14 ans : la formation de *l'élan de vie* est dominante. Le tempérament se développe. Le système rythmique parvient à maturité. L'énergie, libérée par le ralentissement de la croissance, permet l'élaboration de la pensée, des représentations, la mémoire. Cette période est sous l'influence de la planète Mars.

◇ De 14 à 21 ans : La maturation psychique, émotionnelle prend le pas. L'organisation métabolique et motrice est prédominante. La soumission aux pulsions émotionnelles entraîne le divorce avec l'autorité. Le système métabolique s'oriente vers l'organisation de la sexualité qui parvient à maturité. Les filles développent plus leur corps vital. Leur fonction s'oriente vers la maternité, procréatrice. Les garçons développent plus leur corps physique vers la force musculaire. Une nouvelle naissance de l'individu par lui-même. Le Moi prend possession du corps par la sexualité. Ce cycle évolue sous l'influence de Vénus.

◇ De 21 à 28 ans : l'élaboration du Moi forge la personnalité. A 21 ans, l'organisation fonctionnelle du Moi est installée. A la pensée fortement teintée de subjectivité, d'affectivité, est proposée une objectivité à conquérir par les forces de l'individualité. Le combat débute pour une harmonie entre l'inévitable sclérose du corps physique et la quête des métamorphoses du corps psychique par le Moi.

Ensuite ? L'évolution continue ! La cinquième septaine travaille à la métamorphose de l'âme de sensibilité. La sixième à l'âme de sentiment, ou de cœur et de raison. La septième conduit à la maturité de l'âme de conscience. Les trois septaines suivantes voient évoluer l'esprit de sensibilité, puis de Vie (cœur et raison), enfin le travail sur la conscience, c'est l'Homme Esprit. Mais c'est une autre histoire.

Pourquoi cette aparté anthroposophique ? Il m'a semblé ici trouver des repères dont la connaissance éclaire les troubles du comportement de l'enfant. Ne peut-on y voir des difficultés d'adaptation à notre monde aujourd'hui si perturbant pour la physiologie du développement, la croissance, non seulement physique, et si insensible au respect de la différence. Contrairement au règne animal qui vit en groupe le plus souvent, l'être humain est voué à assumer son individualité, sa différence. Encore faut-il que cette différence soit respectée dans les règles de vie en société. Nul doute que la nature humaine est en période d'évolution majeure. Peut-être peut-on y voir la fin d'une évolution qui nous a menés bien loin dans le matérialisme, la technologie étant aujourd'hui parvenue à mettre possiblement en danger son propre créateur. La machine travaille à la place de l'homme. D'aucuns y verront certainement un bien. Mais il nous faut alors inventer un nouveau mode de vie ! Transformer le chômage en disponibilité à d'autres travaux. Redécouvrir la solidarité, l'échange non monnayable, le service à la personne, après avoir épuisé en une impasse le service aux biens ?

Mais revenons à l'évolution du petit enfant. La première septaine construit le corps physique. Mais si l'on observe les schémas de proportion du corps, on constate l'énorme prédominance de la tête à la naissance, un quart de la taille de l'enfant et à deux ans un cinquième, pour devenir à six ans un sixième. Cette période voit pour la première année une croissance physique extraordinaire. A partir de la deuxième année, la vitesse de croissance chute considérablement pour n'effectuer un nouveau pic qu'à la puberté.

L'énergie vitale du petit enfant est donc en très grande partie consacrée à sa croissance physique. Ce qui me préoccupe aujourd'hui, c'est la capture de cette énergie vitale au profit du développement des activités de pensée précoce et par corollaire au détriment de la croissance physique. Cette maturation physique sera amputée, peut-être définitivement, par l'investissement mental que nous produisons chez nos enfants à force de stimulations des sens et d'informations délivrées dans une vie mouvementée et, je crois, par trop de stimulations verbales. Après avoir certainement, pendant une époque, négligé la relation à l'enfant par la parole, j'ai parfois l'impression, en observant les parents, tout décrire, tout expliquer à leur enfant, qu'ils les noient dans un flot de mots où la parole finit par perdre son sens. Etre obligé de répéter quinze fois une demande à un enfant – par exemple « Veux-tu bien ranger les jouets, nous allons partir » – sans que celui-ci ne réagisse, montre que la parole n'a plus de sens. Cela doit questionner. Vous trouverez dans le livre de Monika Kiel-Hinrichsen des repères pour analyser la qualité de votre parole[148].

148 Monika Kiel-Hinrichsen, *Pourquoi les enfants n'écoutent pas,* Editions Aethera, 2011. Voir annexe 7

Si les autres ne répondent pas à tes bonnes manières,
examine tes véritables motivations.
Si les autres ne répondent pas à ton amour par de l'amour,
examine ta propre bonté.
Si les autres réagissent mal à tes efforts pour les guider,
examine ta propre sagesse.
Bref, examine-toi chaque fois que tu n'atteints pas ton but.[149]
Meng-tzu

L'éveil de l'enfant, et particulièrement du tout-petit, a donné naissance à un commerce extraordinaire. Comme si le petit enfant ne pouvait s'éveiller dans un milieu ordinaire. Le jardin, les promenades dans la nature, la maison, ses pièces aux murs décorés, les meubles et les objets de papa et maman, les allers et venues de la famille, leur échanges verbaux, leurs chants, maman ou papa qui cuisinent, lavent, rangent et lisent, jouent, ne sont-elles pas des stimulations suffisantes ? L'enfant apprend en observant et en imitant. Faut-il ajouter tous ces objets, dits jouets d'éveil ? Nos grands-parents qui ont joué avec la terre, les bouts de bois, les cailloux sont-ils demeurés, restés endormis ?

Sans développer, je voudrais parler ici des jeux électroniques dont sont affublés les enfants d'aujourd'hui, même les petits. Alors là, oui, ils sont sages en salle d'attente ! Complètement absorbés, captivés, les doigts agités, et encore, souvent seulement le pouce, alors que les autres doigts sont crispés aux bords de la « DS ». J'ai connu à l'époque de mes enfants la Gameboy, puis la Nintendo. J'avoue maintenant être complètement dépassée... Non seulement avec ces jeux, n'est offerte à l'enfant aucune créativité, aucune liberté de choix d'aller vers telle ou telle attirance, mais l'enjeu semble tellement captivant, que sur le moment en tout cas, l'enfant ne semble pas être capable de prendre du recul et disposer de la moindre attention à l'environnement proche, en témoigne le ton, voire la colère, que déclenche la moindre intervention extérieure. L'enfant est happé, et c'est là le danger, comme ne pouvant résister à l'appel proposé dans le jeu, tellement bien étudié pour absorber totalement l'attention. L'addiction est maintenant reconnue puisqu'il existe des numéros d'appel gratuit et consultations spécialisées, dont sont atteints de jeunes adolescents et adultes, ne pouvant résister à l'appel de l'écran, rendus esclaves de la console ou des jeux internet, et du même coup s'excluant de la vie en

149 In Op. cit. page 95

société. Outre que le contenu de ces jeux fait souvent intervenir des enjeux forts, voire violents, naturellement qui vont dans le sens des enjeux à la mode, le plus fort, celui qui écrase tout, qui est capable d'éliminer ses adversaires, la tension mise à vouloir gagner vide cet enfant de tout son capital neuro-hormonal qui lui permet de gérer le stress. Se trouvant à court après le jeu, il se comportera bien souvent avec agacement, impatience voire agressivité et pour cause. Comment s'étonner de leurs difficultés d'attention à l'école, au programme tellement moins motivant que les jeux vidéo...

Pour revenir aux tout-petits, je ne peux m'empêcher de compatir lorsque je vois ces petits bouts dans leur cosy, s'exciter sous l'arceau qui leur présente, de manière obligatoire, des jouets qu'ils agitent bien malgré eux. Je l'ai déjà dit, mais il me semble important de le répéter ici, tant la compréhension est facilitée en essayant de voir ce que cela nous ferait à nous. Imaginez-vous alité, n'ayant plus l'usage de la parole, incapable de vous évader de ce lit, avec un écran de télévision à cinquante centimètres de vos yeux, et personne qui vous délivrerait de cette stimulation obligatoire. Personnellement, je deviendrais folle ! Eh bien, je crois que ces bébés, bloqués dans le cosy ou sur le « tapis d'éveil » sous l'arceau encombré de jouets pendus à leur regard, sont sur stimulés et deviennent surexcités. Et je pense que cet état les prédispose à l'hyperactivité ! Le tout-petit, qui dispose d'une certaine énergie vitale, est mobilisé à croître. Bien sûr, son éveil psychique et affectif est également en train de progresser, mais plus faiblement. Laissons nos enfants aller à leur rythme. Cessons de les stimuler tous azimuts. Arrêtons de les noyer dans un bain de paroles incessant. Offrons-leur une vie paisible et harmonieuse. Cette hyperstimulation les prive de cette vacuité, de cette insouciance dont devrait bénéficier le tout-petit dans la première septaine, à ce vide dont l'enfant a besoin pour créer son investissement propre. En comparaison, ce n'est pas du tout la même perception lorsque vous écoutez de la musique, au casque ou non, les yeux ouverts ou fermés. Lorsque vous écoutez de la musique les yeux ouverts et sans casque, les perceptions sont démultipliées, auditives mais aussi visuelles, voire olfactives, émotionnelles, imaginaires. Dans le cas où vous fermez les yeux et écoutez au casque, vous vous laissez pénétrer totalement par la musique, vous en goûtez toute l'intensité, vous vous offrez à l'émotion qu'elle vous inspire. Vous créez votre écoute. Vivre pleinement le moment présent. Le petit enfant en a aussi besoin. L'enfant, par lui-même, saura bien vous montrer ce dont il a besoin, en son temps. Il suffit d'observer, d'écouter l'enfant pour savoir ce dont il a besoin.

Certes, les livres peuvent apporter des connaissances sur le développement « normal » de l'enfant, mais chaque enfant est un être unique, avec des parents uniques, dans un environnement unique. La différence n'est pas un handicap mais une richesse. Comme je l'ai expliqué pour l'âge de la diversification alimentaire – ce petit qui d'abord vous observe, suivant du regard le manège de la cuillère de l'assiette à la bouche, puis en imitant va ouvrir la bouche comme vous, puis lorsqu'il aura envie de goûter à la nourriture, agitera les bras – le tout-petit saura vous avertir qu'il est prêt à apprendre, à franchir une nouvelle étape. Soyons respectueux du rythme de son évolution. Observons, soyons attentifs, et nous pourrons alors lui ouvrir le chemin quand il sera prêt. Suivre à la lettre les prescriptions décrites dans les livres risque de conduire à une attitude rigide, trop investie par le mental, et l'enfant se rebellera s'il n'est pas dans son temps d'évolution.

Alors, il se fâche. Cela peut prendre l'allure de colères, de réactions brutales - parce que cela ne va pas pour lui - dites « caprices », de cauchemars, réveils nocturnes. L'enfant ne pourra vous dire ce qui ne va pas, car il est dans une conscience naissante, et surtout dans le ressenti. « Dis-moi pourquoi tu fais ça ? » est une question qui n'a pas de sens pour lui. Mettons-nous simplement à sa place, avec le recul indispensable sur nos a priori et théories. Laissons tout cela de côté et tâchons de percevoir ce que l'enfant peut ressentir. Cette attentive observation et écoute éviteront bien des emportements. Cependant, cela demande temps et disponibilité. Deux ingrédients bien mis à mal dans la société post-moderne. Lorsqu'il faut se dépêcher, le matin, de s'habiller, déjeuner, enfiler ses chaussures, pour être à l'heure à l'école, alors qu'on est levé au dernier moment, parce qu'on s'est couché trop tard le soir, parce que papa et maman travaillent loin et tard, etc... Et de fil en aiguille, le stress du temps qui file et nous presse, l'énervement nous gagnent et tout cela déteint sur les petits. La crise éclate parce que l'enfant voulait mettre ses chaussures « tout seul », avec le temps qu'il lui faut, ou au contraire, parce qu'il avait besoin de l'aide de maman qui veut que son petit apprenne à faire tout seul, parce que la maîtresse a demandé qu'il soit autonome pour l'habillage, parce qu'elle a trente enfants dont elle doit s'occuper, etc... Et nous voilà embarqués dans une spirale infernale, dont seule la colère du tout-petit peut exprimer l'insupportable ! Il existe là un désordre dans les priorités, invivable pour tout le monde, mais que le tout-petit, dans sa spontanéité, exprime. Un dysfonctionnement auquel il ne peut répondre que par les manifestations dont il est capable, cris et hurlements pour dire le trop qui l'oppresse. Remettons de l'ordre dans les priorités, donnons à l'enfant le temps qu'il lui faut. Organisons-nous en fonction de ses besoins et de ses capacités du moment. Aidons-le. Guidons-le. Accompagnons-le.

Il est un grand sujet, aujourd'hui et de tout temps. C'est celui de **la frustration**. Elle engendre bien des tergiversations qui prennent racine dans notre propre enfance. La frustration est le premier sentiment négatif de notre vécu. Je ne parle pas, bien sûr, des drames de l'abandon, des situations particulières de naissance. Ce vécu de la frustration marque à jamais notre mode de fonctionnement. Intégré depuis les tout premiers jours, dans un contexte d'amour et de bienveillance, il forgera notre résilience, c'est-à-dire notre capacité à rebondir en cas de coup dur, notre capacité à être heureux bien que nous ne puissions être tout puissants. Depuis la révolution de mai 68, qui a fait sauter les barrières, les limites – au moyen de barricades !... - l'intolérance à la frustration s'est engagée dans la brèche. Pourtant, nous admettons tous que pour vivre en société, il est indispensable de respecter la place de l'autre, comme nous aimons que les autres respectent notre place. Il en découle forcément une impossibilité de vivre tout ce que nous voudrions vivre. Il faut donc parfois renoncer. Selon notre propre intégration de la frustration, dans un équilibre harmonieux ou non de notre corps émotionnel, dans une valorisation par notre Moi, nous serons des parents à même de supporter de voir notre tout-petit soumis à la frustration et capables d'accepter ses réactions de rejet, en maintenant néanmoins l'objet de la frustration. La réaction que nous oppose notre enfant vient travailler, raviver notre propre vécu d'enfant. Et c'est souvent là que le bât blesse. Adulte devenu parent, notre devoir, notre responsabilité serait de faire le ménage de notre vécu avant d'être à même de guider nos enfants. Une maman ou un papa encore souffrant des blessures de leur propre enfance se retrouveront bien fragiles face à l'inacceptation de la frustration par leur petit, alors que celle-ci est loin d'être un drame mais au contraire un ciment de cohésion des capacités d'adaptation à la vie en société. Lorsque l'enfant, frustré, aux prises avec le grand débordement de ses émotions, perçoit le bouleversement qui s'empare de son tuteur, il perd les pédales ! « Au secours, mon guide vacille ? » Mettons-nous à sa place ! Certains parents ont trouvé une solution. Ils laissent faire l'enfant. C'est à lui de trouver ses limites, de comprendre par lui-même comment grandir. Pour eux, poser un interdit semble impossible et ils laissent l'enfant livré à lui-même. Il apprendra tout seul. Je vois ainsi, dans mon cabinet, des enfants dévorants, envahir tout l'espace. Les parents, plus souvent les mamans venues seules, ne semblent pas en être affectées et me paraissent comme anesthésiées. L'enfant dirige tout. Je me suis retrouvée parfois dans l'impossibilité d'examiner ces enfants s'ils n'avaient décidé eux-mêmes d'accepter la situation d'être appréhendés. N'écoutant pas l'autre, enfermé dans ses émotions, l'enfant n'est alors pas apte à entendre mes explications sur l'examen. Il hurle, les yeux sont fermés, les oreilles sont bouchées. La situation se termine souvent dans une colère dont la violence peut devenir insupportable. Et les parents ne semblent pas savoir comment réagir, si ce n'est, sans jamais hausser le ton, demander à l'enfant hurlant, de bien vouloir être gentil ! Ces enfants, livrés à eux-mêmes, deviennent associables. Il m'arrive parfois de ressentir la maltraitance qu'ils nous affligent. De la crainte de maltraiter l'enfant - peut-être par le fait d'une maltraitance soi-même éprouvée dans l'enfance - on en arrive à la maltraitance de l'entourage par ces enfants vampires, bien malgré eux. C'est un comble ! On oublie que l'enfant est immature et a besoin d'être guidé. Nul doute que de telles situations peuvent être éclairées par l'analyse du vécu des parents dans leur propre enfance. L'analyse, le recul, n'ont pas été travaillés par rapport à leur propre vécu. Les blessures de leur enfance n'ont pas été reconnues par eux-mêmes, pas verbalisées et décodées. La souffrance persistante interdit alors l'attitude adéquate de guide pour le tout-petit qui leur fait face, mis alors dans la même situation de souffrance qui fait écho à la leur. La frustration est non seulement nécessaire pour accepter les règles de vie en société, la première cellule sociale étant la famille, mais elle est structurante pour l'enfant. Elle éduque la capacité d'adaptation, la résilience, la capacité à rebondir dans une situation difficile. Elle commence dès les premières semaines. La première frustration éprouvée survient lorsque l'enfant ressentant la faim, indispensable besoin de nourrir son corps, ne supporte pas cet inconfort de l'appel du corps. Si maman n'est pas aussitôt prête à satisfaire son besoin, un grand déchirement intérieur s'empare de tout son être. Selon les tempéraments, cet apprentissage de la patience déclenchera un inconfort plus ou moins supportable. D'inconfort, il se transformera en souffrance ou colère. Appel au secours ou rage s'empareront du tout-petit. Alors que des mots tout simples, une attitude paisible et assurée de la maman ou du papa, lui permettront de sentir que l'inconfort est entendu, compris et trouvera vite un apaisement, le silence et l'absence peuvent vite aggraver la situation qui imprimera sa cicatrice profondément dans la chair et les émotions. L'apprentissage de la patience, délivré au compte-goutte, est le premier atout pour appréhender calmement la frustration. Lorsque les demandes, bien légitimes, de l'enfant sont comblées - être nourri quand il a faim, être nettoyé et changé quand il est sali, être mis au lit lorsqu'il a sommeil, être consolé lorsque quelque chose est difficile pour lui, être câliné pour étancher sa soif d'amour et d'attention - parfois immédiatement lorsque c'est possible, parfois après une petite attente, l'enfant apprend, dans la sécurité, que ses parents lui apportent tout ce dont il a besoin, même s'il faut attendre un peu. Cette attente donne toute la valeur au ressenti du besoin puis plus tard du désir. Comblé immédiatement, le besoin devient impérieux. L'enfant devient despote. Apprivoisé dans la patience et l'amour, le désir devient sel de la vie. Il laisse place à l'espoir, au régal de l'attente, au plein ressenti du désir, élan de vie.

La frustration, hormis celle de l'attente des besoins physiologiques, épargne le tout-petit bien incapable de quoi que ce soit par lui-même. Dès les premières possibilités de mouvement, l'enfant devient capable d'actes, d'agir. C'est alors qu'il se trouve exposé au non. Pas toucher les prises électriques, pas creuser avec ses petites mains dans la terre des pots de fleurs, pas toucher les boutons de la chaîne hifi ou de la télévision, etc.... Quelle catastrophe pour ce tout-petit habitué au nirvana des premiers mois ! Tout allait bien, comme il en avait besoin ! Et maintenant qu'il commence à vouloir, à désirer, à explorer, voilà que tout n'est plus possible. L'enfant tombe des nues ! Selon les tempéraments, il va alors essayer de détourner l'obstacle ou se mettre en colère. Certains bébés ont l'art et la manière d'apprivoiser leur guide. Il y retourne avec le sourire. Il séduit par les mimiques. Il fait le drôle. Et il y arrive ! Qui peut se retenir de sourire ou rire de leur manège. Pourtant, c'est là que tout commence. L'enfant teste ! Votre sérieux et votre patience lui apprendront qu'une limite est une limite. Qu'un interdit reste un interdit, quels que soient les moyens que l'enfant développe pour le franchir. Après maintes tentatives, car il est têtu ! Il perçoit votre assurance et votre persévérance à lui faire comprendre que, non, ce n'est pas possible. Au tout début, ce non est un jeu pour le tout-petit. La limite est une notion nouvelle pour lui. Totalement inédite. Votre persévérance à lui faire admettre de céder est une base fondatrice de l'éducation. Tranquillement assis à côté de lui, vous répéterez, une fois, que cela n'est pas possible de toucher la prise de courant, vous saisirez doucement mais fermement la petite main, et le regard dans ses yeux, vous redirez autant de fois que nécessaire que c'est non. Jusqu'à ce qu'il tourne les talons. Et là, je vous suggère de surveiller ! Car il reviendra. Et la limite fermement maintenue, deviendra un cadre où le tout-petit aura reconnu la notion de sécurité, de règles. Ces règles délimiteront son territoire d'exploration où il s'épanouira à découvrir mille et une choses non dangereuses qui pourront satisfaire son esprit curieux. Les règles seront les vôtres. Outre les règles de sécurité – il n'est pas permis de se mettre en danger – les règles de vie en société – ne pas agresser autrui, ne pas voler, le code de la route... - les règles de convenance et de mode de vie sont propres à chaque noyau familial. Mais une règle est une règle. Elle doit être respectée maintenant et plus tard. Ainsi la surveillance, d'un œil, et sans entraver le goût d'exploration des enfants, est indispensable à l'apprentissage du respect des règles. Dans mon cabinet, je vois souvent des parents répéter vingt fois une demande, jusqu'à ce qu'ils soient obligés de se fâcher. La règle d'écouter l'autre, en particulier son parent lorsqu'il expose une demande – il est temps de ranger, de t'habiller, etc. – est un des fondements de l'éducation de l'enfant. Cette demande étant bien entendue adéquate, expliquée et formulée au bon moment et avec respect de l'enfant.

Que de troubles du comportement de l'enfant, dispersion, inattention, agressivité, colères, ne sont-ils que le reflet d'une demande mal formulée, au mauvais moment, ou d'une manière distraite, sans présence totalement dédiée au sens de la demande ou à l'enfant. La dispersion est un des principaux écueils imposés par notre société. Tellement de stimulations nous attirent hors de notre être, qu'il est bien difficile aujourd'hui de rester centré. Et l'enfant le sent au plus profond de lui et cela l'inquiète ou l'insupporte. L'enfant a besoin d'adultes pleinement présents à eux-mêmes, calmes, sûrs d'eux-mêmes. Qui de nous peut prétendre répondre à cette demande à tout moment ? De l'insécurité et de l'inquiétude qui en découlent, naissent les troubles du comportement. La conscience naissante de l'enfant ne lui permet pas de verbaliser son inconfort. Il réagit par les pleurs, la colère voire par l'abandon et la tristesse. A une situation insupportable, nous avons deux possibilités de réagir. Soit par la fuite, soit par le combat. Les troubles du comportement de l'enfant sont des réactions à un fonctionnement inadéquat. Il faut y voir un symptôme. Un signal. Une alarme. Il y a quelque chose à identifier et corriger. Les enfants sont de ce fait nos guides. Nous avons beaucoup à apprendre de leur comportement. Adéquate, ils nous font prendre conscience que nous fonctionnons justement ; inadéquate, ils tirent la sonnette d'alarme. Il y a quelque chose qui ne va pas, une anomalie du fonctionnement. Au lieu de nous énerver parce que ça ne tourne pas rond, posons-nous. Observons-nous. Analysons la situation. Et corrigeons-nous ! Quasi toutes les situations conflictuelles découlent d'une incompréhension. Bien sûr, nous ne sommes pas superman, ni superwoman, ni super-parents ! Nous ne pouvons tout voir, tout entendre, toujours tout observer. Quand un cri éclate, donnons-leur l'occasion de s'exprimer. C'est-à-dire, écoutons-les. « Que se passe-t-il ? » Les questionner et les écouter peut nous faire gagner beaucoup de temps et économiser beaucoup d'énergie. Ce qui ne veut absolument pas dire répondre oui à tout ! Il y a des choses qui ne sont pas possibles. Mais il y a toujours un sens à cela. Le dire est essentiel. Sans donner mille explications sur le pourquoi et le comment, ou de justifications à tout va. Mais donner du sens à ce qu'on leur demande est indispensable. Les enfants d'aujourd'hui n'obéissent plus les yeux fermés ! Et c'est tant mieux. Il nous est parfois indispensable de ne pas prendre tout le temps qu'on voudrait. Mettons des mots sur tout cela ! « Là, on ne peut plus tarder, il faut aller chercher ta grande sœur à l'école. Tu finiras ton jeu quand on rentrera. Maintenant, il faut t'arrêter et partir. » Evidemment quand c'est possible, essayons de respecter le rythme des petits. Rythme qui n'est pas le nôtre.

Et puis, attention à ce que nous disons. Quand il n'y a pas le choix, ou lorsque l'enfant n'a pas la connaissance pour faire ce choix, inutile de lui demander s'il est d'accord ! Ne lui tendons pas la perche pour nous faire battre… Ils sont champions pour se rappeler de ce que nous avons dit. « Mais tu avais dit que… ». Ils ont souvent raison d'ailleurs. Nous parlons souvent avant d'avoir réfléchi à toutes les implications de nos paroles. Et ces mots ne tombent pas dans l'oreille d'un sourd !

Outre les incompréhensions et les erreurs de paroles, il est des troubles que l'enfant ressent. Tous les tracas familiaux, les conflits ou turbulences du couple, les soucis du travail, la culpabilité de ne pas être à la maison pour son petit, les deuils ou problèmes de santé familiaux, autant de perturbations qui touchent les grands et... les petits. Mais tous ces évènements font la vie. Et plus que de les vivre eux-mêmes, c'est le non-dit qui fait traumatisme. La honte des émotions n'est plus de notre siècle, mais elle peut encore affecter les familles, par exemple avec les grands-parents qui ont connu ce modèle et ne sont pas parvenus à ouvrir leur cœur aux blessures de leur vie, ou celle de leurs ancêtres. Les enfants perçoivent tout cela. Ce ressenti des non-dits, voire des secrets de famille, peuvent se manifester chez eux par des troubles du comportement.

C'est dire qu'il y a toujours un sens à chercher, à trouver derrière des troubles du comportement. Un enfant n'est pas perturbé en soi, mais par l'environnement, par son vécu. Il s'agira parfois d'une apparente broutille. Sauf que c'était très important pour l'enfant. Cela peut être une parole de travers, comme une remontrance de la maîtresse parce que les contours du coloriage sont trop dépassés. Cela n'est pas grave en soi, mais l'enfant est blessé, non reconnu dans ce qu'il est, mais dans ce qu'il fait, ne voudra plus aller à l'école. Mais ce ne sera pas forcément dit clairement, loin de là. Vous savez bien que les petits enfants ne racontent pas ce qu'ils ont fait à l'école. Tout simplement parce qu'ils vivent dans l'instant présent. Cela se traduira par des pleurs quand il faudra quitter papa ou maman, ou bien un refus de faire le « travail » demandé, comme ils disent, qui pourront être interprétés comme une difficulté de séparation ou un entêtement obstiné, une désobéissance... Que de malentendus qui laisseront le petit sans aide. Dès lors, le mal-être cristallise, et de fil en aiguille, l'origine des troubles se retrouve enfouie derrière un comportement que plus personne ne comprend.

Une des solutions à envisager est l'observation attentive de nos petits, à tout moment et au fur et à mesure ; augmenter notre disponibilité, avoir toujours un œil qui surveille, et surtout explorer toutes les pistes dès qu'un trouble surgit. Plus vite la compréhension sera donnée, moindres seront les enchaînements et les intrications multiples[150]. Dès que l'annonce d'une colère surgit, apaiser, avant l'orage, dédramatiser par la question « Mais que se passe-t-il ? » c'est-à-dire donner la parole à l'enfant, lui donner l'occasion de s'exprimer. La patience n'est pas toujours disponible, et l'enfant n'a pas forcément acquis la parole. Mais en se mettant à sa place, à condition

150 Il est bien entendu que, dans ce chapitre, je ne parle pas des pathologies du développement.

d'avoir assisté au prélude, nous pouvons essayer de mettre en parole ce qui perturbe l'enfant, et transformer l'essai. « Ah ! Tu es très fâché. Tu voulais mettre tes chaussures tout seul, et je ne t'ai pas laissé faire parce qu'il faut aller vite. Margaux est déjà sortie de l'école. Elle va nous attendre. Allez ! Viens avec moi chercher Margaux.» Pour ne pas se mettre en situation difficile, nous pourrions aussi éviter d'être trop juste sur le timing pour que l'enfant ne soit pas brutalisé dans son rythme, par exemple. Tenir compte de l'enfant en tant que sujet à part entière, même s'il est dépendant, non autonome, nous aidera à anticiper, avertir pour éviter les clashs. Ma foi, ne serions pas nous-mêmes fort mécontents si notre chef de service prenait d'un coup la décision de nous retirer un dossier sans avertir, sans explication ? Il en est de même lorsqu'on retire un enfant de son jeu pour partir chercher son aîné à l'école. Même s'il ne parle pas encore, il a droit d'être averti !

Parfois les colères deviennent terribles. « Je ne sais plus quoi faire. » disent les parents. Lorsque la colère dégénère, le petit frustré ne sait plus où il en est. Il se perd dans ses émotions qu'il ne parvient plus à retenir, il est emporté par la tempête et ne parvient plus à retrouver le nord. Là, il nous faut l'aider. Parfois l'orage est si violent qu'il ne se laisse même pas toucher. Nous ne pouvons alors l'aider que par notre présence, qui plus est, calme et rassurante. Asseyez-vous en tailleur et dessinez un signe de l'infini avec vos pouces et majeurs. Je ne plaisante pas. Seule votre attitude zen pourra apaiser votre enfant. Certains ont besoin par contre d'être pris dans les bras, entourés fortement, parfois remis en position fœtale, c'est-à-dire rassemblés. Le geste est beaucoup plus apaisant que les mots : « Calme-toi !» Il n'y arrive pas, c'est pour cela qu'il est dans cet état. Sur le moment de la colère, en général les oreilles sont totalement bouchées. L'enfant est tout à sa colère. Il ne peut entendre. Une fois calmé, tout seul à vos côtés, ou dans vos bras, desserrez l'étreinte et mettez-vous face à lui. Et les yeux dans les yeux, demandez-lui : « Qu'est-ce qui s'est passé pour toi ? » L'enfant doit pouvoir verbaliser son ressenti, et ensuite vous pouvez l'aider à mettre en mots ce qui s'est passé pour lui et vos explications, brèves, de la limite, la contrainte ou la contrariété qui a déclenché la colère. Pour le tout-petit qui ne parle pas encore, c'est à vous de mettre la légende sur cette histoire sans parole, pour lui. « Tu veux toucher la prise, mais moi, je ne veux pas que tu te fasses mal. Ça n'est pas possible de jouer avec les prises, même si tu es fâché. C'est comme ça. »

Nous voyons que sur le plan relationnel, il est aussi plus juste de prévenir que guérir.

Les troubles du comportement peuvent toucher le sommeil et l'alimentation. Ces moments clés de la vie des enfants sont stratégiques pour la sensibilité et les nerfs des parents ! Et les petits le savent bien. Quasi tous les parents sont inquiets que leur enfant ne mange pas correctement. Ils se feront donc un malin plaisir de faire vibrer la corde sensible, au moindre prétexte. Ne tombez pas dans le panneau. Avant toute chose, dédramatisons. Bien sûr, en essayant de comprendre ce qui se joue, toujours. Mais le petit a le droit de ne pas avoir faim tous les jours de la même manière. Si dans la première année toute baisse d'appétit doit interroger, chez le plus grand, dès la deuxième année où les besoins sont bien moindres parce que la croissance ralentie, l'appétit peut être variable d'un jour à l'autre. N'est-ce pas le cas pour vous ? Le seul motif sérieux d'inquiétude est la concomitance de symptômes ou la stagnation, voire la perte de poids. Le refus de manger peut s'organiser autour de la période du non, de la période d'opposition « C'est moi qui dis, moi qui fais », ou du classique refus des légumes. Et alors ! Faîtes-lui des pâtes matin, midi et soir.... Cela ne durera pas une semaine ! Par contre, les tracas à table peuvent durer des années, si vous continuez à le forcer, à vouloir qu'il mange jusqu'à la fin son assiette. « Tu as faim, tant mieux, bon appétit ! Tu n'as pas faim, ce n'est pas grave, tu restes calme et tu nous laisses manger ou tu descends de ta chaise. »

Quant au sommeil, acceptez que parfois votre petit bout n'ait pas envie de faire la sieste. Vous le coucherez plus tôt ce soir-là. Acceptez qu'il n'ait pas envie de se coucher lorsque vous recevez des amis. Ou alors, couchez-le avant que vos invités n'arrivent. Dans des situations exceptionnelles, la souplesse peut servir mieux que de vouloir s'entêter à maintenir le cadre habituel.

Il n'est pas possible de parler des troubles du comportement sans envisager les influences de l'environnement. Celui-ci a été profondément modifié ces cinquante dernières années. L'environnement physiologique de l'homme est la nature. Le vingtième siècle a vu se développer la technologie qui a pour corollaire les effets secondaires des produits chimiques et des ondes électromagnétiques. Sans parler de la pensée négative et de la manipulation qui découle du flot d'informations divulguées à tout va par les médias audiovisuels. La pollution est à tous les niveaux.

Qu'en est-il alors de notre intégrité dans un tel niveau de perturbations de l'environnement ? La responsabilité de la pollution n'est en général pas reconnue par le corps médical, hormis peut-être pour les allergies polliniques. L'implication économique en est trop forte. Mais tous ces petits patients qui sont transformés par un régime alimentaire exempt de phosphates, de gluten, de caséine ou de sucre, sont-ils des extraterrestres ? Le niveau d'éloignement par rapport au modèle naturel est pourtant simple à comprendre. Il semble de bon sens qu'une alimentation, un environnement trafiqués soient moins hospitaliers à la vie humaine qu'un cadre naturel. Mais à parler ainsi, on se fait rapidement traiter de rétrograde. Pourtant les enfants nous démontrent qu'en corrigeant le tir, les troubles disparaissent. De là à admettre la responsabilité de la chimie et de la pollution dans les troubles du comportement, il y a un pas infranchissable tant il met en péril le système économique tel qu'il est actuellement. Imaginez seulement l'industrie des vaccins, de la pharmacie, l'industrie chimique et pétrolière remises en cause et rendues responsables des fléaux modernes, le monde actuel s'écroule. Il n'en reste pas moins que vous êtes les seuls responsables de vos enfants. Vous seuls pouvez choisir et refuser les pratiques qui semblent délétères à leur comportement et leur santé.

Si le vingtième siècle a vu s'effondrer nombre de dictatures, la pensée unique a seulement changé de forme. Au vingt-et-unième siècle, elle revêt la forme du « progrès » délivré par les industries pharmaceutiques et industrielles. Progrès qui se transforme en dictat, sous-tendu par le caractère économique, indissociable d'un soi-disant philanthropisme. Et ce sont nos enfants qui manifestent aujourd'hui l'insupportable atteinte au fonctionnement naturel de notre organisme. Il y a aujourd'hui trois cents fois plus de phosphates dans l'alimentation industrielle qu'il y a trente ans. Sachant que les phosphates sont des molécules qui constituent, avec l'adénosine, sous forme d'ADP et ATP[151], notre carburant, notre énergie, comment s'étonner que certains enfants aujourd'hui soient « survoltés » ! De même avec le glutamate omniprésent dans l'alimentation industrielle, orexigène (augmente l'appétit) mais neurotoxique.

Dans le même ordre d'idée, la présence et la respiration, l'ingestion ou l'injection des métaux lourds via l'industrie, la pollution des eaux, les vaccins, sont impliqués dans les troubles du comportement ou les maladies chroniques de notre époque (fibromyalgie, fatigue chronique, etc...). La symptomatologie de l'intoxication au mercure se superpose exactement aux

151 Adénosine-tri-phosphate et adénosine-di-phosphate

symptômes des pathologies modernes et des troubles du comportement des enfants que l'on rencontre maintenant très fréquemment dans les motifs de consultation. Bien avant de parler d'hyperactivité, les troubles de l'attention, de la concentration, des apprentissages sont malheureusement devenus fréquents. Qui n'a pas recours aujourd'hui pour son enfant à l'orthophonie, l'orthoptie, le neuropsychologue, l'ergothérapie ou la psychomotricité ?

Dès la conception, le fœtus est soumis à influences à travers sa mère, puis directement après la naissance. En tant que parents, nous sommes responsables de choisir ou d'éviter les influences qui toucheront notre enfant. Notre individualité définie par notre humanité, doit nous conduire à choisir, en chaque instant, les influences positives qui nous permettront de progresser, grandir, et refuser les influences négatives qui risquent de pervertir notre intégrité. Choisir les influences positives, pensées, lectures, musiques, informations, environnement. C'est dire que la télévision, sous cet angle de vue, devient un instrument d'information fort délétère et que les émissions positives sont bien rares. Je ne supporte plus aujourd'hui la plupart des programmes de télévision, tant ils sont vides de sens ou porteurs de mauvaises nouvelles et désinformation. La télévision, et autres radios, seraient-elles responsables de lobotomie ? Outre que les informations diffusées dans les journaux et reportages, trop souvent abandonnées aux yeux de nos petits, sont génératrices d'angoisses insupportables puisqu'elles colportent tous les malheurs du monde. Je suis convaincue que dans ces conditions, il nous est possible de choisir de contrôler les sources innombrables d'angoisses, diffusées par la vie moderne et les médias. Car l'enfant de parents angoissés ne peut être serein et confiant. Les influences extérieures sont aujourd'hui extrêmement présentes, nombreuses et puissantes, via les moyens médiatiques de la télévision, des radios et de l'internet. S'en isoler nécessite un acte de volonté hautement conscient et difficile. Car il ne s'agit pas non plus de s'isoler totalement du groupe social. Mais l'individualité vient de l'intérieur de chacun de nous. En tant que parents, nous avons à aider celle de nos enfants à éclore. La vie est à chaque instant une question de choix. Tant que l'enfant n'a pas acquis l'autonomie de penser, c'est à nous qu'il revient de faire ces choix afin de lui permettre les meilleures conditions d'épanouissement.

D'une manière générale, les troubles du comportement doivent interroger les parents. Comme les pleurs, ils ont toujours une raison d'être, une signification qui doit être éclaircie. Si ce n'est le stress de la vie moderne qui nous ampute souvent de notre attention, de la disponibilité dont les petits ont tant besoin, une surveillance attentive, une observation curieuse, permettront d'en venir à bout facilement par la parole. L'important est de se donner le temps d'éclaircir les situations orageuses au fur et à mesure. Laisser de côté des troubles du comportement conduit à l'enkystement. L'oubli des facteurs déclenchant, de l'environnement du moment, handicape la compréhension du processus qui conduit à la colère. Tout trouble qui surgit doit conduire à un questionnement, une enquête pour en élucider l'origine et dissoudre les tensions.

Les troubles du comportement de l'enfant à type d'hyperactivité et déficit de l'attention

Dans ce chapitre je ne traiterai que des possibilités d'enquête personnelle des familles et des moyens simples d'améliorer ou prévenir les comportements hyperactifs. La prise en charge diagnostique et thérapeutique lorsqu'elle est nécessaire est du ressort des spécialistes. De ce fait, ce chapitre sera volontairement schématique.

Lorsqu'il y a, dans une situation, inadéquation entre les besoins et les réponses données, le sujet peut réagir de deux manières. Outre que la parole est le meilleur moyen de résoudre une problématique – l'enfant en fait l'apprentissage jusqu'à sept ans où il est capable d'exprimer son ressenti – il réagira soit par la fuite, soit par le combat, c'est-à-dire soit par le repli, jusqu'à la dépression, soit par l'agitation, jusqu'à l'hyperactivité. Cette inadéquation peut concerner l'environnement, le fonctionnement familial et plus largement l'histoire familiale au sens généalogique, l'école, le mode de garde mais aussi l'environnement géophysique, l'alimentation, le niveau de stress dans lequel l'enfant baigne, ainsi que les antécédents toxiques maternels, en particulier, puisque c'est la mère qui le porte pendant neuf mois, et que malheureusement, le placenta sert d'émonctoire pour les toxiques du corps maternel.

Ce trouble est un symptôme, un signal, qui manifeste une inadaptation entre les besoins, les désirs de l'enfant et les réponses qui lui sont données par l'environnement adulte, parents, école... Il n'est pas toujours possible d'en déterminer les causes exactes, toujours multiples, mais certains facteurs que j'ai détaillés par ailleurs dans ce livre, sont indéniablement favorisants, aggravants.

Il convient de rechercher, d'analyser :

◇ Des antécédents familiaux d'hyperactivité chez l'un des parents ou un oncle, une tante, un grand-parent... peuvent être retrouvés.

◇ Dans l'environnement familial, identifier :

- Un manque de cadre défini et clair, de repères, de sens posé aux limites. La perte des rythmes et rituels dans la vie moderne entraîne une perte de repères voire de sens pour le sujet enfant. Les enfants actuels nous rappellent l'importance des rites fondateurs de sens.
- Un manque de cohérence des parents vis-à-vis de l'enfant. Le cadre éducatif s'établit sur une connivence des deux parents qui doivent s'entendre sur des principes clairs et stables pour permettre à l'enfant d'évoluer dans des limites clairement définies et cohérentes, sous-tendues par le sens (oui /non clair). Tout ceci est bien sûr sans cesse réactualisé par un dialogue permanent entre les parents.
- Un manque de cohérence des parents entre eux. Il est clair que la brèche d'une mésentente éducative, ou non, des parents sera une porte ouverte à l'insécurité de l'enfant et à sa dispersion.
- La place de chacun est-elle claire ? L'enfant trouvera sa place si chacun dans la famille occupe la sienne. Papa est un homme, compagnon de maman et père de ses enfants. Maman est une femme, compagne de papa et mère de ses enfants. Chaque enfant a sa place dans la fratrie, seulement et surtout, sa place.
- Un manque de disponibilité authentique. Qualité malmenée par la vie moderne dont il importe de ménager au maximum la préservation.

◇ L'environnement physique : perturbations du champ électromagnétique

- Antenne de téléphone portable à moins de 150 mètres de la maison. L'enfant ne joue pas avec le téléphone portable qui émet un champ électromagnétique jusqu'à 1,5 mètre. De même il est important de ne pas téléphoner avec un bébé dans les bras. A fortiori ne pas laisser bébé ou l'enfant jouer avec le téléphone portable...
- Pylône électrique à haute-tension à moins de 300 mètres. Le risque de leucémie a clairement été établi chez les enfants domiciliés à moins de

300 mètres d'une ligne à haute-tension.
• Proximité du poste de télévision près du lit de l'enfant (distance minimale supérieure à 8 fois la diagonale de l'écran), même de l'autre côté du mur.
Proximité d'un écran d'ordinateur (idem)
• Utilisation du four à micro-ondes pour chauffer l'eau et les aliments.
• Le repos peut être perturbé par une mauvaise position du lit. Certains individus sont sensibles à l'orientation par rapport au nord. Idéalement la tête du lit serait mieux orientée au nord ou à l'est. Le sud stimule l'activité mentale et perturbe le sommeil (ce qui peut être recherché par les étudiants !).
La sensibilité de chaque individu à ces paramètres est variable. Les électro-sensibles sont considérés par la société médicale comme des hystériques. Pourtant, il est reconnu que plus l'individu est jeune, plus il est sensible aux perturbations électromagnétiques. Loin des enfants les téléphones portables. Ceci n'est pas un jouet ! Le téléphone portable pour les enfants a été interdit. Pour les petits enfants seulement ?...

◇ Hygiène de vie
• Carence de sommeil, en particulier les premières heures de la nuit.
• Alimentation industrielle déséquilibrée (trop de sucre, céréales raffinées, produits laitiers, pas assez de légumes, fruits frais, fruits à coque, graines oléagineuses, bonnes huiles végétales), manque de produits frais, alimentation toxique (aromatisée aux multiples E... dont les phosphates, le glutamate par exemple.)
• Manque d'exercice physique quotidien suffisant, donc circulation sanguine insuffisante et carence d'élimination, de ressourcement dans la nature.

Identifier les causes :

◇ Psychologiques
• Anxiété, insécurité émotionnelle (l'enfant domine ses parents, vécu traumatique, etc...)
• Colère (qui n'appartient pas toujours en propre à l'enfant)
• Dépression, toujours réactionnelle chez l'enfant.

◇ Educatives[152]

- Non-adéquation des activités proposées (ennui, manque d'intérêt, lassitude)
- Manque de repères, de rythmes, de limites aux contours flous ou inconstants.
- Manque de sens (enfant cerveau droit – pensée analogique, multidimensionnelle, imagée, extrêmement rapide - dans un monde cerveau gauche – pensée cartésienne analytique, tridimensionnelle, rationnelle, verbale, beaucoup moins rapide)[153].
- Pédagogie punitive au lieu de souligner les réussites de l'enfant.

◇ Environnementales

- Sur-stimulations visuelles (télévision, ordinateur, jeux vidéo, panneaux publicitaires innombrables...)
- Sur-stimulations auditives, bruit incessant (besoin de silence, calme)
- Sur-stimulations des couleurs (chambre aux tons criards), des décorations (motifs trop suggestifs, formes agressives, trop de déco, de jeux...)

◇ Physiques

- Fatigue, surmenage, stress.
- Effets secondaires de pathologies (constipation, troubles thyroïdiens, parasitose intestinale, diabète...)
- Intoxications par les métaux lourds
- Hypersensibilité au sucre (excitant), gluten, caséine, phosphates (excitant). Certains enfants sont améliorés de façon spectaculaire en supprimant l'un ou l'autre de ces ingrédients.

Les causes de l'hyperactivité et du déficit attentionnel sont multifactorielles et ne sont pas toutes identifiées. Cependant, la correction des facteurs connus suscités amène des améliorations notables, parfois suffisantes pour permettre un développement et une intégration sociale épanouissante.

---

152 Notions développées précédemment dans les chapitres sur l'éveil de l'enfant.

153 Voir le livre de Marie-Françoise Neveu, *Les Enfants « Actuels » : Le grand défi « cerveau droit » dans un univers « cerveau gauche »*, Editions Exergue, 2006

Les enfants paient un lourd tribut aux inadéquations éducatives, scolaires et sociales. Attachons-nous à les dépister dès qu'un trouble se présente. Tout en sachant que nous ne tenons pas toutes les rênes et que la vie est adaptation permanente. Certains semblent pourtant moins habiles à s'adapter. Est-ce la vitesse d'évolution très rapide ou bien est-ce la charge de cette adaptation qui est devenue insupportable ?

Le recours aux médicaments pose une grave question. Les remèdes proposés sont tantôt des neuroleptiques (c'est–à-dire qu'ils dissolvent l'activité cérébrale), tantôt des psychostimulants. Cette dernière classe à laquelle appartient la fameuse Ritaline® est issue d'une amphétamine, drogue utilisée pour doper les combattants américains lors de la guerre du Vietnam (c'est-à-dire les pousser à agir au-delà de l'impensable, à ne pas penser pour pouvoir tuer). C'est par son effet secondaire paradoxal qu'elle parvient à « calmer » des enfants hyperactifs ! Outre une liste impressionnante d'effets secondaires, elle préoccupe par sa nature : c'est une drogue. Les enfants ayant reçu ce traitement présentent plus le risque de développer des comportements addictifs aux drogues dures[154]. Aux Etats-Unis, les overdoses à la Ritaline® deviennent plus fréquentes dans les services d'urgence que celles à la cocaïne… Le diagnostic de Troubles de Déficit de l'Attention avec ou sans Hyperactivité (THADA ou TDAH) a été créé de toutes pièces, sans fondements scientifiques, lors de la révision du DSM4 en 1994 (Diagnostic and Statistical manual of Mental disorders de l'Association américaine de psychiatrie) qui sert de référence mondiale pour la classification des troubles psychiatriques. Peut-être s'agissait-il de fournir un cadre nosographique pour les troubles du comportement à l'école ? Une chercheuse à l'université du Massachusetts a découvert que plus de la moitié (56%) des experts psychiatres qui ont élaboré le DSM4 ont des liens financiers avec les firmes pharmaceutiques[155]. De fait, entre 1990 et 1995 les prescriptions de méthylphénidate (Ritaline®) chez les jeunes ont plus que doublé aux Etats-Unis et ont été multipliées par cinq au Canada.

En 2006, sur 53 millions d'enfants américains fréquentant les écoles, plus de 9 millions seraient sous traitement psychostimulant.

---

154 Dr Françoise Berthoud, *Hyperactivité et déficit d'attention chez l'enfant*, Testez Editions Marco Pietteur, 2007

155 Lisa Cosgrove in *Psychotherapy and Psychosomatics*, 21 avril 2006

Tout le corps médical n'est pas dans l'aveuglement et le lavage de cerveau que voudrait dispenser l'industrie pharmaceutique soucieuse de son chiffre d'affaires plus que du devenir de l'humanité. Parmi bien d'autres, Pierre Vican[156] dénonce les effets secondaires d'un traitement tant banalisé. Qu'adviendra-t-il de nos enfants ? Là encore, et surtout, mieux vaut prévenir que guérir.

Je dois ajouter que dans de rares cas, le traitement médicamenteux a sauvé la famille du désespoir ou de l'explosion. L'enfant, transformé – où en est son intégrité ? – a retrouvé un comportement acceptable pour la famille.

Après avoir vérifié toutes les causes environnementales, pédagogiques, je vous engage vivement à tester les causes alimentaires. Une période d'éviction ciblée suivie d'une réintroduction vous renseignera souvent plus clairement que les tests pour lesquels manquent la fiabilité et l'unanimité. De plus l'éviction est le meilleur test in vivo propre à chaque enfant, chaque sensibilité. Vous trouverez en fin d'ouvrage[157] les repères pour tester l'influence sur votre enfant des sucres, des phosphates (additifs alimentaire de E 339 à 343, 450 à 452, 541-545, 1410 à 1414, 1442), du gluten et des caséines. Cette expérience est des plus simples à concevoir, mais pas toujours des plus faciles à mettre en œuvre. La réaction des parents est variable quand je propose ce changement alimentaire. Soit il apparaît d'emblée comme insurmontable, soit tout simplement la maman annonce qu'elle va mettre tout le monde au même régime ! Il est d'ailleurs amusant et intéressant de constater que souvent plusieurs membres de la famille se trouvent améliorés par un tel changement d'alimentation. Papa n'a plus d'eczéma, maman a retrouvé son poids de jeune fille et la grande sœur n'a plus mal au ventre tous les matins après le bol de lait. Le plus dur n'est pas le changement, mais l'idée du changement. Après, c'est à chacun de décider.

Penser le changement
Ou
Changer le pansement !

Il faut dire que la motivation est grande, souvent impérative, tant sont importants les troubles familiaux et ou scolaires engendrés par

---

156 *Nos enfants cobayes de la psychiatrie ?* – Enquête sur la médicalisation des problèmes de l'Enfance, Pierre Vican, Ed Anagramme

157 Voir Annexe 8

l'hyperactivité du petit dernier. Il n'est pas rare cependant qu'il y ait de la résistance. Et, excusez-moi, messieurs, elle vient souvent de votre part, voire de celle des grands-parents sourds aux demandes de la belle-fille de ne pas donner de tartines de pain ou de bol de lait au goûter. Messieurs les papas, votre esprit scientifique, cartésien se trompe. N'est-il pas expérimental et reproductible ce changement de comportement de votre enfant lorsqu'il pique une crise, comme avant, quand il revient de chez grand-père où il a mangé un bon yaourt de lait de vache, tendrement – et malicieusement ? - préparé par Papy ? Il faudrait être aveugle et sourd pour ne pas observer de lien de cause à effet. Et pourtant les mamans se battent parfois contre des murs. D'autant plus que les troubles du comportement ont parfois entraîné de tels dysfonctionnements familiaux – ou l'inverse ? –, que les parents se sont séparés. Et malheureusement, il n'est pas rare que l'enfant et son régime deviennent l'enjeu dramatique et la cristallisation des désaccords parentaux et de leur cortège de menaces judiciaires. Ouvrons les yeux, ne faisons pas l'autruche, nos enfants ont besoin de nous. Ne les abandonnons pas dans ce délire social.

Ces enfants vus comme hyperactifs sont réputés bénéficier grandement de supplémentations en magnésium[158] et oméga 3, voire en fer, iode, zinc, vitamines du groupe B, vitamine D lorsque l'examen clinique ou les dosages en annoncent le déficit.

Bien entendu, ces enfants tireront bénéfice tout particulièrement de toutes les techniques de recentrage, par le yoga, la sophrologie adaptée pour les enfants, le massage[159], le travail sur les troubles de l'intégration des réflexes primitifs, les travaux manuels à base de pâte à modeler, façon de s'approprier une réalité concrète et constructive, comme dans la technique Ronald Davis[160].

Lorsque l'enfant est décentré, soit par son incapacité à se poser, soit par sa distractibilité, il est évident qu'il risque de faire partie de la classe des

158 Dr Marianne Mousain-Bosc, pédiatre, *La solution magnésium*, Editions Thierry Souccar, 2010

159 Une huile de magnésium est disponible au laboratoire Parinat (Parinat.com), particulièrement intéressante, alliant les bienfaits du massage et du magnésium marin à assimilation transcutanée extrêmement rapide. (A diluer avec de l'huile végétale pour éviter un léger picotement)

160 Ronald Davis, ancien autiste, tout « dys », donne les outils pour apprendre. Voir bibliographie.

« Dys ». Dyspraxique (difficulté à exécuter les gestes de la vie courante), dyslexique (difficulté à lire), dysorthographique (difficulté à orthographier correctement les mots), dysgraphique, (difficulté à former correctement les lettres, le dessin), dyscalculique (difficulté à concevoir la logique des math), quand il ne s'ajoute pas les difficultés à maintenir une attention visuelle et à la diriger correctement dans l'espace (troubles de l'attention visuo-spatiale).

Certains enfants sont parasités par la persistance de réflexes archaïques. Les réflexes primitifs, qui apparaissent dès les premières semaines de vie, permettent au fœtus une motricité très précoce, mais réflexe, c'est-à-dire involontaire. Cette motricité est indispensable à la mise en place de circuits neuronaux qui permettront le développement, par leur intégration, du tonus musculaire postural, inconscient, et de la motricité volontaire, gestuelle. Par exemple la persistance du réflexe de Moro, qui doit normalement disparaître, c'est-à-dire être intégré, dans le quatrième mois, au moment de l'apprentissage de la préhension volontaire, rend l'enfant hypersensible à tout ce qui pourrait le surprendre, particulièrement dans son dos. Réalisez bien que les stimulations sont quasi incessantes, expliquant l'agitation de l'enfant, ou bien au contraire son inhibition. D'autres réflexes concernant le tonus postural pourront l'empêcher de tenir assis plus de deux minutes. Du fait que le contact avec la chaise va stimuler les zones réflexes, ou que l'enfant ne pourra calmer une agitation du bassin ou des membres inférieurs. Les enfants qui bougent sans arrêt ne sont donc pas forcément hyperactifs ! Les enfants qui ne parviennent pas à se retourner, ou à ramper ou effectuer le quatre pattes, peuvent être empêchés par la persistance de réflexes primitifs. Dès lors, ils auront probablement des difficultés à se situer dans l'espace. Cette exploration peut être intéressante, d'autant qu'elle débouche sur une rééducation faite à la maison, par des exercices courts avec les parents[161]. Il faut rappeler ici le rôle délétère de tous les sièges, transat et autres cosi, qui empêchent l'enfant de se mouvoir dans toutes les directions de l'espace. Empêchés de bouger, ces enfants n'auront pas l'occasion d'exercer ces mouvements réflexes primitifs, à l'origine d'une motricité harmonieuse.

---

161 Marie-Claude Maisonneuve, *Maman, Papa, J'y arrive pas !* Editions Quintessence, 2008 Site à consulter : http://integration-reflexes-primitifs.cabanova.com
Voir aussi Annexe 9

Je rappelle les besoins fondamentaux du petit enfant, sécurité et bienveillance. Il est clair, cependant, que la vie est impermanence. Mais cela, il doit le découvrir encadré, dans un environnement sécurisant, jusque, à force d'expériences, il parvienne à la maturité - un début de maturité –, à la conscience - un début de conscience de soi et du monde –, lorsqu'il sera devenu adulte. Lui offrir ce cadre depuis le tout début, est de notre responsabilité de parents, et la meilleure prévention des troubles du comportement, au maximum de l'hyperactivité et des troubles de l'attention.

Je suis dans mes consultations beaucoup plus d'enfants qui présentent des troubles du comportement, que d'enfants réellement hyperactifs. Par contre les déficits de l'attention et les troubles « dys » sont fréquents, et de plus en plus.

Vous trouverez dans les pages de bibliographie des ouvrages qui pourront vous éclairer et vous aider dans vos démarches.

Tenez bon !

Soigner les petits bobos

Ce chapitre est destiné à vous fournir des réponses pratiques et faciles aux petits soucis qui vont émailler la vie de votre enfant, et surtout vous permettre de trouver une solution rapide et efficace. Un parent averti en vaut deux !

La teinture-mère de Calendula

Le remède de tous les « soucis ». Cette si belle fleur de nos jardins, le souci a des vertus antiseptiques, anti-inflammatoires, calme le prurit, la douleur des écorchures, des ligaments et tendons meurtris, accélère la cicatrisation, prévient les hématomes. Ce remède doit toujours être dans votre sac !

Pour éviter les « bleus » appliquer un peu de teinture-mère sur l'endroit du coup. Ce produit contient 30% d'alcool, mais une fois ou deux suffit. Je trouve que les pommades à 4% de TM de Calendula sont moins efficaces.

Il soigne les coups et petites écorchures, désinfecte et cicatrise. Il calme la douleur du traumatisme. Pour les douillets, diluer avec un peu d'eau pour que ça ne pique pas. Par exemple mettre 20 gouttes de Calendula TM dans une cuillère à soupe et ajouter autant d'eau. Tamponner avec une compresse. Son action désinfectante est suffisante pour éviter d'employer les antiseptiques chimiques.

Le calendula TM calme immédiatement les démangeaisons des piqûres d'insecte. Cela évite les surinfections dues au grattage avec de petites mains pas toujours propres et surtout beaucoup de désagrément.

En crème[162], il prendra soin de la peau de bébé, visage, siège, ou le corps si la peau est à tendance sèche. Les érythèmes fessiers seront vite soulagés par la crème ou pommade au calendula. Si l'amélioration n'est pas rapide, dans la journée, **l'argile** peut être d'un grand secours. Appliquée sèche, comme du talc, elle soulage très rapidement les irritations. Ne laisser qu'une fine couche et éliminer le surplus dans les plis afin qu'il n'y ait pas risque de macération. L'argile blanche sera utilisée en première intention, la verte étant plus indiquée si l'érythème fessier a tendance à traîner, car elle est plus antiseptique et préviendra mieux la tendance à la mycose. Elle est aussi plus desséchante. La mycose se développe sur une modification de l'écosystème cutané. Un érythème traînant, la chaleur et l'humidité des couches sont favorables à la croissance des champignons. Le candida vient de l'écosystème intestinal, mais est normalement contrôlé par l'équilibre de la flore. Seules les conditions de l'érythème persistant permettront au candida de prendre le dessus. L'argile verte, par son effet asséchant et antiseptique préviendra ce désagrément. Un érythème fessier mycosique déclenche en principe des démangeaisons. L'enfant porte les mains vers le siège dès que les couches sont enlevées. Parfois, ce n'est pas flagrant. Vous serez alors alertés par une extension de l'érythème fessier sous forme de petits boutons qui se développent vers les cuisses et le bas ventre. Si l'argile verte ne permet pas une amélioration rapide, il sera utile d'entreprendre un traitement avec une crème antimycosique.

L'argile est aussi un excellent remède des désordres intestinaux. Non pas absorbée telle quelle, mais sous forme d'eau argileuse. Diluer une cuillère à café d'argile dans 200 ml d'eau. Bien agiter, puis laisser reposer au moins une heure, sinon toute la nuit en la préparant le soir pour le lendemain. Donner à boire au cours de la journée, en laissant bien l'argile déposée au fond ou bien transvaser dans une autre bouteille. Dispenser ce traitement pendant une bonne dizaine de jours, voire plus longtemps en cas de troubles intestinaux persistants. Avec l'eau argileuse, il n'y a pas de risque de constipation comme avec l'argile absorbée, que je n'utilise jamais ainsi chez l'enfant. En première intention, l'argile utilisée sera blanche. S'il s'agit d'une gastro-entérite, la verte aidera mieux grâce à ses propriétés antimicrobiennes plus fortes. L'argile adsorbe les gaz et les toxines. Michel Dogna[163] explique qu'elle fixe également les particules radioactives.

162 Produits sans conservateurs... (par ex. gamme pour les bébés Weleda® au Calendula)
163 *Prenez en main votre santé*, Michel Dogna, 3 tomes, Editions Guy Trédaniel

La fièvre

La fièvre est un processus physiologique, qui permet en élevant la température de tuer les germes, thermosensibles. L'épidémie de poliomyélite est contemporaine de l'invention de l'aspirine. Le virus de la polio est sensible à une température de 39° pendant deux jours… La fièvre induit une mobilisation des leucocytes qui affluent sur le site perturbé et effectuent un travail de défense locale.

Tant que votre enfant supporte la fièvre, que son teint reste bon, qu'il ne geint pas, veillez à respecter ce processus. Bien sûr, un enfant fiévreux va dormir beaucoup. C'est normal ! Il préserve ses dépenses énergétiques pour les consacrer à la guérison. Il va manger peu ou pas, c'est normal, pour la même raison. Veillez par contre à bien le faire boire. S'il refuse, pensez à lui proposer du chaud, de l'eau chaude ou de la tisane. Tisane de thym pour les affections respiratoires, tisane de mélisse pour les troubles digestifs. Lorsque l'enfant vomit, donner à boire par toute petite quantité mais souvent, une gorgée toutes les trois à cinq minutes. Dans le cas particulier des gastro-entérites, il convient d'utiliser un soluté de réhydratation[164].

Un enfant fébrile devra être moins habillé, sauf s'il manifeste de la frilosité. Mais attention, j'ai vu arriver un enfant en convulsions, ayant plus de 40° à cause d'un enveloppement excessif. Une fois retirée la couverture de laine, son état s'est aussitôt amélioré.

Encore une fois, l'enfant vous manifeste ses besoins. Faites-lui confiance. S'il dort, c'est qu'il cherche dans le repos la guérison. Veillez seulement à bien l'hydrater dès qu'il se réveille. S'il est grognon, c'est normal, et les bras de maman lui seront d'un grand réconfort. Les mamans qui travaillent ne peuvent pas toujours se libérer. Pourtant la maladie est l'occasion d'un retour au maternage et le tout-petit y puise les forces pour grandir. La fièvre fait bouillir la marmite. Et comme la cuisson transforme les aliments en plat assimilable pour le corps, la fièvre permet la transformation physique ou psychique et la maturation. N'avez-vous pas remarqué que votre enfant accomplit d'énormes progrès après une bonne maladie, tel ce petit de six ans qui a eu le déclic de la lecture après la rougeole ou celui-ci qui a appris enfin à faire du vélo tout seul !

Si votre enfant a besoin d'aide pour supporter la fièvre, avant de se précipiter sur le paracétamol, une composition très efficace de Weleda[165]

164 Voir plus loin p. 271

165 Weleda C 354 suppo 1 g et autres remèdes de fièvre : voir annexe 11 des remèdes d'urgence

l'aidera à gérer sa fièvre sans la supprimer forcément. Mettre un suppositoire lorsque l'état de l'enfant le réclame et renouveler au rythme des rechutes. Si l'enfant n'est pas soulagé au bout d'une demi-heure, utiliser éventuellement le paracétamol. Mais la fièvre n'est surtout pas à supprimer systématiquement. Je ne vous dirais pas à partir de combien de degrés ! Car ce qui compte, c'est comment l'enfant vit la fièvre. Des enfants peuvent être parfaitement toniques et avoir 40°. D'autres seront mal à 38°5.

Bien évidemment, il convient de comprendre pourquoi l'enfant a de la fièvre. Le corps manifeste ainsi un dérangement. Il s'agit de comprendre et d'établir un diagnostic. Bien sûr, une poussée dentaire ou une poussée de croissance peuvent authentiquement déclencher de la fièvre, mais elle n'excède généralement pas une nuit, voire 24 heures. Au deuxième jour de fièvre, voire avant si votre enfant est mal, consultez pour que l'enfant soit examiné.

Doivent alerter : un enfant qui pleure et qui ne peut être calmé dans les bras ou par les suppos précités, un enfant geignard, au teint gris, yeux cernés, dont le tonus est altéré, qui pleure au moindre mouvement. La consultation médicale s'impose alors rapidement.

Si l'enfant refuse de manger, vous veillerez à lui donner à boire légèrement sucré - un morceau ou une cuillère de sucre ou de miel dans 200 ml d'eau ou tisane - car la fièvre est grande consommatrice d'énergie.

Un autre moyen très efficace d'aider l'enfant fébrile, ce sont **les bains dérivatifs** : il s'agit de créer un gradient de température pour entraîner un flux qui permette l'élimination des produits de la fièvre. L'enfant doit donc rester chaud au niveau du corps et des membres inférieurs, et il va falloir créer du froid au lieu de l'élimination, c'est-à-dire le siège. Le tout-petit sera installé sur la table à langer, avec à proximité le lavabo ou une cuvette d'eau froide, mouillez un gant de toilette ou une éponge avec l'eau froide et passez-le sur le pli de l'aine, de haut en bas vers l'anus, d'un côté puis de l'autre. Recommencez l'opération pendant deux à trois minutes, en remouillant bien à chaque fois pour que le refroidissement soit efficace. Il est possible de commencer par de l'eau tiède si l'enfant ne supporte pas bien le contraste. Chez l'enfant plus grand, installez-le sur les toilettes et, muni de deux bouteilles d'un litre et demi d'eau froide – voire tiède au début – faites couler l'eau doucement, depuis le haut du pli de l'aine, alternativement d'un côté et de l'autre. Les mamans témoignent de l'efficacité de cette méthode, qui ne va pas contre mais aide au processus d'élimination. L'enfant est rapidement soulagé. Renouveler l'opération aussi souvent que nécessaire. Ce qui, en réalité, ne s'avère pas souvent bien long.

Idéalement un enfant malade devrait pouvoir bénéficier de calme et de conditions optimales pour se reposer. Comme nous l'avons vu, l'enfant régresse dans la maladie et a besoin des bons soins et câlins de maman. Oui, avant tout de maman ! Ceux qui seront aux bons soins des grands-mères et nourrices s'en sortiront, mais le besoin de l'enfant est celui-ci. Vous imaginez comme la vie est dure pour les petits d'aujourd'hui. Heureusement, les enfants ont des capacités d'adaptation remarquables. Mais lorsque cela est possible, il leur est d'un plus grand bénéfice que vous soyez à la maison à les coucouner.

Les gastro-entérites

Elles sont caractérisées par de la diarrhée, des vomissements, mais pas toujours. Parfois, ce sont les vomissements qui sont les seuls symptômes, et ils ne durent qu'un jour ou deux, voire une nuit. Ces symptômes en soi ne sont pas graves. Il faut cependant être vigilant, particulièrement chez l'enfant de moins d'un an, au risque de déshydratation. Avec les vomissements et la diarrhée, l'enfant perd des liquides, de l'eau et des électrolytes, sels minéraux. Si un vomissement et deux ou trois selles par jour seront sans conséquences chez un enfant qui accepte de boire, davantage doit rendre très prudent. Et cela va parfois très vite, notamment à l'époque hivernale de la fameuse gastro-entérite à rotavirus. Il convient donc de toujours disposer à la maison de sachets de soluté de réhydratation orale (type Adiaryl®, Viatol®...). Diluer un sachet dans 200 ml d'eau et donner à boire par petite gorgée, toutes les deux à cinq minutes chez l'enfant qui vomit (soit respectivement 150 à 60 ml par heure). Remplir d'un coup l'estomac conduira inévitablement à un vomissement chez l'enfant nauséeux. Si l'enfant refuse, préparez vous-même une solution avec, dans 200 ml d'eau un morceau de sucre, une pincée de bicarbonate de soude, une dizaine de gouttes de jus de citron. S'il refuse, il reste la solution du sirop de cassis ou de myrtille (une cuillère à café dans 200 ml) ou au mieux du jus de myrtille, dilué avec autant d'eau. La déshydratation se repère au niveau de la fontanelle chez le tout-petit. Celle-ci est normalement plane par rapport au crâne. Si elle est creuse et que votre enfant vomit ou refuse de boire, a des diarrhées fréquentes, allez à l'hôpital. Il a besoin d'être réhydraté par perfusion. S'il accepte de boire et que les vomissements se calment, que les diarrhées ne sont pas trop fréquentes (3 à 4 selles par jour), donnez-lui à boire le soluté de réhydratation et surveillez la fontanelle et le pli cutané abdominal. Celui-ci est un très bon moyen de surveillance aussi chez l'enfant plus grand. Prenez un pli de la peau du ventre, entre le pouce et l'index, sur le flanc, et lâchez. La peau doit reprendre immédiatement sa place. Si le pli reste marqué, ne serait-ce qu'une seconde, allez de suite à l'hôpital. Une déshydratation, surtout chez le tout-petit, peut aller très vite. Au moindre doute, allez directement à l'hôpital, sans perdre de temps à aller consulter en ville, afin que votre enfant soit pris en charge au plus vite.

Si l'enfant ne vomit pas ou que les vomissements se calment rapidement, ce qui est le plus souvent le cas car c'est un symptôme de début, si les selles sont liquides et ne contiennent pas de sang, pas plus de 3 à 4 par jour, si l'enfant boit, et garde un état général préservé, l'hydratation et l'eau argileuse viendront à bout de ce dérangement intestinal. Respectez qu'il ne mange pas. Ce n'est pas grave. Dès qu'il ira mieux, il mangera comme quatre pour rattraper. S'il réclame, il pourra consommer des légumes cuits, sauf les légumes verts, des féculents tels que le riz ou les pâtes, éventuellement un peu de poulet ou dinde mais peut-être, au moins au début, faudrait-il respecter le minimum de travail pour cet intestin malade. Vous pourrez donner de la compote de fruits. C'est parfois la seule nourriture qu'il acceptera, respectez ! Traditionnellement, on donnera compote de pomme accompagnée de coing, banane ou myrtille qui sont des fruits constipants. Mais attention de ne pas le constiper ! Des mamans utilisent encore l'eau de riz. Là encore, veiller à ne pas trop donner pour ne pas constiper.

L'homéopathie peut largement aider le petit à guérir. Vous trouverez à la fin du livre quelques repères.

Les mamans sont généralement des championnes pour sentir quand leur enfant va mal. Votre ressenti, la surveillance attentive de l'évolution de ce petit malade, sont primordiaux. Observez et écoutez-vous. Au moindre signe qui vous inquiète, n'hésitez pas à consulter ou téléphoner pour vous renseigner.

Les toux et rhumes

Ce chapitre pourrait faire des pages et des pages si je me lançais dans les indications des remèdes homéopathiques. Vous disposez de bons ouvrages pour cela[166]. Un enfant qui tousse, au moins au début, présente soit une inflammation du tractus rhino-pharyngé (toux sèche) ou de la trachée et/ou du larynx (toux rauque), soit un réflexe pour libérer la gorge des glaires qui coulent du nez en arrière (toux grasse). La plupart des toux grasses ne sont pas des bronchites, contrairement à l'idée reçue, mais de simples rhumes qui coulent dans la gorge. Cette toux est souvent aggravée la nuit ou le matin, avant ou après le réveil, puisque les glaires se sont accumulées pendant le sommeil, à cause de la position couchée.

Donc, il s'agit avant tout remède de bien laver et moucher le nez. Comme je dis aux enfants qui reniflent devant moi, au cours des consultations : « Aimerais-tu que je te donne à manger une assiette de rhume ? - Bah !... – Eh bien, c'est exactement ce que tu fais quand tu renifles, tu manges ton rhume ! » Convainquant, non ? Enfin, cette remarque n'est pas toujours suivie des actes. Et j'observe curieusement que ce sont préférentiellement les petits garçons qui refusent de se moucher ! Si, si ! Et vraiment, je n'ai aucune idée du pourquoi. Bref, le mouchage est le premier geste qui soulagera l'enfant et diminuera la toux grasse. Chez le tout-petit, ce n'est pas aisé. Je me demande comment nous faisions lorsque le mouche-bébé n'avait pas encore été inventé. Le rinçage avec le sérum physiologique est le must pour les familles modernes. Mais apprendre à l'enfant à se rincer le nez au-dessus du lavabo, est tout aussi efficace. Dites-lui de respirer par sa bouche et montrez-lui comment, avec le creux de sa main, envoyer de l'eau dans la narine et souffler. Apprendre à l'enfant à faire par lui-même est souvent plus fructueux que de se battre pour lui faire, souvent dans les cris et les pleurs. C'est vrai quoi, ce n'est pas agréable à subir ! Mieux vaut être acteur que subir. L'occasion du bain est excellente pour cela chez le bébé. En plus, cela le fait souvent éternuer et permet un mouchage très efficace... Après le nettoyage, il sera utile d'instiller dans les narines une solution de sérum physiologique additionnée de Granions d'argent® aux propriétés anti-infectieuses. Dans une pipette de sérum videz un peu de liquide et remplacez-le par le contenu d'une ampoule de Granions. Utilisez-la en deux ou trois fois dans la journée. Vous pouvez également donnez une ampoule à boire deux fois par jour avant 2 ans, trois fois par jour

166 Voir références à la fin du livre et tableau en annexe 10

ensuite, pendant quatre à cinq jours au plus. Le cuivre en Granions® ou Oligosol®[167] est aussi très efficace pour combattre un état infectieux. Trois fois par jour, pendant quatre à cinq jours maximum.

Contre la toux, deux remèdes très efficaces :

◊ *L'oignon* coupé en deux et déposé sous le lit de l'enfant. De plus, exposé dans la chambre ou la pièce à vivre de la maison pendant la période de la grippe, il détruit les virus respiratoires ! Excellente prévention.

◊ Vous pouvez également préparer du *sirop d'oignon* : couper en fines lamelles un gros oignon. Dans un bol, alterner une couche d'oignon et saupoudrer de sucre brun ou de Rapadura, une nouvelle couche de lamelles et sucrer, etc. Dans la nuit l'oignon diffusera tout son jus et huiles essentielles dans le bol. Il n'y a plus qu'à le récupérer dans un flacon propre. Garder au frigo. Avant un an, donner une cuillère à café 2 à 3 fois par jour. Au-delà, une cuillère à soupe.

◊ Vous pouvez faire la même chose avec du *radis noir*. Ce qui sera également excellent pour le foie.

◊ La *farine de lin* : disponible en pharmacie seulement. Cuire une bouillie avec deux à trois cuillères à soupe de farine. Etaler sur un linge ou deux ou trois feuilles superposées de papier essuie-tout, de manière à recouvrir le sternum (os du thorax entre les côtes). Il convient de le mettre le plus chaud possible en prenant bien garde de ne pas brûler l'enfant ! Testez sur vous d'abord. Laisser en place deux heures. Si bébé dort bien, ne le dérangez pas. Vous récupérerez les miettes au matin ! C'est un excellent moyen de calmer la toux de la rougeole.

Je ne développerai pas dans cet ouvrage un répertoire homéopathique. Néanmoins, je vous expose deux traitements qui pourront s'avérer bien utiles. L'homéopathie est une thérapeutique absolument individuelle, puisque les remèdes sont choisis en fonction des antécédents, du terrain, des symptômes et de leurs modalités. Cependant, au cours de ces deux maladies, la caractéristique constante des symptômes autorise à un traitement type.

---

167 Vous verrez sur la notice des Oligosols ou Granions la mention « Réservé à l'adulte ». Il s'agit là d'une mention légale administrative. Les oligo-éléments sont, dans ces formules, microdosés et sans danger même pour les enfants. Il existe une formule sous forme de soluté nasal, Oligorhine Cuivre-Argent®, du plus grand intérêt pour soigner les rhumes. Aussi Rhinargion-rhume®

La varicelle

Son traitement a été bien éprouvé en 25 ans de métier, et quasi toutes les varicelles se sont bien passées grâce à ces remèdes. Dès l'apparition des premiers boutons, qui vont se transformer en vésicules dans les 24 heures, donner Rhus Toxicodendron 9 CH trois granules 3 fois par jour, et Mezereum 5 CH également, jusqu'à ce que tous les boutons soient sortis et secs. La toilette sera faite avec DermHydralin®. Ce produit est appliqué après avoir mouillé la peau sous la douche avec de l'eau pas trop chaude, ce qui accentuerait les démangeaisons. Contrairement à ce qui est écrit sur la notice, il convient de ne pas rincer. Vous savonnez l'enfant, puis tamponnez avec la serviette pour le sécher. Laisser le produit riche en glycocolle sur la peau permettra de calmer très efficacement les démangeaisons. Une application par jour. Eviter les bains pendant la maladie. Deux à trois fois par jour, vous appliquerez la lotion Cicalfate®, et non la crème. Tamponnez avec un coton. Ce produit est désinfectant, asséchant et calme également les démangeaisons. Faites ce traitement jusqu'à ce que toutes les croûtes soient formées sur les derniers boutons, propres et sèches. La varicelle dure environ une semaine, quatre jours pour la sortie des boutons, quatre jours pour former toutes les croûtes. La contagion sévit depuis la semaine avant l'éruption et continue par l'intermédiaire du liquide contenu dans les vésicules. Eviter absolument le contact avec les adultes qui ne sont pas immunisés, et surtout avec les personnes âgées, même celles qui ont eu la varicelle, qui pourraient déclencher un zona, affection pénible (douleurs à type de brûlure) avec une évolution prolongée et risque de complications nerveuses ou de douleurs persistantes (Nb : même traitement homéopathique).

La varicelle est généralement peu ou pas fébrile. La complication la plus fréquente chez l'enfant est la surinfection staphylococcique qui nécessite impérativement une consultation (les croûtes suintent et sont très enflammées, la fièvre reprend ou se déclare). J'en ai vu un cas en 25 ans. Soit elle n'est pas fréquente. Soit les enfants que je suis sont en bonne santé habituelle et font moins de complication... Une autre complication possible est la cérebellite, inflammation au niveau du cervelet. Elle se manifeste par des troubles de l'équilibre principalement et guérit sans séquelles. Bien entendu, le diagnostic peut être confirmé par le médecin si vous n'êtes pas sûrs de vous et vous consultez si vous trouvez que votre enfant ne va pas bien.

La rougeole

Que n'a-t-on pas entendu dire sur la rougeole ces dernières années, notamment avec l'épidémie de 2010 et 2011. La vaccination a éteint le feu pendant quelques 25 ans. Les épidémiologistes et vaccinalistes accusent les indisciplinés, les anti-vaccinalistes d'être responsables de la reprise de l'épidémie de rougeole ! Leurs calculs auraient démontré que la population doit être vaccinée à plus de 95% pour que l'auteur de ces vilaines maladies disparaisse à jamais. Je ne vous l'avais pas dit, mais j'avais mis de côté quelques éprouvettes pour ressortir ce virus un beau jour et provoquer la résurgence de la rougeole... (Je plaisante, mais je ris jaune...). On se moque de nous ! A l'instar des Etats-Unis qui ont vu le retour de la rougeole, après 30 ans d'accalmie suite à la vaccination de masse, la maladie a fait des ravages, atteignant les adultes ayant été vaccinés dans la petite enfance. Les maladies de l'enfance sont toujours plus graves à l'âge adulte, en intensité et en risque de complications.

Si vous avez le moindre doute de possibilités de contagion chez un proche ou au travail, procurez-vous au plus vite une dose de Morbillinum 200 K et distribuez cinq globules à diluer dans un peu d'eau (agitez trois fois avant d'en prendre une gorgée) à tous les adultes non protégés. Je considère comme adultes non protégés tous ceux qui n'ont pas eu la rougeole. Les adultes qui ont été vaccinés enfant ne sont peut-être plus protégés. C'est l'inconvénient majeur de la vaccination, qui ne procure pas une protection définitive, comme la maladie. Ce remède n'existe plus en France. Les normes de l'industrie pharmaceutique exigent que ce type de remède (fabriqué à partir de prélèvements humains) soit chauffé, ce qui perturbe inévitablement l'efficacité du remède. La Suisse a fait la même chose pendant l'été 2011... Il reste quelques pharmacies rebelles qui le produisent (connues de bouche à oreilles). Il vaudrait mieux être averti et se procurer le remède à conserver précautionneusement avant toute épidémie.

Pour Rudolph Steiner, ces maladies dites « infantiles » sont des étapes de maturation. Comme je l'ai déjà mentionné plus haut, la fièvre qu'elles produisent fait bouillir la marmite. Il s'ensuit une transformation sous l'action de la chaleur qui est l'outil du pôle neurosensoriel (cerveau) et du Moi, selon la terminologie anthroposophique, c'est à dire l'expression de l'identité individuelle, ce qui caractérise l'humain et manque à l'animal qui lui vit généralement en groupe (âme-groupe[168] ?). Que dire du manque de ces étapes de maturation chez les enfants depuis les années soixante-dix. Irais-je trop loin en faisant le rapprochement avec le mal-être de l'humain d'aujourd'hui, - bien sûr, on peut trouver beaucoup d'autres raisons, et a fortiori leur cumul - les troubles du comportement des enfants et jeunes adultes, dont la fréquence évolue de façon exponentielle depuis bien vingt ans, la fréquence de la dépression chez l'adulte, etc. ?

Ce qui suit est seulement un constat ; mais avec la conviction que la meilleure façon de se protéger est de développer la bonne santé, je peux dire que, sur l'échantillonnage de ma patientèle, les enfants en bonne santé ne font pas de complications. Au cours des deux épidémies de rougeole que nous avons vues, en Haute-Savoie, depuis 2009, je n'ai eu aucune complication grave. En 2009, j'ai vu treize cas de rougeole, tous chez des enfants âgés de moins de 12 ans. Aucune complication. En 2010, seulement trois cas non compliqués. En 2011, très nombreux cas avec atteinte de grands ados. Les rougeoles compliquées ont été les suivantes : 7% de pneumopathies rougeoleuses. Ce ne sont pas des surinfections, généralement par le pneumocoque – aucune chez les patients que j'ai suivis – mais une atteinte des poumons par le virus rougeoleux, tous guéris sans séquelles avec un traitement homéopathique, sauf un enfant qui présente depuis des épisodes de broncho-pneumopathies à répétition. Cet enfant a été atteint par la rougeole alors qu'il n'était pas remis d'une bonne grippe. Beaucoup pour un seul petit ! Ce chiffre assez élevé me semble dû au fait qu'un grand nombre de grands enfants et ados ont été atteints par la rougeole alors qu'ils avaient déjà largement dépassé l'âge où il est « normal » d'attraper la rougeole, soit entre 2 et 9 ans. En effet, hormis cet enfant dont je viens de parler, tous avaient plus de 9 ans. Paradoxalement, et contrairement à ce qui est scandé par les messages du ministère de la Santé à propos du risque lié à cette « terrible» maladie, de très petits ont été contaminés dans la salle d'attente (comme au bon vieux temps...), entre 4 et 12 mois, et ont fait les rougeoles les plus bénignes que j'ai vues cette année-là ! Aucune complication dans la tranche d'âge de 4 mois à 3 ans. Une seule complication pulmonaire dans la tranche d'âge de 4 à 9 ans. Que nous conte-t-on ?

Outre les complications broncho-pulmonaires, j'ai relevé 10% d'otites.

168 Regardez les vols d'oiseaux dans le ciel. Qu'est-ce qui leur commande de virer, tous en même temps ? Il en est de même pour les troupeaux de moutons par exemple, les bancs de poissons, l'essaim d'abeilles. Questionnons-nous sur cette volonté commune et simultanée...

Complication classique de la rougeole, ou plutôt, comme je le disais plus haut, je suis convaincue qu'il s'agit d'une localisation particulière du virus de la rougeole. Je n'ai dû utiliser les antibiotiques que trois fois. Tous guéris sans séquelles.

Je dois souligner que je n'ai eu aucune complication neurologique chez les enfants suivis à ma consultation, ni de ma patientèle vue ailleurs. Par contre, j'ai eu assez peur avec une maman ! Son fils de onze ans, puis sa fille de neuf ans ayant été atteints par la rougeole, elle n'avait pas pris Morbillinum, persuadée qu'elle était d'avoir eu la rougeole, avait dit sa maman. Cette femme, probablement âgée d'une quarantaine d'années (je ne note pas la date de naissance des parents dans mes dossiers...), ayant ressenti une douleur à la gorge, avait consulté un médecin à la ville voisine. Son diagnostic était formel : elle avait une angine rouge à streptocoque, sans avoir effectué de test... Pourtant, cette maman lui avait dit que ses enfants avaient la rougeole. « Etes-vous sûr, docteur ?! - Oui Madame ! » Et il lui remit une ordonnance d'antibiotique ! Eberluée, mais pourtant docile (imperturbable confiance au corps médical, non écoute de soi-même ?) elle prit le traitement. Le papa m'appelle une semaine plus tard. Sa femme avait consulté à nouveau et le médecin avait confirmé son diagnostic, réfutant toute rougeole. Puis, elle avait été hospitalisée car elle avait présenté des douleurs des membres inférieurs avec fourmillements insupportables, et impossibilité d'articuler un mot. Cet homme était inquiet et m'appelait pour comprendre. Je n'aimais pas du tout ça ! Ce sont les symptômes d'une atteinte cérébrale et de la moelle épinière ! L'hôpital envisageait la possibilité d'une complication de la rougeole, mais seulement au bout de plusieurs jours d'observation et après une batterie de test. Dans le contexte de l'épidémie de 2011, le diagnostic était absolument évident, compte-tenu, en plus, que ses enfants avaient eu la rougeole. Il est des histoires surprenantes. Celle-ci s'est heureusement bien terminée, sans séquelles. Mais il est lamentable qu'un tel diagnostic, très stéréotypé, soit si difficile à établir de nos jours. Impossible de savoir si le traitement (homéopathique bien sûr, car il n'y a pas de traitement en allopathie hormis celui de la fièvre – faut-il la supprimer ?) aurait permis d'éviter une telle évolution. Mais je suis persuadée qu'un traitement qui mobilise les forces de guérison de l'organisme diminue le risque de complication de la maladie, au lieu de couper les moyens de défenses du corps tels les médicaments « anti » (antipyrétiques - contre la fièvre – anti-inflammatoires – contre l'inflammation, pilier numéro deux, après la fièvre, de nos défenses naturelles, etc.)

Croyez-vous que la rougeole soit revenue ? J'en avais grand espoir... Mais ni en 2012, ni en 2013, aucune rougeole à l'horizon. J'en suis désespérée. (Mes confrères me damneraient s'ils entendaient cela, mais je suis convaincue que bien peu d'entre eux liront ce livre...). Est-ce l'effet de la vaccination à outrance de ces trois dernières années ? Je dois avouer que j'ai du mal à l'admettre.

Les symptômes de la rougeole sont typiques :

Le 1er jour : irritation oculaire, larmoiement irritant, éternuements, le nez coule aqueux. Il y a très souvent photophobie, c'est-à-dire intolérance à la lumière.

Au 2ème ou 3ème jour, la toux débute. C'est une toux sèche, et qui restera sèche pendant toute la phase aiguë. Elle peut être douloureuse et surtout perturber le sommeil. C'est à cette période que l'on pourra observer le signe pathognomonique (jargon médical pour dire spécifique) de la rougeole, le fameux signe de Köplick. Il s'agit d'une inflammation dans la bouche, recouverte de petits points blancs. Les enseignants poètes de la médecine l'ont comparée à de la gelée de groseille moisie ! Des plaques rouges sont visibles sur la muqueuse de la joue en face des molaires de l'arcade supérieure. Bien marquée, elle est la signature de la rougeole. Les médecins d'aujourd'hui ne l'ont peut-être jamais vue – la rougeole ne se voyait plus entre les années 1980 à 2008. En a été témoin ce petit patient à qui il a été diagnostiqué, au service des urgences, un muguet et une angine... Mais parfois, ce signe est plus discret et marqué seulement par de petites taches éparses, voire de gros points rouges, avec très peu de points blancs. L'expérience et le contexte épidémique aident à conclure. Il faut savoir que ce signe est fugace. S'il est discret, il peut n'être visible que pendant 24 heures. Etant donné son importance pour le diagnostic, il doit être guetté.

Au 3ème ou 4ème jour, la fièvre apparaît. Elle durera 3 à 7 jours selon les individus. J'ai constaté que plus l'âge était avancé, plus la fièvre était sévère, dans la majorité des cas.

Vers le 3ème à 5ème jour, l'éruption apparaît. Celle-ci est typique. Elle commence au niveau de la nuque et particulièrement derrière les oreilles, puis gagne le front et descend sur le visage puis le corps, plus ou moins jusqu'aux pieds, selon les malades. Cette évolution de l'éruption est nécessaire pour parler de rougeole. Contrairement à la rubéole et la roséole, la fièvre ne tombe pas lorsque l'éruption apparaît. La chute de la fièvre est le signe que la guérison est amorcée. Ouf ! Vous pouvez souffler... L'éruption est très variable d'un patient à l'autre. Elle peut être rosée et ne descendre qu'au tronc et à la racine des membres ou elle peut être intense, généralisée, voire purpurique (le purpura correspond à de petites taches hémorragiques de la peau). Je n'en ai vu de telle que chez les sujets les plus âgés (16 - 18 ans). Chez certains enfants, il peut y avoir démangeaisons.

Toute fièvre qui dure au-delà de la sortie de l'éruption, ou qui rechute doit amener à suspecter une rougeole qui n'est pas banale voire compliquée.

Le traitement :

◇ Dès les premiers symptômes : Le premier remède indiqué est en général Euphrasia. En 5 CH donner à raison de 3 à 4 fois par jour[169] jusqu'à guérison. Il correspond à l'irritation oculaire, à l'écoulement aqueux nasal, à la photophobie à cause de laquelle pour laisserez dans la chambre très peu de lumière. Vous serez peut-être obligés de fermer les volets en plein jour. Lorsqu'il y a démangeaisons des yeux ou bien gonflement des paupières, ajoutez Apis 9 CH 2 à 3 fois par jour.

◇ Lorsque la toux apparaît, le remède est très souvent Bryonia 9CH. De plus c'est un grand remède de congestion pulmonaire et je suis certaine qu'il protège de la pneumopathie rougeoleuse. La toux est sèche, plus ou moins douloureuse. La toux peut devenir forte, profonde voire quinteuse. Le remède est alors Sanguinaria 9 CH. Il existe des dizaines de remèdes de toux. Ces deux-ci couvrent vraiment beaucoup de situations de la rougeole. En outre, je vous rappelle l'intérêt de l'oignon sous le lit, le sirop d'oignon ou de radis noir, la farine de lin, dont j'ai parlé précédemment, très souvent efficaces dans la rougeole ; surtout lorsque la toux devient grasse en ce qui concerne la farine de lin.

◇ Lorsque la fièvre apparaît le remède le plus fréquent est aussi Bryonia 9 CH, ce qui en fait un grand remède de rougeole. Il s'agit d'une fièvre sèche, plutôt élevée, avec grand soif chez un enfant rouge, brûlant, rayonnant de chaleur, qui ne bouge plus car le moindre mouvement l'aggrave.

169 Sous forme de granules, il convient d'en prendre 2 ou 3 par prise, en dehors d'une boisson ou d'un repas, en laissant bien fondre sous la langue. Normalement, la prise n'est renouvelée que lorsque l'amélioration obtenue s'estompe. Les fréquences indiquées sont le fruit de l'expérience.

Si l'enfant est mieux assis, la tête congestionnée et moite, passant pas des phases d'agitation, voire de délire, puis d'abattement, s'il a soif, a les extrémités fraîches, il s'agit de Belladonna 9 CH.

Rarement, l'enfant refuse de boire, est grognon, refusant qu'on s'occupe de lui puis suppliant, est sec - sauf à l'acmé de la fièvre - il s'agit alors d'Apis Mellifica 9 CH.

Beaucoup de remèdes traitent la fièvre[170] en homéopathie. Je ne peux tous les énumérer et encore une fois, la fièvre de la rougeole est assez caractéristique des remèdes cités. Si besoin, consultez votre répertoire ou encore mieux votre médecin.

Lors de la rougeole, la fièvre est volontiers assez élevée, d'autant plus que le sujet est plus âgé. Ce qui est à surveiller, ce ne sont pas les chiffres, mais l'état de votre enfant. Au cours de la rougeole, la plupart des enfants ont l'attitude parfaitement saine de dormir. Tant qu'il ne vous paraît pas souffrir ou se plaindre d'un point particulier, ne vous inquiétez pas. J'ai déjà mentionné qu'un enfant qui geint doit amener à consulter sans délai. Le geignement est différent de la plainte. Il accompagne chaque expiration ou presque et témoigne d'une souffrance profonde ou d'une altération importante de l'état général.

Si votre enfant passe son temps à dormir - cela peut durer plusieurs jours (lorsqu'il se lève c'est qu'il va mieux !) - pensez à lui proposer à boire, sucré s'il ne mange pas.

◇ En cas d'éruption purpurique (Nb : l'état général n'est pas altéré, sinon consulter en urgence) le remède est Phosphorus 9 CH 2 fois par jour jusqu'à guérison.

◇ En cas d'éruption avec démangeaisons, (ce n'est pas la règle) donner Apis mellifica 9 CH voire Urtica urens 9 CH, si la peau est gonflée comme par piqûres d'ortie. A noter que si la sensation de cuisson est soulagée par le froid, c'est Apis qu'il convient de donner, si c'est par le chaud, c'est Urtica qui est indiqué.

◇ Il peut arriver que la bouche ou la gorge soit douloureuse du fait de l'irritation muqueuse. Pratiquer alors des bains de bouche et gargarismes avec le Calendula TM (2O gouttes dans un peu d'eau tiède) à répéter dès que le soulagement s'estompe. Le souci des jardins n'est pas une plante

170 Voir annexe 11

toxique. Pour le tout-petit, mettre 10 gouttes pour minimiser l'apport d'alcool. Il avalera le liquide, ce n'est pas grave.

Comme je l'ai déjà dit, si votre enfant ne veut pas manger, ne le forcez pas mais donnez-lui à boire sucré.

Mes années tunisiennes m'ont appris la pratique, aujourd'hui dénommée chromothérapie, d'habiller l'enfant en rouge pour faciliter la sortie de l'éruption. De même installer une lampe rouge, mettre une couverture rouge. En effet, il est important que l'éruption sorte bien. Il est bien connu en homéopathie, que les suites d'éruption mal sorties ou rentrées génèrent des troubles chroniques, le plus souvent dans le domaine respiratoire et cutané.

Chez nous il était classique de garder les enfants dans la pénombre, en raison de la photophobie.

Les autres maladies infantiles telles que *la rubéole, la roséole et le mégalérythème épidémique* ne nécessitent généralement pas de traitement particulier. Celui-ci se résume à soulager la fièvre qui peut être forte dans la roséole notamment. Le traitement de la fièvre a déjà été abordé et vous trouverez en annexe 10 quelques remèdes homéopathiques. Je vous rappelle l'intérêt de la formule Chamomilla composé – C354 – du laboratoire Weleda, conseillé avant tout usage du paracétamol.

La rubéole et le mégalérythème épidémique ou cinquième maladie, n'ont de gravité que celle de risquer, chez la femme enceinte dans les quatre premiers mois, d'entraîner des malformations du fœtus. Ce fût le grand argument pour vacciner toutes les petites filles qui, hélas, parvenues à l'âge d'enfanter, ne seront plus forcément protégées par le vaccin qu'elles auront reçu à 12 mois. On ne peut que regretter que la vaccination systématique ait produit la disparition des fièvres éruptives de l'enfance, tant la protection acquise par la maladie s'en trouvait définitive par rapport à l'immunité acquise par la vaccination qui se révèle éphémère, en témoigne l'épidémie de rougeole de 2011.

Que dire des remèdes « anti » ?

Anti-inflammatoire : L'inflammation est le résultat de la mobilisation de l'organisme par l'intermédiaire des cellules de la lignée des globules blancs et de substances médiatrices. Cette mobilisation répond à une pénétration de corps étranger ou une agression extérieure, type coup de froid, le plus souvent favorisée par une précarité de l'équilibre-santé (manque de sommeil, excès de travail physique ou intellectuel, fragilité émotionnelle, voire crise émotionnelle ou psychique, etc.). Lorsque l'inflammation se manifeste par des signes cliniques (il s'agit de la fameuse triade douleur – rougeur – chaleur), c'est que quelque chose déborde. Trop d'agression, pas assez de défense, capacités de nettoyage insuffisantes. Dans ce processus, il paraît logique d'apporter un soutien au point défaillant ou de modérer une réponse en excès. C'est bien ce dont procède l'homéopathie et qui rend satisfaisant son usage, outre qu'elle met à l'abri des effets secondaires pharmacologiques des médicaments allopathiques. Ce qui ne veut pas dire que certains remèdes homéopathiques n'ont pas d'effets indésirables dans le sens où ils peuvent provoquer une réaction de l'organisme, le plus souvent un drainage, qui soit source d'inconfort ou douleur pour le moins indésirables. Mais la connaissance des remèdes et du terrain du patient devrait éviter de telles réactions.

Ainsi, les anti-inflammatoires ont toute leur utilité lorsque la réaction de l'organisme est à ce point déséquilibrée qu'elle provoque une forte douleur ou une fièvre intolérable. Mais, il est de constatation quotidienne que nombre de situations ordinaires peuvent être soulagées avec des remèdes qui vont aider le processus plutôt que d'œuvrer contre. Outre les remèdes homéopathiques, de nombreuses plantes peuvent aider, en infusion ou décoction, en cataplasmes ou sous forme d'huiles essentielles. Les ouvrages divulguant cet art de soigner sont aujourd'hui faciles à trouver.

Par ailleurs l'argile reste le remède souverain, en interne[171] ou en externe appliquée en cataplasme pour extraire une congestion, une contusion, voire un corps étranger (qui ne peut être extrait manuellement – il faudra alors renouveler les cataplasmes parfois pendant plusieurs jours à semaines).

L'inflammation est une manifestation aigüe qui permet la résolution d'un conflit, grâce à la transformation par la chaleur. Hors de cette phase aigüe, une inflammation « refroidie » et durable conduit à la sclérose, irréversible,

171 Chez l'enfant l'eau argileuse suffit. Voir page 268

voire à la tumeur[172]. L'utilisation d'anti-inflammatoires systématique dès douleur ou fièvre en pratique médicale quotidienne n'empêche-t-elle pas le processus de transformation-information du système immunitaire, agent de la construction identitaire de l'individu ?

Anti-biotiques : littéralement « anti-vie ». Si ces remèdes sont les vedettes de la période pasteurienne, il est aujourd'hui une question, soulevée dès le début de l'ère microbienne par Antoine Béchamp, contemporain et critique de Pasteur, qui pose le doute sur la responsabilité du seul microbe dans la maladie. Cette théorie simplificatrice a servi l'industrie pharmaceutique, mais est-elle au service de la santé et de la vie humaine ? S'il est des situations où il est évident que l'antibiotique sauve la vie, l'épidémiologie montre aujourd'hui que les maladies bactériennes sont dépassées par les viroses et les maladies dites infectieuses, ont laissé la place aux maladies dysimmunitaires et cancéreuses. Grâce aux antibiotiques ? Ou bien au développement de l'hygiène de vie, au sens propreté, dans tous les domaines, domestiques, distribution du commerce agro-alimentaire, accès aux soins d'urgence, notamment en traumatologie ?

Aujourd'hui, la majorité des accès fébriles sont d'ordre inflammatoire (coup de froid, coup de fatigue) ou viral, lors d'épidémies qui d'ailleurs existent en toute saison. Tous les parents connaissent l'accès de fièvre d'une poussée dentaire ou de croissance. Et pourtant, la visite à un médecin qui n'utilise ni phytothérapie, aromathérapie ou homéopathie se soldera souvent par une ordonnance d'antibiotique. Si parfois, je le répète, son usage est tout à fait indiqué, il est, dans la majorité des cas, chez l'enfant du moins, absolument inutile, et nous le savons bien, nuisible. Je l'ai déjà expliqué, la vie n'est possible que grâce à la coopération de milliards de bactéries qui colonisent notre intestin. La prise d'antibiotiques va évidemment perturber l'équilibre qui règne dans la sphère digestive. L'antibiotique agit également sur les globules blancs et sur les médiateurs de l'inflammation, il s'ensuit une dépression des défenses immunitaires qui dure deux à trois semaines après le traitement. Nombre de parents ont bien remarqué que l'enfant rechute après une semaine ou deux suivant la prise d'antibiotique. Il est donc clair qu'une autre solution, dans la plupart des cas, doit être proposée. Les remèdes apportant une aide (effet pro et non

---

172 « Rubor, calor, dolor, tumor » Ces étapes de l'inflammation ont été décrites par Celsus, médecin, surnommé l'Hippocrate latin, à l'aube de notre ère, repris en principes de base de la pathogénèse en médecine, notamment anthroposophique.

anti) soit quantitative, pondérale comme la phytothérapie, l'aromathérapie, soit qualitative, informationnelle comme l'homéopathie, l'acupuncture, permettront une collaboration dénuée de risques secondaires à l'usage de la chimie.

Les plupart des parents sont parfaitement à même de sentir lorsque l'enfant ne parvient plus à gérer la maladie et de décider de la nécessité de consulter. Si théoriquement, toute fièvre qui dépasse une à deux journées devrait inciter à consulter pour définir un diagnostic, il est un fait que des parents parviennent à gérer par eux-mêmes des épisodes fébriles qui vont se résoudre spontanément, parfois même sur quatre ou cinq jours, comme durent la plupart des viroses. Les avancées de la médecine n'ont-elles pas aliéné les capacités de jugement des parents, par la peur de maladies terribles ? Sans nier les dangers de certaines affections, sans verser dans l'ingénuité, n'a-t-on pas un recours excessif aujourd'hui au service médical, devenu un produit de consommation qui dédouane du sens de la responsabilité individuelle ?

Anti-émétiques : ce sont les médicaments qui empêchent de vomir. Que signifie le vomissement ? Un rejet de la part de l'estomac. Ni plus ni moins, le reflux d'un contenu inacceptable. La plupart du temps, ce rejet est suivi d'une amélioration quasi immédiate. Les rechutes sont souvent provoquées par la tentative de nourrir ou hydrater l'enfant sans tenir compte que le corps demande un repos digestif salvateur. Bien entendu, le spectre de la déshydratation, qui à une époque a été grand responsable de mortalité infantile, a conduit à lutter coûte que coûte contre le vomissement, la diarrhée, souvent à juste titre. Mais un enfant qui vomit est avant tout en train d'éliminer une gêne. Un vomissement isolé, respecté, amènera donc souvent la guérison.

Il faut distinguer le vomissement produit par une toux quinteuse, dont le traitement est celui de la toux.

Bien entendu, tout le monde sait aujourd'hui que notre corps est composé de 70% d'eau, et même 75% chez le nourrisson. Il s'agit donc d'être extrêmement vigilant et de veiller à compenser les pertes. Cela ne veut pas dire qu'on ne peut respecter un repos digestif, certainement élément important de la guérison. Pour l'hydratation, se reporter au paragraphe gastro-entérite de ce chapitre[173]. Les solutés de réhydratation permettent de compenser exactement les pertes qui ne sont pas seulement aqueuses.

173 Voir pages 271 et 272

Les sels minéraux perdus, dont l'équilibre est vital, seront ainsi remboursés. En principe, un besoin en eau déclenche naturellement la soif et permet l'autorégulation. Mais lorsque l'enfant ne parle pas ou bien lorsqu'il est apeuré par le vomissement, il n'est pas toujours facile de comprendre ses besoins. Surveiller le pli cutané et la fontanelle donne des repères fondamentaux.

Les remèdes antiémétiques seront donc la plupart du temps inutiles. Compenser les pertes et donner au corps le temps de gérer « l'inabsorbable », sur le plan physique, ou parfois émotionnel, permettra le plus souvent de passer ce cap sans souci.

Anti-sécrétoires : nouvelle génération de médicaments proposés lorsqu'il y a diarrhée. Le principe est de diminuer la perte en eau due à l'hypersécrétion de la muqueuse intestinale. En même temps, cette élimination n'est-elle pas un moyen de se débarrasser de l'intrus, virus ou aliment indésirable, voire vécu inassimilable (la peur ne déclenche-t-elle pas de la diarrhée ?). Là encore, l'organisme réagit à une perte de son équilibre. Ne pas respecter cette réaction est-il sain ? Bien entendu, l'importance des pertes est à évaluer et compenser, comme nous l'avons vu au paragraphe des gastro-entérites[174]. Mais le repos digestif est souvent le meilleur remède. Avez-vous vraiment envie de manger lorsque vous-même avez un désordre intestinal ? Bien sûr les réserves sont moindres chez l'enfant, mais respecter, du moins le premier jour, son manque d'appétit paraît de bon sens. Dès qu'il ira mieux, vous le saurez, et il est capable de manger comme quatre pour rattraper.

Il est donc clair que je n'utilise quasiment jamais ce type de remède, et une fois informés, les parents sont parfaitement compétents pour exercer une surveillance attentive et ne pas exposer l'enfant à la déshydratation. Dans de rares cas, celle-ci peut se déclencher très rapidement, notamment lors des épidémies de diarrhées dues au rotavirus en fin d'hiver. Mais une surveillance attentive montre que l'enfant se péjore et doit être conduit immédiatement aux urgences. C'est d'ailleurs, le principal argument des vaccinalistes. Je dois cependant remarquer que cette situation s'est révélée exceptionnelle dans ma pratique et est survenue un nombre de fois qui ne dépasse pas les doigts d'une main. Bien sûr qu'en médecine il faut se préoccuper du pire, mais de là à généraliser des pratiques orientées par la

174 idem

peur du pire, il y a une question de conscience et de responsabilité qu'il est de bon sens de réserver aux adultes qui prennent soin des enfants.

Fébrifuges : remèdes anti-fièvre. Je me suis largement expliquée sur ce sujet dans le paragraphe du début de ce chapitre. Je n'y reviens donc que pour le mentionner, car il est sans doute le premier remède « anti », au niveau de la consommation. Je rappelle que c'est l'observation de l'enfant qui doit guider votre surveillance et non pas les chiffres du thermomètre. Si la fièvre dure plus de deux jours - sans qu'une règle soit possible - un diagnostic doit être recherché. Je rappelle l'utilité des bains dérivatifs[175] et la préférence à donner à la composition 354 Weleda® avant de recourir au paracétamol. Je rappelle que l'ibuprofène[176] ne doit absolument pas être donné dans la varicelle, d'ailleurs rarement fébrile, puisqu'il peut alors provoquer une pneumopathie.

Antalgiques : remède anti-douleur. S'il est évidemment impensable de laisser quiconque souffrir, il est plusieurs approches qui permettent de soulager le malade. Le remède « anti » pourra souvent être réservé en deuxième intention, lorsque les remèdes « pro » ne seront pas parvenus à soulager. Car ces remèdes, agissant en faveur du processus de guérison, qu'ils soient homéopathiques ou à base de plantes, participent à l'évolution vers la réparation. Le remède « anti » agit pour sa part sur le symptôme, la perception du processus pathologique, mais ne procède pas à la résolution du processus en cours.

Il ne s'agit pas ici de dénigrer les possibilités de soins de la médecine moderne. Il m'appartient juste d'éveiller les capacités qu'ont tous les parents de sentir comment ils peuvent eux-mêmes soulager leurs petits dans bon nombre de cas, sans prendre de risques. Nous venons de le voir, la formule 354 des remèdes Weleda® est antipyrétique mais aussi antalgique et soulage parfaitement les douleurs dentaires, en particulier. Dans ce domaine précis, la poudre de racine de Chamomille[177] est également très efficace, en application locale avec massage doux de la gencive.

---

175 Voir page 270

176 Le plus connu est l'Advil®

177 Chamomilla vulgaris, radix D3 Trituration, Weleda

La maladie est signal. Nombre de symptômes ont une signification claire, facile à décrypter. Et le plus important, le plus passionnant en pédiatrie, est la prise en charge préventive. La santé est équilibre, sans cesse soumis à des perturbations. Préserver cet équilibre est la base de l'hygiène de vie.

La Vaccination

Il n'est pas envisageable d'écrire un livre sur les enfants sans parler des vaccins. Bien que je préfère le dialogue en face à face pour aborder ce sujet avec les parents, vu la passion qui anime ce débat, je vais tenter d'aborder ce chapitre de la façon la plus claire mais la plus concise possible.

J'ai bien sûr reçu l'enseignement de la faculté à ce propos. Et qui plus est, jeune médecin encore fraîchement moulu par l'enseignement académique, j'ai vacciné mes enfants ! Heureusement, à l'époque, les vaccinations étaient moins nombreuses qu'à l'heure actuelle. Il m'aura fallu quelques années de pratique pour chercher ailleurs des informations, frappée par la dégradation de la santé chez les enfants qui me consultaient. Toutes ces affections à répétition, que ce soit au niveau ORL, broncho-pulmonaire, l'augmentation de fréquence des allergies, les eczémas du printemps témoins de l'affaiblissement du foie chez de très nombreux enfants, y compris les nourrissons, m'ont conduite à m'interroger. Lasse de soigner ces infections à répétition, je désirais intervenir en amont. Toujours cette idée qu'il vaut mieux prévenir que guérir ! Je me lançais dans la recherche d'études qui n'étaient pas sponsorisées par les laboratoires. Deux cas d'enfants m'ont particulièrement marquée. Une fillette de trois ans, dont nous avions repoussé la vaccination au plus loin possible, avant la rentrée en maternelle, déclencha de l'asthme après la vaccination DTP[178]. Un garçon de neuf ans devint diabétique après le rappel DTP. Pas de rapport, vous répond le service de pharmacovigilance...

178 Vaccin anti Diphtérie-Tétanos-Polio

De nombreuses études font part des effets secondaires des vaccins. Parfois publiées dans des revues médicales pourtant réputées, elles restent sans écho dans le monde médical. C'est cependant dans les livres, dernier moyen libertaire de transmettre l'information sans que la censure des encarts publicitaires n'en interdise la publication, que je trouvais matière à confirmer mon intuition.

Le système immunitaire est absolument individuel. Si l'on a identifié clairement les séquences qui aboutissent à la mémoire immunitaire, on oublie que cette cascade de réactions qui passe par la reconnaissance de l'antigène, est conduite par les cellules qui portent notre carte d'identité, le système HLA[179]. Cette identification de l'agent étranger est donc un acte parfaitement individuel. Comment dès lors, envisager qu'avec une stimulation univoque - le vaccin - on espère obtenir chez tous les individus la même réponse immunitaire ? Il faut en outre préciser que notre système immunitaire nous défend, naturellement, dès la porte d'entrée, qui se trouve être au niveau de nos barrières, la peau, les muqueuses des voies respiratoires supérieures ou digestives, ce qui n'est pas le cas lors de l'injection sous-cutanée ou pire intramusculaire. Je tiens d'un ex-chercheur en matière de vaccins cette information surprenante : l'injection d'un germe, ou fragment de germe, ou antigène isolé ne conduit à aucune mémoire immunitaire ! La dite substance étrangère est aussitôt reconnue comme non-soi, captée par les cellules macrophagiques et détruite. Aucun travail de mémorisation. Aussitôt détectée, aussitôt détruite ! Quelle efficacité ! Mais quel échec pour ceux qui espèrent faire commerce de cette immunisation réglée et porteuse de profits colossaux. Pas question de baisser les bras ! En ajoutant ce qu'on appelle pudiquement des adjuvants, le système immunitaire est alors provoqué, heurté, et répond. Ces substances sont toxiques pour l'organisme humain, notamment pour le foie, le cerveau et les reins, voire perturbateurs endocriniens, tels que sels de mercure, d'aluminium, formaldéhyde, phénoxyéthanol. Prochainement, si personne ne proteste, une benzazépine[180], produit chimique proche

---

179 De l'anglais Human Leucocyte Antigens. En français système d'histocompatibilité, connu du public par rapport au rejet de greffe d'organe dont la prévention passe par la meilleure compatibilité possible entre donneur et receveur.

180 D'après les travaux des chercheurs de l'hôpital pour enfants de Boston, ce VTX-294 augmente la production de cytokines témoignant d'une forte réaction du système immunitaire. In : *The ultra-potent and selective TLR8 agonist VTX-294 activates human newborn and adult leukocytes* : PLOS One; David J. Dowling and Co; doi:10.1371/journal.pone.0058164

des benzodiazépines - anxiolytiques (tels le Lexomil, Xanax ou Valium), antiépileptiques - pourrait être utilisée comme adjuvant dans les vaccins destinés aux nouveau-nés, dont le système immunitaire immature, donc tolérant, ne permet pas, jusqu'alors, toutes les spéculations vaccinologiques. Irresponsabilité, inconscience ?

A cette stimulation forcée, quelle sera la réponse à cette agression qui ne correspond à aucun processus naturel que le corps connaisse ? Il est une chose qui me frappe à propos des problèmes de santé de notre époque. Les maladies modernes sont toutes des maladies qui concernent le système immunitaire ! Allergies, maladies auto-immunes, cancers, maladies neuro-dégénératives. Que se passe-t-il ? Pourquoi notre système immunitaire tombe-t-il malade ? Mon raisonnement n'est pas simpliste. Vous trouverez tous les détails et les explications sur le système immunitaire et les études épidémiologiques des maladies et de leur évolution depuis les vaccinations de masse, les effets secondaires imputables aux vaccins, dans le livre très complet de Michel Georget[181] qui s'appuie sur une abondante bibliographie. La manipulation des esprits débuta dès la découverte du vaccin contre la variole par Jenner, bien que des essais d'immunisation aient été pratiqués bien des siècles avant, notamment en Chine. Les réactions critiques ont éclaté dès les premiers essais de vaccinations de masse contre la variole[182]. Plus tard, nombre d'opposants, plus chercheurs que Pasteur[183], tel Antoine Béchamp[184], s'élevèrent contre la théorie microbienne et vaccinale de Pasteur. Mais l'état français, alors en perte de suprématie après la guerre de Prusse, fonça tête baissée dans le créneau de la vaccination malgré l'absence d'unanimité aussi bien scientifique que politique. La France avait besoin d'un héros pour redorer son blason. La population en paie encore les frais aujourd'hui, après plus d'un siècle d'imposture et d'irresponsabilité. Je ne parviens pas à accepter, alors que mon rôle de médecin me conduit à soigner et éduquer à la santé, de sacrifier des individus pour, soi-disant, éviter la maladie, ne serait-ce qu'à des millions d'autres. Ce fatalisme à l'égard des victimes d'effets secondaires me choque. « Mais pour sauver des millions de gens, il faut accepter ces quelques victimes ! » Je proteste

---

181 *Vaccinations : Vérités Indésirables*, Michel Georget, Editions Dangles, 2e édition 2011

182 Voir l'ouvrage de Sylvie Simon : *Vaccination, mensonge et propagande*, Editions Thierry Souccar, 2009

183 Louis Pasteur, 1822-1895, chimiste, physicien

184 Antoine Béchamp, 1816-1908, docteur en sciences, en médecine, en chimie et diplômé en pharmacie, contemporain de Pasteur.

vivement. Cela s'appelle crûment du sacrifice humain. Peu avant sa mort, Pasteur lui-même aurait dit : *Béchamp avait raison, le microbe n'est rien, le terrain est tout.*[185] !! Ce chercheur contemporain de Pasteur, dont les découvertes, fondamentales, n'ont curieusement rencontré que des échecs de communication - quand on ne veut pas vous entendre, tous les moyens sont bons pour vous faire taire - a découvert que les cellules animales ou végétales seraient constituées de particules plus petites - qu'il a nommé les microzymas - capables, sous certaines conditions, d'évoluer pour former des bactéries. Ne retrouve-t-on pas là la notion de terrain dont la perturbation peut être à l'origine de la maladie ? Claude Bernard[186] a, quant à lui, développé d'importantes notions sur le milieu intérieur et l'homéostasie[187]. Dans la nature,

Rien ne se perd, rien ne se crée, tout se transforme ! [188]

Ainsi le bacille tétanique, comme l'agent du botulisme, appartient au genre clostridium qui est ubiquitaire. Ses spores, très résistantes, sont retrouvées partout, y compris dans le tube digestif des animaux (d'où l'histoire du crottin de cheval)... et des humains, généralement comme flore saprophyte d'un intestin volontiers en déséquilibre de flore vers la fermentation. Ce germe ne peut être pathogène[189] seulement si le terrain est délétère. En effet, le germe ne peut se développer qu'en milieu anaérobie, c'est-à-dire privé d'oxygène, telle une plaie qui cicatrise mal et gangrène... Il est alors capable de sécréter des neurotoxines[190] responsables de la maladie. Que ce bacille soit présent partout ne crée pas un danger en soi, car il l'est sous sa forme sporulée, donc inoffensif sur un terrain sain. A propos du vaccin antitétanique, comment fait-on pour s'immuniser contre une toxine, alors

185 *Pour en finir avec Pasteur,* Dr Eric Ancelet, Editions Marco Pietteur, 2010

186 Claude Bernard, 1813-1878, médecin, physiologiste

187 Capacité d'un système à maintenir son équilibre de fonctionnement en dépit des contraintes qui lui sont extérieures. Par exemple, capacité à réguler le pH sanguin, la glycémie, la température... L'homéostasie est l'équilibre dynamique qui nous maintient en vie.

188 Maxime reprise par Antoine Lavoisier, 1743-1794, chimiste, philosophe et économiste, qui serait le père de la chimie moderne. Elle est une reformulation d'une phrase du philosophe grec Anaxagore, 500-428 av. J-C

189 Provoquer la maladie

190 Toxine agissant sur le système nerveux en modifiant ou bloquant la transmission des neurotransmetteurs au niveau des synapses (jonction entre deux terminaisons nerveuses).

que la maladie n'est pas immunisante... Car on peut guérir du tétanos ! Vous ne le saviez pas ? Un malade sur deux guérit. Mais vous ne le saviez pas, parce qu'on se garde bien de vous le dire.

La discussion sur la vaccination est toujours difficile. Le ton monte très rapidement et adopte un discours terrorisant. La peur est un moyen très efficace de dompter les foules. Elle paralyse. Quand on vous parle de la mort de votre enfant, vous perdez tous vos moyens critiques ! Facile de vous culpabiliser, de vous traiter de parents inconscients, voire criminels ! Oui, je l'ai entendu de la bouche de jeunes parents qui avaient fait l'expérience de l'hôpital pour une gastro-entérite. Oui, j'entends des discours honteux. Traiter les parents d'irresponsables est un abus de pouvoir scandaleux. Des parents se sont même vus refuser l'examen de leur enfant malade lorsque le médecin avait constaté, avant de s'occuper du petit malade, l'absence de vaccins sur le carnet de santé. Non-assistance à personne en danger ?

Point de dialogue possible entre les deux partis. Dialogue de sourds. Les uns formatés par la faculté et surtout les laboratoires qui infiltrent les couloirs de l'hôpital, les cabinets médicaux, les médias, les couloirs de l'assemblée et les commissions gouvernementales. Les autres soucieux de protéger la santé, de prévenir et « soigner sans nuire » - ces trois mots ont curieusement disparu du serment d'Hippocrate actuel... - qui sont allés chercher des informations non moins scientifiques mais curieusement non divulguées dans les médias spécialisés. Les intérêts en jeu sont colossaux et interdisent l'éclosion d'une autre vérité[191].

Oui, dès la naissance, une foule de dangers nous guettent et nous mettent parfois en danger de mort. Mais il est inacceptable de sacrifier des êtres humains pour en protéger d'autres. Qu'en est-il de la responsabilité des parents dont la santé de leur enfant a été ternie à vie dans les suites d'un vaccin ? A chacun de développer la santé. L'équilibre du terrain nous protège des maladies. Travaillons à protéger le terrain. Les quatre piliers de la santé, à savoir une bonne alimentation, un bon sommeil, un exercice physique quotidien, un équilibre émotionnel dans un contexte familial aimant, nous donnent les moyens d'agir pour la préserver. Mais il n'y a là aucun profit à réaliser !

Notre rôle de parents est d'éduquer et protéger nos enfants. Ne pas nuire

191 Lire : *La mafia médicale*, Guylaine Lanctôt, Editions Voici la Clef, Québec, Canada, 1994

est le premier commandement. Notre plus important tissu immunitaire est dans l'intestin, je l'ai déjà expliqué. Préservons la santé de notre intestin, et nous préviendrons les maladies. Et pour maintenir cet équilibre intestinal, nos alliés sont... les microbes ! En poids sec, nous pesons plus lourd en bactéries qu'en nos propres cellules ! Ces bactéries alliées digèrent pour nous, fabriquent nos vitamines, luttent contre les agents pathogènes que nous avons ingérés. La mode des pré et pro-biotiques – enfin « vers » et « pour » la vie – a relancé le sujet de la santé intestinale comme garante de la santé en général. Fustigés au début par la médecine officielle, les probiotiques ont été lancés par les laboratoires de nutrithérapie. Mais le marché étant probablement porteur, les études menées dans les services de gastro-entérologie, notamment pédiatriques, ont montré le bénéfice sur la santé d'une flore intestinale équilibrée ! Faut-il attendre de la science qu'elle nous prouve que notre nature est bien faite ? C'est ainsi que le rôle de l'alimentation pour préserver la santé retrouve toute sa valeur. Si vous mangez des aliments que votre intestin, par nature, par héritage, par dénaturation, ne digère pas, l'inflammation qui s'ensuit dégrade l'intégrité de la muqueuse et vous n'êtes plus protégés de l'intrusion de particules étrangères non détruites et nocives pour l'organisme. Nous l'avons déjà vu, ce mécanisme est en cause dans les maladies inflammatoires chroniques, dans l'hyperactivité, dans les allergies et intolérances alimentaires, etc.

Vous l'aurez compris, je suis bien embarrassée devant cette flambée vaccinaliste qui s'est emparée de notre médecine moderne. Plus de quarante vaccins sont à l'étude...[192] Dans mon exercice, il n'est pas question de mettre dans l'embarras les jeunes parents. Je ne peux les conduire hors la loi des obligations vaccinales – encore trois sont concernées, vaccins contre le tétanos, la diphtérie, la poliomyélite après la suppression de l'obligation vaccinale du BCG le 17 juillet 2007 – bien que le Conseil Européen de la Santé ait demandé, il y a plus de quinze ans, la suppression des obligations vaccinales. En Europe, trois pays n'ont pas obtempéré: le Portugal, la Grèce et... la France, grand producteur de vaccins[193]. Dans les autres pays, la pression n'en demeure pas moins élevée. Les « recommandations » sont traduites bien souvent en obligations pour le patient innocent et confiant.

Un des aspects qui me préoccupe sérieusement, est que la multiplicité des vaccinations engendre une augmentation de la dose cumulée des adjuvants toxiques qui sont injectés. Or, notre organisme n'a pas forcément

---

192 Sylvie Simon, Op. cit.

193 Les laboratoires européens produisent 90% des vaccins utilisés dans le monde.

la compétence pour éliminer ces substances toxiques. Elles n'appartiennent pas au catalogue des substances naturelles connues de notre organisme, dont on oublie qu'il est naturel et fonctionne naturellement. Il s'ensuit une accumulation, qui sera plus ou moins bien supportée selon notre capital santé et notre héritage fonctionnel. C'est comme si nous avions, à la naissance, une poubelle[194], plus ou moins remplie par l'héritage, qui pourra supporter une quantité déterminée de toxiques supplémentaires, jusqu'à la goutte de toxique qui fera déborder le vase et se déclencher la maladie. Cette toxicité atteint notre organisme au niveau du foie, dont un des rôles est de détoxiquer, de nos organes épurateurs - intestin, rein, peau - et de l'organe le plus sensible, le système nerveux. Par déduction, on reconnaît les pathologies chroniques inflammatoires de l'intestin, les allergies, les maladies neuro-dégénératives, les maladies auto-immunes, les cancers. En somme les maladies du monde post-moderne !

Le système immunitaire du nouveau-né est immature, qui compte sur les qualités protectrices du lait maternel et les anticorps maternels sont transmis pour le protéger. La période du premier trimestre de vie est pourtant celle où il reçoit un maximum de vaccinations ! Comment peut-il y répondre...

Ma proposition consiste donc à éviter les vaccinations chez le tout-petit. Outre l'hygiène de vie dont j'ai déjà parlé, nous avons les moyens en homéopathie de le protéger contre une maladie qu'il faut à tout prix éviter chez le nouveau-né et le nourrisson, la coqueluche. Le tout petit enfant n'est pas plus à risque de contracter le tétanos, la diphtérie, la poliomyélite que de recevoir un météorite au cours d'une de ses promenades ! Ces maladies ont quasiment disparu dans la période d'après-guerre – la guerre est génératrice d'un stress énorme qui déprime les défenses immunitaires, outre les problèmes de la malnutrition - depuis le développement de l'hygiène, de l'antisepsie, des antibiotiques, des hôpitaux, des services d'urgence, du traitement des eaux. Tous ces progrès ne peuvent-ils expliquer la quasi disparition de ces maladies ? Non ! Ce seraient les vaccinations qui nous auraient sauvés de leur spectre mortel... C'est cacher au grand public qu'en comparant l'épidémiologie dans les pays où les vaccinations n'étaient pas pratiquées et ceux où les campagnes de vaccinations ont été organisées, les maladies étudiées ont montré une décroissance plus rapide dans les pays où la population n'était pas vaccinée, alors que dans les

194 Hélas, le placenta reçoit les toxiques de la mère qui sont transmises au fœtus...

pays vaccinateurs, se présentait, à la suite des vaccinations de masse, un deuxième pic de l'épidémie… En étudiant les courbes épidémiologiques, il est d'ailleurs remarquable que les vaccins sont mis au point bien après le début de la décroissance naturelle[195].

Vacciner peu et tard est donc ma devise, contrainte par une loi aveugle dictée par le goût du profit et non par une générosité envers l'espèce humaine qu'elle empoisonne.

Vacciner un enfant est un acte invasif. La loi prévoit l'obligation d'information au patient du traitement qui lui est proposé et les risques qu'il encourt[196]. Vous ne pouvez aujourd'hui subir la moindre intervention, le moindre examen, sans avoir au préalable signé un tel papier d'information. Avez-vous reçu ces informations pour un vaccin ? La constatation est d'autant plus dramatique qu'aujourd'hui un vaccin en cache un autre, voire cinq à six autres ! Combien de fois ai-je vu la surprise de parents qui ne savaient pas que leur enfant avait été vacciné contre l'hépatite B. La confiance traditionnelle dans le médecin rend-elle aveugle ?

L'efficacité des vaccins n'est pas prouvable. Il faudrait pour cela faire une étude en double aveugle de populations, l'une vaccinée, l'autre non, de manière aléatoire, et les soumettre à la contagion de la maladie. Cette expérience faisant abstraction des qualités personnelles de la santé propre à chacun. Les études sur l'épidémiologie des maladies sont soumises à interprétation dans le sens qui arrange les protagonistes. Il est hélas connu qu'un certain nombre d'études défavorables encombrent les placards[197].

Dans cette affaire bien malsaine, je crois qu'il ne faut pas oublier que les parents sont responsables de leur enfant, les seuls responsables. Dans certains domaines, la société a légiféré de manière bénéfique pour la protection de l'enfance, de la famille. Mais ici, elle touche à l'intégrité

---

195 Vous trouverez toute la bibliographie sur le sujet dans les deux ouvrages cités de Michel Georget et Sylvie Simon

196 Code de déontologie médicale – art 34, renforcé par les arrêts rendus par la Cour de Cassation les 17 février, 27 mai et 7 octobre 1998. « A la fin de la consultation ou de la visite, le médecin va, dans le cas le plus fréquent, formuler ses prescriptions (conseils, explorations, traitements) par une ordonnance qui engage sa responsabilité. Aussi sa délivrance doit-elle être accompagnée par des explications claires et précises (…) Il s'agit du respect du devoir d'information du patient (…). »

197 Sylvie Simon, op. cit. Voir aussi *Vaccins, fraude, mensonges et dissimulation* dans Néosanté, n°21, mars 2013

de l'enfant. C'est inadmissible. Les parents sont capables de chercher des informations. Les médecins ne sont pas les détenteurs de la science infuse. La liberté de penser et de publication que nous avons gagnée en ce vingtième siècle souffrirait-elle d'une régression en ce domaine ? J'ai, pour ma part, choisi d'informer, de donner des références lorsqu'on me le demande, et les parents choisissent en connaissance de cause. Pour le bien de l'enfant. Car il est clair qu'en vingt-cinq ans d'exercice en cabinet libéral, je pourrais prouver, si les chiffres m'intéressaient et si j'avais le temps de reprendre tous les dossiers, que la santé des enfants non vaccinés est bien meilleure. Le docteur Françoise Berthoud[198] a écrit un petit livre très complet sur le sujet que je vous recommande de consulter.

A l'heure où je termine ce livre, je me dois de vous faire part de la décision du Haut Comité de Santé Publique, en mai 2013, d'alléger le calendrier vaccinal ! Je n'ai pas tout de suite compris la démarche. D'autant que je n'ai trouvé aucune référence à quelque étude que ce soit qui pourraient justifier cette décision. En fait, contrairement à ce que nous avions appris à la faculté et entendu confirmer maintes fois de la part des fabricants - la vaccination contre la poliomyélite et contre la coqueluche nécessitant absolument trois injections, contrairement aux valences diphtérie et tétanos qui en nécessitaient deux (mais dont on faisait finalement trois injections...) - d'un coup, la vaccination contre diphtérie, tétanos, coqueluche, hémophilus influenzae B, hépatite B et... polio ne se font plus qu'en deux injections ! De prime abord, je me réjouissais pour mes petits patients de l'économie d'une injection. Mais je ne comprenais pas le but de la manœuvre. Pourquoi, d'un coup, sans justification scientifique, décider de vacciner moins ? Après avoir bien épluché l'article - vous connaissez le langage extrêmement obscur des législateurs... - il s'avère que ce calendrier, qui n'est qu'une information et non pas une loi, rend fort recommandé un rappel de vaccin contre la coqueluche à 6, 11 et 25 ans ! Ce vaccin a toujours posé problème, car la multiplicité des rappels entraîne une augmentation des complications. Nous ne faisions alors qu'un seul rappel un an après la vaccination. Mais la recherche – un grand merci à elle ! – a réussi à composer un vaccin coqueluche atténué ! Ce qui permet maintenant d'indiquer tous ces rappels.

198 Françoise Berthoud, *La santé des enfants non vaccinés*, Editions Jouvence. Vous trouverez également en fin d'ouvrage d'autres livres sur le sujet.

Car la coqueluche est toujours présente et fait très peur[199], en tout cas au corps médical et aux chercheurs...

Pour compléter votre information, sachez donc qu'il n'y a plus que deux injections pour la vaccination du tout-petit, espacées de deux mois et un rappel 7 mois (?) plus tard. En outre, le rappel de 16 ans est supprimé. D'un coup, le rappel de 11 ans dure jusqu'à 25 ans ! Formidable, alors qu'avant, il y avait un rappel tous les cinq ans jusqu'à 21 ans... Et les rappels chez l'adulte sont espacés de 20 ans au lieu de 10. La communication à l'adresse des médecins sur cette modification ne me paraît pas très « scientifique ». « Le Haut Conseil de la Santé a décidé (...) de ne conserver que le strict nombre d'injections nécessaires ». Allons donc, nous en faisions trop auparavant ?? Aucune allusion sur les recherches, les preuves d'efficacité de ce nouveau calendrier. Et après, on s'entend dire que les anti-vaccinalistes ont un discours qui manque de rigueur scientifique ?!

... Encore une information !

Nous sommes en octobre 2013. Lors d'une très récente réunion médicale, une collègue m'a confié qu'un membre du Conseil Technique des Vaccinations, lors d'un colloque récent, aurait indiqué la prochaine suppression du caractère obligatoire des vaccinations. Vous imaginez combien je suis heureuse de terminer sur cette note d'espoir ! Bien qu'il y ait à peine un mois, la Suisse a voté l'autorisation au gouvernement fédéral de lancer une campagne de vaccination obligatoire, en cas de danger imminent ! Lequel ? L'absence de précision dans le texte de votation laisse libre cours à l'imagination.

... Le 6 décembre 2013[200], le Comité Technique des Vaccinations du Haut Conseil de la Santé Publique (HCSP), par la voix du même Pr Daniel Floret président du CTV, émet un avis favorable à la levée du caractère obligatoire des vaccinations. « *La balle est dans le camp politique.* » *Mais Daniel Floret conseille la création d'un « statut sur les vaccinations recommandées de façon à ce qu'elles ne soient pas perçues comme facultatives. (...) Que l'on maintienne ou pas l'obligation vaccinale, il faut que les recommandations vaccinales aient une force. (...) Ce qui est inscrit dans le calendrier vaccinal, ce sont les vaccinations que le Ministère de la Santé estime nécessaires et pas facultatives.* »

199 Le traitement homéopathique bien conduit, au bon moment, permet pourtant une guérison rapide ! Je n'en ai pas parlé ici, car il n'y a pas de recette univoque.

200 Dans une interview sur www.pourquoidocteur.fr

Ce discours est des plus ambigus et laisse augurer les pressions qui vont continuer à s'exercer sur les parents. Pour votre gouverne, je vous invite à lire le compte-rendu[201] sur la Table ronde du 6 juin 2007 au Sénat, en présence des directeurs des laboratoires pharmaceutiques GSK, Sanofi Pasteur et Novartis (sic) : « Les vaccins en France : quels enjeux pour l'industrie pharmaceutique et la recherche ? » Edifiant !

201 www.senat.fr/compte-rendu-commissions/20070604/sante.htlm

Quelle place pour l'enfant aujourd'hui ?

Cette question ne me serait pas venue à l'esprit, si je n'avais pas été conviée à animer une conférence-débat sur ce sujet. Je me suis longuement interrogée sur le pourquoi de cette question. La place de l'enfant ? Mais lorsque l'enfant « est », sa place est dessinée de fait. Cependant l'occupe-t-il ? Est-ce la place qu'il prend ou qu'on lui assigne, ou encore qu'on lui laisse ? Dans cette fin de vingtième et début de vingt-et-unième siècle, toutes les valeurs ont été remises en question, sans doute depuis ce fameux mai 68. Si, de nos jours, les valeurs marchandes nous occupent largement l'esprit, bien malgré nous, les valeurs fondamentales ont-elles été redéfinies ? Le respect, la dignité, l'amour, la compassion, la disponibilité, l'écoute sont des valeurs bien malmenées au quotidien, et pourtant fondements de la parentalité et de l'altérité.

En préambule, je tiens à dire qu'être parents ne s'apprend pas dans les livres, que c'est le parcours du combattant, que chaque parent fait comme il peut avec son histoire.

Je ne pouvais trouver meilleur support que le poème de Khalil Gibran, extrait de son livre[202] : Le Prophète

Et une femme qui tenait un bébé contre son sein dit,
Parlez-nous des Enfants. Et il dit :

202 Khalil Gibran, *Le Prophète et Le Jardin du Prophète*, Editions Points, 1992

Vos enfants ne sont pas vos enfants.
Ils sont les fils et les filles de l'appel de la Vie à la Vie.
Ils viennent à travers vous mais non de vous.
Et bien qu'ils soient avec vous, ils ne sont pas à vous.
Vous pouvez leur donner votre amour, mais pas vos pensées.
Car ils ont leurs propres pensées.
Vous pouvez héberger leurs corps, mais pas leur âme.
Car les âmes résident dans la maison de demain
que vous ne pouvez visiter, pas même dans vos rêves.
Vous pouvez vous efforcer d'être comme eux,
mais ne cherchez pas à les faire à votre image.
Car la vie ne marche pas à reculons, ni ne s'attarde avec hier.
Vous êtes les arcs desquels vos enfants sont propulsés,
tels des flèches vivantes.
L'Archer vise la cible sur le chemin de l'Infini, et Il vous tend de sa puissance afin que ses flèches volent vite et loin.
Que la tension que vous donnez par la main de l'Archer vise la joie.
Car de même qu'Il aime la flèche qui vole,
Il aime également l'arc qui est stable.

Tout est dit !

La place de l'enfant, investie dès le désir d'enfant et pendant toute la grossesse, période qui peut être merveilleuse face à l'enfant qui est encore imaginaire, se vit réellement au moment de la naissance. L'accueil de l'enfant mérite une extraordinaire qualité d'amour, de disponibilité. Accueillir ce petit être qui vient d'un long voyage, avec toute l'hospitalité généreuse d'un hôte à vie, avec amour et promesse d'amour sans durée déterminée, est l'acte le plus beau qui nous soit donné de vivre. Je ne vais pas m'attarder sur la destruction programmée des qualités d'accueil par les accouchements provoqués, les anesthésies, le manque d'humanité de certaines équipes, qui déchirent d'emblée l'ambiance. Mais il faut reconnaître que vivre aujourd'hui une belle naissance est une entreprise semée d'embûches. Combien de mamans expriment, avec les larmes, leur chagrin, leur déception d'avoir vu gâcher ce beau moment. J'entends parler de vol d'accouchement. L'ocytocine naturelle, dit Michel Odent[203], est l'hormone de l'amour. Elle véhicule l'élan d'amour de la mère à son enfant. Mais celle-ci est inhibée par l'hormone de synthèse utilisée pour provoquer

203 Op. cit. Voir bibliographie en fin d'ouvrage

l'accouchement ou renforcer les contractions. Question de timing trop souvent. Quel drame pour la mise en place de l'accueil du bébé. Ce moment est pourtant fondamental. Comment passez-vous une soirée lorsque vous êtes reçus sans joie, sans partage, sans bonne humeur, sans bienvenue par vos hôtes ? La première impression est déterminante. Nous l'avons tous vécu. Ce bébé va de suite exprimer ses ressentis. Oui, il existe des bébés aux yeux grands ouverts, qui découvrent un couple de parents heureux, ouverts à lui, à l'écoute. Il est calme, serein, en sécurité. Il exprime ses besoins par des sons doux, de petits couinements vite compris. Tout est clair et sécurisant. Il prend d'emblée sa place de troisième – le père, la mère et l'enfant -, voire de quatrième ou plus, parce qu'elle lui est offerte. Il est accueilli en tant que sujet, personne à part entière. Son père et sa mère seront ses guides. Il est un être unique, homme ou femme en devenir.

Parler de la place de l'enfant conduit, dans un premier temps, à définir la place des parents. L'enfant naît du désir d'un couple. D'un homme qui, sa blessure narcissique cicatrisée, son identité découverte, deviendra père aimant et guide. D'une femme qui, sa blessure narcissique cicatrisée, son individualité construite, deviendra mère, aimante et accueillante. Cependant, bien souvent, l'enfant surgit avant que ce travail ne soit effectué. Et il deviendra partie prenante de son élaboration. Nos enfants sont aussi nos guides ! La vie est mouvement et la vie est partage. L'enfant ne deviendra symptôme du dysfonctionnement familial, voire du dysfonctionnement du couple, que lorsque l'écoute est altérée, la disponibilité manquante, l'observation et la compréhension oblitérées par la souffrance propre du ou des parents.

La place de l'enfant s'inscrit dans le désir d'enfant. Désir d'accueillir un petit être qu'on accompagnera, qu'on aidera à grandir jusqu'à ce qu'il devienne un homme ou une femme capable de continuer son chemin par lui elle-même. Désir de devenir guide, sans aucun autre but que celui d'accompagner et d'offrir à chaque instant ce dont l'enfant aura besoin pour grandir. Ou désir, inconscient, de panser sa blessure narcissique, de s'offrir un enfant qui comblera l'absence de reconnaissance par ses pairs ou ses propres parents ? Désir de s'épanouir à travers la maternité, la paternité ? Désir de créer sa propre continuité ? Cette élaboration du désir est évidemment en lien avec la conception du désir d'enfant de ses propres parents. Et de fil en aiguille, la généalogie écrit notre histoire. Sans prise de conscience, sans révélation, elle imprime la ligne de souffrance, dont l'enfant, avec son innocence et sa clairvoyance intuitive, viendra briser la chaîne. La place qui est offerte à l'enfant, dès sa conception, dès le désir d'enfant de ses parents, n'est pas vierge. Elle est déjà meublée de tous les conflits, les blessures, les morts prématurées des familles de ses père et mère. Quelle place a-t-il dans ce méli-mélo inextricable parce que non conscientisé ? Le tout-petit nous offre une chance inouïe pendant les premiers mois. Il a la place d'un révélateur à qui veut bien percevoir ses signaux, à qui veut bien l'entendre. Il arrive ici, neuf dans cette vie-là. Et l'insupportable, que nous supportons, les yeux et les oreilles fermés à notre inconscient, lui le perçoit comme une évidence. Coliques, régurgitations, pleurs inexpliqués, refus de téter, éruptions ne s'expliquent pas toujours par un substrat organique, loin de là. Ces symptômes ne seraient-ils pas des cris d'alarme face à un dysfonctionnement ou mal être de l'environnement familial dans lequel cet enfant innocent vient de débarquer ? L'innocence et la formidable intuition dont l'enfant dispose, qui s'étiolera au fur et à mesure que grandira sa conscience, lui donne une place de réactif dans la délicate alchimie de la parentalité. L'écoute, l'attention aimante, la disponibilité sont des ingrédients essentiels qui rendront vivant le partage et feront grandir tout un chacun dans un vibrant unisson.

Issu du désir de ses parents d'accueillir un invité à accompagner, éduquer – du latin *educare*, de ducere, conduire – sans attente, à la maturité, l'enfant tiendra sa place, en toute innocence et joie, entre ses parents.

Qu'en est-il de l'enfant surprise, de l'enfant de remplacement, de l'enfant conçu dans la souffrance, le viol, de l'enfant non désiré par l'un de ses parents ?

Quand le désir, l'écoute, la disponibilité ne sont pas au rendez-vous, selon sa dotation en élan vital, l'enfant construira sa place à coup de crises ou de démissions. Combien de fois ai-je vu l'enfant retrouver un sommeil paisible, cesser ses accès de colères, ne plus souffrir de maux de ventre, calmer son agitation, oublier ses angoisses, lorsque le ou les parents se mettaient au travail. Instantanément, dès que les parents prennent en charge le dysfonctionnement ou l'épineux problème qui les minent, l'enfant retrouve sa place, celle de l'innocence et de la joie de vivre. Ce papa ne voulait pas parler de sa douleur, de son chagrin. Son propre père est décédé à la suite d'un cancer dont tous ont dénié la vérité, y compris le malade. Ils ont tous été surpris par le décès de cet homme dont la fin était pourtant évidemment proche. Depuis, le sujet n'a jamais été abordé ni exprimé par ce père en souffrance. Et la petite fille hurle à la mort dans la nuit. Elle ne dort qu'en présence de sa maman qui a quitté le lit conjugal. Cette situation insupportable est tolérée par l'homme - il doit dormir pour aller en forme à son travail... - et subie par la femme. Ce couple en danger ne comprend pas pourquoi la petite ne dort pas. L'absence de parole est le plus meurtrier des manques. L'absence de mots génère les maux. La verbalisation est la solution guérisseuse. Mais nombreux sont ceux et celles qui s'y refusent inconsciemment. Bien sûr, aller déterrer et faire face à sa souffrance n'est pas une démarche facile. Mais vivre dans de tels dysfonctionnements n'est pas non plus un bonheur. Non seulement l'enfant parvient à séparer le couple, mais le manque de sommeil génère une fatigue source d'impatience, de manque de disponibilité, d'écoute dont l'enfant a le plus grand besoin. Telle cette maman qui se demande pourquoi sa fille est si accrochée à elle, incapable de se lancer, à sept ans, de son propre élan, dans ses jeux d'enfants. Son dysfonctionnement, manque d'initiative personnelle, la conduit même à une lenteur à tout faire, même à l'école. Le handicap est sérieux. Elle ne parvient pas à terminer son travail, et le maître ne comprend pas pourquoi cette enfant tout à fait douée, est si lente. Manque de confiance en elle, besoin d'être accompagnée en permanence. Lorsqu'on interroge la mère sur sa propre enfance, ses relations avec sa mère, la réponse fuse. « Aucune ! Je ne me suis jamais entendue avec ma mère. Et je ne voudrais pas que ma fille vive cela ! » Jamais, au grand jamais, un enfant ne pourra réparer les blessures de votre enfance. Ce n'est pas son rôle. Ce n'est pas sa place. Seuls, la prise de conscience, la verbalisation, la prise de recul, le pardon vous mèneront à la guérison de vos souffrances du passé. Seulement guéris de votre enfance, vous pourrez considérer votre enfant comme une personne à part entière, venue, avec votre guidance, accomplir son propre chemin, sa vie. Tel ce couple, rongé par un passé d'abus et de viol, finira par se séparer, puis se retrouver, grâce au travail de la femme que son courage conduira à faire face à son père qui l'avait abusée. La souffrance sera libérée par les mots, comme une délivrance. Le développement des symptômes s'est exprimé chez leur fille aînée par la dépression et l'anorexie à l'âge de sept ans, âge du viol de sa mère.

La place de l'enfant ne peut être libre que si chacun tient sa place et joue son rôle. Comment peut-on être disponible à l'enfant lorsque l'on tire derrière soi des valises de souffrances refoulées au plus profond de son être, comme pour ne plus les entendre, ne plus les ressentir. Il faut reconnaître que chaque situation est singulière, unique. La capacité à surmonter la souffrance appartient à nos qualités innées. Pour un même événement dramatique, deux personnes auront une façon de l'appréhender, de le vivre, de le transformer tout à fait différente. Cependant, la mise à jour au niveau conscient, la verbalisation, restent sans aucun doute la meilleure façon de délivrer son présent des souffrances du passé. Un passé assumé, lavé de ses souffrances, autorisera à vivre pleinement le présent et à être disponible à l'enfant. Cette démarche est le plus beau cadeau que nous puissions offrir à nos enfants. Un cadeau d'une grande dimension d'amour. Que les symptômes de l'enfant disparaissent lorsque les parents se mettent au travail, est la meilleure preuve qu'il a fondamentalement besoin, non pas de parents idéaux, mais que l'adulte qui le conduit prenne pleinement sa part de responsabilité sur le chemin de la vie.

Le passé est un souvenir,
Le futur est un mystère,
Aujourd'hui est un cadeau
Et c'est pour cela que nous l'appelons présent

(Proverbe irlandais)

Le petit enfant, être en devenir, a besoin d'un père et d'une mère en pleine possession de ses qualités de guide. Que diriez-vous de partir en montagne derrière un guide agité, angoissé, absent, qui ne parle pas, ne vous entend pas, ne vous répond pas, ne sait quel chemin prendre ? Il ne s'agit pas de définir des parents parfaits. Sur cette terre, que je sache, la perfection n'existe pas. C'est ce que je ne me lasse pas de dire aux petits écoliers transis de peur de ne pas réussir à la perfection. L'essentiel est de donner le meilleur de soi-même, dans l'instant, avec tout son cœur. Et nous ne sommes pas tous les jours dans les mêmes dispositions. Une bonne nuit nous incline à passer une bonne journée, à être ouverts et aimables. Se lever de mauvaise humeur nous promet une journée semée d'embûches et d'insatisfaction. Accepter d'être inconstant, sans colère ni culpabilité, est un gage de sérénité. La sérénité dont nos enfants ont besoin pour être eux-mêmes, à leur place. L'essentiel est d'avoir le courage d'avancer sur son chemin personnel.

Parler des épreuves me conduit à aborder le délicat sujet des parents séparés. La place de l'enfant, définie par la présence aidante de son père et de sa mère, est au centre de la question. Quelle est la place de l'enfant dans le déchirement du couple ? Quelle est la place de l'enfant entre deux domiciles ? Quelle est la place de l'enfant quand un couple se recompose, voire une famille ? Bien sûr, il paraît qu'il est possible, idéalement, de préserver la place de chacun, pourvu que la parole soit donnée à chacun, une parole claire et vraie, et entendue. Cela est sûrement possible, mais bien peu fréquent. Au vu des troubles présentés par ces enfants, même si la place de l'enfant est protégée des disputes, des enjeux de la séparation, la nostalgie des parents, papa et maman ensemble aimés et aimants, accapare bon nombre de petits et grands enfants. La perte de ce noyau dont l'enfant est issu, même si papa restera toujours son papa, et maman sa maman, fissure à jamais l'édifice sécurisant dont il a besoin pour « être » l'enfant. La place de l'enfant devient floue. Le petit garçon va-t-il prendre la place protectrice du papa dans le cœur et le lit de maman ? La place interdite ? La petite fille va-t-elle prendre la place de la femme qui s'occupe tendrement de l'homme-père ? La place interdite ? Que de vigilance et de conscience les parents séparés vont-ils devoir déployer pour que chacun ait sa place et reste à sa place. Sans oublier que la séparation est par définition une période particulièrement difficile pour les parents, souvent empreinte de lourdes déceptions, de rancœur, de culpabilisation. Que la douleur du divorce va s'ajouter au paquet dans la valise des souffrances du passé. Quoique, certaines situations de divorce soit au contraire une porte vers la libération, mais à quel prix, et rarement pour les deux protagonistes. Cette souffrance qui touche chacun différemment dans la séparation entrave malheureusement les qualités d'écoute et de disponibilité à l'égard de l'enfant. La place de l'enfant, la place de la femme, de l'homme, de la famille, a été bouleversée par la révolution culturelle. Quelle place pouvons-nous reconstruire aujourd'hui ? Réalisons que les valeurs fondamentales de la famille n'ont rien à voir avec le culturel, avec l'évolution de la société, avec la politique et l'économie. Ces valeurs sont des valeurs sûres, constantes, qui méritent d'être respectées depuis la naissance de l'humanité. La place de l'enfant est indéniablement dans les bras de son père et de sa mère jusqu'à ce qu'il atteigne la capacité à vivre sa vie autonome et responsable. L'évolution au fil des siècles ne devrait rien changer à la qualité de la famille, aimante, aidante, respectueuse de chacun et du tout. Respect, écoute, amour et joie sont les seuls ingrédients essentiels à une bonne recette familiale.

Au cours de toutes ces années de consultation d'enfants, la place de l'enfant selon son rang de naissance fait ressortir des portraits caricaturaux. Le premier enfant éduque ses parents. Il essuie les pots cassés de l'inexpérience. Plus que tout autre, il devra faire face à la déception de ses parents quant à l'enfant imaginaire construit avant et pendant la grossesse. Il s'ensuit en général, un désir de tout faire pour satisfaire ses parents, ce qui le détournera plus ou moins de son propre chemin. Il porte cette responsabilité, à son égard, ainsi qu'envers ses frères et sœurs. La place de l'aîné n'est pas confortable et pourtant les puinés l'envient ! Quelle place laissera-t-il au second enfant ? Car pour prendre la place, il faut qu'elle soit libre. Dans le désir des parents, la place du second répond-elle au désir d'accueillir un autre petit être à accompagner dans sa vie, ou bien à celui de donner un frère ou une sœur à l'aîné, celui-ci ayant alors pour la vie entière le regret de n'être pas resté l'objet unique du désir de ses parents ? En tout cas, très généralement, le second grandira, tant qu'il restera second et dernier, sans se soucier du bien-être de ses parents. Il vit sa vie ! C'est son désir qui compte, et il le fait savoir. Selon les tempéraments, il prendra la place de l'enfant très facile à vivre, copain sympa, ou du tyran redoutable qui ne supporte pas que l'on fasse autrement que comme il veut. La place de l'aîné devient alors celle du souffre-douleur. A moins qu'il n'ait du caractère, et alors c'est la bagarre perpétuelle. Rassurez-vous, je connais des familles où les deux enfants s'adorent et s'entendent merveilleusement pour jouer et grandir ensemble. Mais j'avoue que c'est plutôt rare. Sans doute dans une telle famille, chacun a-t-il sa place ? La maman est bien une femme, épanouie dans son chemin propre, épanouie dans sa relation conjugale, donc adéquate en tant que mère, non surmenée par une vie active prenante, disponible à ses enfants. Le papa est bien un homme, épanoui dans son chemin propre, aimant et aimé par sa femme, collaborant à l'éducation de ses enfants dans une dynamique père, aimante et efficace, sécurisante. Tous les deux ont bien assimilé et digéré leur enfance, guéri leurs blessures, décidé de s'accepter tels qu'ils sont et de progresser ensemble. Cette situation n'est pas idéale et inaccessible ! Nous pouvons tous y parvenir.

Le petit troisième ou dernier tient souvent la place du clown. L'aîné, ou les aînés, rient de toutes ses mimiques, de tous ses gestes. Il est si mignon quand il essaie de faire comme les grands ! Il prendra alors le rôle de celui qui fait rire. De celui qui existe en animant le groupe. Parfois jusqu'à s'oublier lui-même. Pas facile non plus quand on devient grand. Hors de ces schémas, néanmoins typiques, la place de chacun est unique, comme tout être humain est un être unique.

Lorsque l'enfant paraît, si l'esprit d'ouverture vous accompagne, si votre cœur est dans la joie intérieure, si votre couple est animé du désir d'accomplir ensemble les épreuves de la vie, vous ne pourrez que le remercier de vous offrir tant de signaux riches en promesses d'évolution. La place de l'enfant, particulièrement jusqu'à trois ans, est celle du révélateur. Notamment du révélateur de l'amour. Regardez ces grands yeux ouverts au monde des nouveau-nés d'aujourd'hui. Ils recèlent une telle avidité de communication, d'échange, de transmission de quelque chose d'impalpable et d'intense. Cette compréhension vous conduira à un merveilleux parcours, certes semé d'embûches, mais nous savons tous que ce sont les épreuves qui nous font grandir. Et avec nos enfants, nous ne cessons de grandir ensemble.

Lorsque l'enfant n'est pas à sa place, surgissent ce qu'on appelle les troubles du comportement. Ces troubles sont des signaux d'appels au secours. Il y a quelque chose qui ne tourne pas rond. L'adulte accompagnant est alors amené à s'interroger. Papa rentre trop tard du travail, l'enfant crise pour aller se coucher. Papa et maman ne sont pas d'accord, l'enfant fait ce qu'on appelle des caprices. Les limites sont floues ou inconstantes, l'enfant déborde et prend toute la place. Quel inconfort pour lui de ne pas avoir de cadre sécurisant pour épanouir ses jeux innocents. Papa ou maman ne tiennent pas leur place de parents, ou d'homme et de femme, de mari ou épouse, l'espace est libre, l'enfant prend toute la place. Mais comme sa place n'est pas définie, il est en insécurité. Ce qu'il manifeste par des colères, des réveils nocturnes, des « non » retentissants et inadéquates par rapport à ses propres désirs et besoins.

L'enfant est un être humain en devenir. En tant que tel, il est une personne à part entière, mais pas mature, qui a beaucoup à apprendre de la vie. Comment pourrait-il être guidé, si ses parents ne tirent pas eux-mêmes les leçons de leurs expériences de vie, antérieures, présentes et à venir ? L'enfant est sujet. La définition grammaticale convient parfaitement à l'être humain. Le sujet est celui qui fait l'action du verbe. Le sujet est une personne à qui l'on s'adresse, c'est à dire une personne à qui l'on parle et non pas dont on parle. L'enfant est une personne qui vit sa propre vie, qui marche sur son chemin, et non sur celui qu'on a dessiné pour lui. Au fur et à mesure du quotidien, l'enfant nous montre quel environnement il lui faut, quels sont les moyens dont il a besoin pour développer sa personnalité, ses qualités, ses dons. A nous de savoir décrypter, à travers ses signaux, dans quel sens nous devons guider ses pas.

L'enfant est parfois réduit à être objet. Objet de compensation narcissique. Objet de satisfaction de réussite. Non investi en tant que personne, sujet, il est trimbalé, gavé, gâté, habillé en petit personnage, ou délaissé, non écouté, non parlé, non aimé. Sa place vient compenser un manque chez le ou les parents. Il n'est pas vivant pour lui-même et respecté en tant que sujet, invité dans sa famille, confié à leurs soins pour grandir et construire son devenir. Les troubles du comportement qu'il mettra en œuvre suffiront-ils pour réveiller ses parents endormis ? En cas de non réponse, l'abandon lui permettra de gagner l'âge adulte qu'il mettra à profit pour effectuer son propre travail ou non.

En grandissant, l'enfant définira petit à petit l'évolution de sa place. Entre l'acquisition de la marche et trois ans, il n'aura de cesse d'essayer d'imiter les grands. Le petit enfant apprend en imitant. A vous de choisir ce que vous voulez qu'il imite. Une excellente occasion de remettre en question nos agissements, notre langage, notre façon d'être.

Le tout-petit est à sa place dans les bras de ses parents. Câliné dans les bras de maman. Porté haut sur les épaules de papa. Porté dans le dos de papa pour goûter la nature sur les chemins de randonnée ou promenade. Je suis toujours attristée devant ces enfants portés dans les cosi, les poussettes, pour venir de la voiture au cabinet médical. Ils seraient si bien dans les bras ou sur les genoux de maman. Les petits promenés dans les poussettes sont-ils à leur place tournant le dos à maman ? Ils sont ainsi livrés à l'extérieur sans protection. Les petits craintifs se sentiront perdus sans le regard sécurisant de papa ou maman. A contrario, certains petits qui ont appris à ramper, à marcher à quatre pattes, gigotent et crisent sur les genoux de maman. Leur place est alors sur le tapis de jeu. L'agitation est un langage. Elle veut toujours dire quelque chose. Soit il manque quelque chose à l'enfant, soit il veut prendre le large et explorer l'espace.

Le tout-petit est-il à sa place dans les soirées d'adultes, dans les conversations d'adultes qui traitent parfois de sujets capables de produire les plus effrayants cauchemars pour les jeunes oreilles ? La place de l'enfant est dans son lit dès le coucher du soleil. La place de l'enfant est à table dès qu'il a faim, même si papa n'est pas encore rentré du travail. Le tout-petit est-il à sa place dans le rythme infernal de la vie actuelle ? Est-il à sa place à la crèche ? Est-il à sa place dans les structures d'éveil des petits, gymnastique enfantine, bébé-nageur ? Quel bonheur pour lui d'être au calme dans la baignoire à s'ébattre avec papa ou maman, de s'ébrouer à son rythme dans le jardin ou la campagne, sous le regard protecteur de ses parents. Tous ces lieux que la société a créés pour les enfants, pour leur donner place dans la société, servent-ils l'épanouissement propre du sujet enfant ou bien rassurent-ils les parents en mal d'imagination et de temps pour jouer avec leurs petits ?

Les progrès technologiques nous ont indéniablement facilité la vie quotidienne avec la mécanisation et maintenant l'électronique. Mais l'emballement de la concurrence, à tout prix, a bien abîmé notre qualité de présence. Sans renoncer forcément à tous ces acquis, il est de notre devoir de retrouver notre libre arbitre face à tous ces choix pratiques, afin de préserver une bonne qualité de vie pour nous-mêmes et nos enfants.

La place de l'enfant définit celle de ses parents, en tant que guide, hôte de cet invité si précieux, sur le chemin de sa vie.

En conclusion, pour comprendre le tout-petit et les plus grands, ne jamais oublier que nous avons nous-mêmes été enfant, et qu'il suffit juste de retrouver ce petit enfant en nous qui sommeille !

Epilogue

Je voudrais terminer ce livre avec espoir. J'ai bien conscience que certains passages peuvent paraître pessimistes, et pourtant ce n'est pas dans mon tempérament. J'espère sincèrement que nul n'aura décidé de le fermer...

Si la situation actuelle, sur le plan de l'environnement et de l'alimentation est clairement préoccupante, je préfère gager que la prise de conscience d'un nombre grandissant de personnes inaugure une possibilité de changement, je dirais même de revirement qui permettrait que l'acquis technologique puisse être géré d'une façon écologique.

De cette manière, l'humain serait respecté et retrouverait sa place entière dans la Nature-Mère, elle-même respectée, sans laquelle la Vie serait impossible.

Enormément de témoignages, dans les livres, sur internet, rendent espoir à toutes les bonnes volontés qui ont conscience que seuls la dignité et le respect de l'être humain et de la nature autoriseront à rester centré dans le cœur.

Je vous souhaite courage, ténacité et joie pour vos entreprises familiales et chemins de Vie,

Avec cœur

Remerciements

Mes sincères remerciements à celles et ceux qui se sont prêtés aimablement à la relecture de ce travail.

Leur retour a été instructif et a contribué à faire de cet ouvrage un guide d'informations et d'idées pour que les parents étayent leur expérience propre, la seule crédible aux yeux des enfants d'aujourd'hui.

Merci à Aurélie, Catherine et Serge, à Catherine, Hedwige - qui aura sans doute corrigé là sa plus grosse copie de professeur de français - Neyla, Nicole et Valérie. Merci à Marie-Hélène et Bruno pour leurs précieux conseils.

Leur lecture aidante aura été un profond soutien.

Mes remerciements chaleureux aux deux mamans de petits et grands patients Sonia Laden et Delphine Desalmand, qui ont accepté de collaborer à l'illustration et à l'édition de ce livre.

Annexes

Annexe 1

Aliments acides – acidifiants – alcalinisants

◇ **Aliments acides** (dont le goût est acide)

Fruits au goût acide entiers ou en jus : Agrumes : orange (-3)[204] – pamplemousse (-2,3) - clémentine – mandarine – citron (-2,4) ...
Fruits rouges : framboise (-2,4) – fraise - groseille – mûre – cassis ...
Ananas (-2,3) – kiwi – abricot (-4,3) – des variétés de cerise (griotte...) – pomme – prune
Tous les fruits cueillis non à maturité
Légumes acides : tomate (-3,7) – épinard (-11) – oseille – blette – cresson (-10,7) – rhubarbe – poireau - oignon
Légumes lacto-fermentés : choucroute
Condiments acides : cornichon – vinaigre (-2,4) – câpre – pickles – moutarde (3,5) ...
Produits laitiers riches en petit lait : yoghourt (O,3), lait fermenté – lait caillé – kéfir – fromage blanc non égoutté ...
Miel (0,9)

◇ **Aliments acidifiants**

Protéines animales : Abats – charcuterie – gibier – viande rouge (13) – volaille (14,5) – confits... (7,6 pour le saumon à 16,7 pour le veau)
Crustacés - poissons (surtout anchois) - sardine - hareng ... (12 ,7 en moy)
Fromages, surtout à pâte cuite et/ou forts (13 à 28)
Les œufs (surtout le blanc) (7,5 pour l'œuf entier)
Sucre raffiné (0,0) et tous les produits en contenant : sodas, bonbons, gâteaux, sirops, fruits
Graisse animale (beurre (0,4) ou huiles végétales raffinées ou cuites ou durcies)
Levure (y compris pain à la levure, blanc ou complet)
Excitants : café (-0,1) - thé (-0,8) – chocolat (-2,2) - coca – alcool (surtout vin blanc et champagne)
Légumineuses sauf si trempées depuis la veille ou germées : soja – haricot – fève – pois – lentilles...
Céréales sauf si trempées depuis la veille ou germées : blé – seigle – avoine – millet. Surtout raffinées et les produits à base de céréales comme pâtes (2,8 à 3,6), flocons, pains ...
Graines et fruits oléagineux (sauf amandes (4,1) et sauf si trempées) : noix (5,6) – noisette (-3,1) – pignon (8,7) – graine de courge – graine de tournesol – olive verte

◊ Aliments alcalins et alcalinisants

Légumes cuits ou crus ou en jus (sauf les acides cités ci-dessus)
Potimarron et potiron – maïs
Légumes amidonnés : pomme de terre non frite (-5,2) - châtaigne - topinambour
Graines germées et jeunes pousses
Algues d'eau douce et de mer (algue brune : -4,8)
Avocat
Pollen frais
Fruits frais doux et cueillis à maturité : banane (-6,9) – poire – pomme douce – figue (-4,5) – raisin – pêche – cerise douce – melon (-5,0) – pastèque – grenade - pruneau (-18,9) ...
Fruits cueillis à maturité et séchés (sauf acides listés ci-dessus) : banane – figue – datte - raisin (-14,3) - datte (-11,9)...
Certains oléagineux : amande (4,1) – olives noires conservées dans l'huile
Huiles végétales bio, première pression à froid, non raffinées et crues
Produits laitiers : fromage blanc égoutté – certains fromages

Annexe 2

Alimentation selon les groupes sanguins[205]

Tiré du livre *4 Groupes sanguins, 4 Régimes*
avec l'autorisation de l'auteur
Dr. Peter J. D'Adamo, Editions Michel Lafon, 2000

205 Dans les tableaux, les aliments notés en gras sont ceux auxquels il convient de faire particulièrement attention, car ils sont consommés souvent, voire quotidiennement, ou bien parce qu'ils ont un impact particulièrement important sur la santé de l'intestin et en général. Ne figurent pas dans ce tableau les aliments dits «neutres». Plusieurs éditions ont suivi ce premier livre. Tableaux à affiner pour les curieux. Cette première base est déjà un excellent fil conducteur dont l'avantage est de nous aider à développer le sens de l'observation de notre santé digestive

Alimentation du groupe A

Prédispositions pathologiques : Affections cardiaques, cancers, diabète
Fonctionnement : métabolisme ralenti par la consommation de produits mal tolérés (protéines animales, blé) stockés en graisses, par les laitages (hypoinsulinisme), tendance à la rétention d'eau, faible taux d'acidité gastrique.

	Très bénéfiques
Viandes Volailles	**Aucune** (Neutres : dinde – poulet)
Poissons crustacés	Baudroie – capitaine – carpe – escargot – maquereau – merlan – mérou – morue – perche – sardine – saumon – truite arc-en-ciel – truite de mer
Laitages et Œufs	Lait et fromage de soja (Neutres : lait et fromage de chèvre – yaourt)
Huiles	Huile d'olive – huile de graines de lin
Noix et graines	Beurre de cacahuète – cacahuète – graine de courge
Pois et légumes secs	Flageolets – graines soja rouges – haricot adzuki, coco, cornille, noir - lentilles rouges, vertes
Céréales	Amarante - farine d'avoine, riz, sarrasin - seigle - pain de blé germé, de soja – galette de riz - pâtes au sarrasin Neutre : pain d'épeautre pur
Légumes	Alfalfa – artichaut – betterave (fanes) – blette – brocolis - carotte – chicorée – chou frisé, rave – épinard - gombos – navet – oignon jaune, rouge - panais – persil – pissenlit – poireau – potiron – raifort – romaine – scarole – tempeh – **tofu** – topinambour
Fruits	Abricot - ananas - canneberge – cerise – citron – figue fraîche et sèche - mûres – myrtilles – pamplemousse – pruneau et prune (fruits alcalins)
Jus	Jus d'abricot – ananas – carotte – cerise noire – citron – pamplemousse – pruneau
Epices	Ail – gingembre – malt d'orge – mélasse non raffinée – miso – sauce de soja – tamari
Boissons	Café – décaféiné – eau – thé vert – vin rouge
Tisanes	Alfalfa – aloès – aubépine – bardane – camomille – chardon Marie – cynorrhodon – échinacée – fenugrec – gingembre – millepertuis – thé vert – valériane

Les aliments qui favorisent la prise de poids : Viande, laitages, haricots rouges, haricots beurre, blé en excès.
Les aliments qui favorisent la perte de poids : Huiles végétales, soja et dérivés, légumes, ananas.

A éviter
Agneau – bacon – bœuf – caille – canard – cœur – faisan- foie – gibier à poils – jambon – lapin – mouton – oie – perdreau – porc – veau
Alose – anchois – anguille – barracuda – calmar – caviar – clam – colin – coquille St Jacques – crabe – crevette – écrevisse – flet – flétan - grenouille – haddock – hareng frais et saur – homard – huître - lambi – lotte – moule – poisson-chat – poulpe – saumon fumé – sole
Beurre – bleu – brie – camembert – cheddar – crème glacée – emmenthal – fromage frais – gouda – gruyère – **lait de vache** – munster – parmesan – provolone
Huile de carthame, colza, maïs, sésame
Noix de Brésil – noix de cajou – pistache
Graine de tamarin – haricot beurre – haricot blanc, rouge – pois chiche
Blé concassé – crème de blé – farine de blé dur, complète, de froment – germe de blé – muffins – pain azyme pain complet – pain multicéréales - pâtes fraîches - pâtes à la semoule de blé dur – pumpernickel – sept céréales – son de blé
Aubergine – champignon de Paris – chou blanc, rouge, chinois, igname – olives noires – **patate douce** – piment doux – **pomme de terre** – poivron jaune, rouge, vert – **tomate**
Banane – banane plantain – clémentine – mangue – melon – noix de coco – **orange** – papaye – rhubarbe
Jus d'orange – papaye – tomate
Câpre – gélatine – ketchup – mayonnaise – pickle – piment de Cayenne – piment rouge – poivre blanc, en grains, noir moulu – **vinaigre** balsamique, blanc, de cidre, de vin
Alcools forts – bière – **eau gazeuse – sodas** (tous) – sodas sans sucre (tous) – thé noir – thé déthéiné
Cataire – maïs (barbe) – piment de Cayenne – rhubarbe – trèfle rouge

Alimentation du groupe O

Fonctionnement : Tendance à l'acidité, à l'hypoinsulinémie en présence des lectines du gluten, à l'hypofonctionnement de la glande thyroïde. Sang fluide. Nécessité d'un exercice physique régulier et important. Prédisposition aux colites et ulcères digestifs.

	Très bénéfiques
Viandes	Agneau – bœuf – cœur – foie de veau – gibier à poils – mouton – veau
Poissons crustacés mollusques	Alose – brochet – capitaine – colin – espadon – esturgeon – flétan – hareng frais – maquereau – merlan – morue – perche – sardine – saumon – sole – truite
Laitages et Œufs	Beurre – féta – fromage de chèvre ou brebis – fromage de soja – mozzarella
Huiles	Huile de graine de lin, d'olive
Noix et graines	Graine de courge – noix
Pois et légumes secs	Haricot adzuki, cornille, coco
Céréales	Pain de blé germé (pur) *Neutres : pain de seigle pur, d'épeautre pur, soja, millet, riz, pain sans gluten, quinoa, sarrasin, pâtes de blé kamut, d'épeautre*
Légumes	Ail – algue – artichaut – betterave (fanes) – blette – brocolis – chicorée – chou frisé, rave – épinard – gombo – navet – oignon rouge, jaune – panais – patate douce – persil – pissenlit – poireau – poivron rouge – potiron - raifort – romaine – scarole – topinambour
Fruits	Figue fraîche, séchée – pruneau – prune
Jus	Jus d'ananas, cerise noire, pruneau
Epices	Caroube – curcuma – curry – laminaire – persil – piment de Cayenne
Boissons	Eau – eau gazeuse
Tisanes	Cynorrhodon – fenugrec – gingembre – houblon – menthe poivrée – mûre – mouron des oiseaux – persil – piment de Cayenne – pissenlit – salsepareille - tilleul
Suppléments nutritionnels	Vitamines B, K – calcium – iode – manganèse – enzymes pancréatiques – goémon – réglisse

Les aliments qui favorisent la prise de poids : Gluten du blé – Haricots rouges, blancs – Lentilles – Chou – Chou-fleur – Chou de Bruxelles
Les aliments qui favorisent la perte de poids : Laminaire (algues) – Fruits de mer – Sel iodé – Foie – Viande rouge maigre – Chou frisé – Epinards – Brocolis

A éviter
Bacon – jambon – oie – porc
Baracuda – caviar – hareng saur - lambi – poisson chat – poulpe - saumon fumé
Bleu – brie – camembert – crème glacée - cheddar – emmenthal – fromage frais – gouda – gruyère – kéfir – **lait de vache** – lait de chèvre - munster – parmesan – petit lait – provolone – ricotta – yaourt
Huile d'arachide, carthame, maïs
Beurre de cacahuète – cacahuète – graine de pavot – noix du Brésil – noix de cajou – pistache
Graine de tamarin – haricot blanc, rouge – lentilles rouges, vertes
Blé (bagel, concassé, crème de blé, toutes farines de blé, germe de blé, flocons, semoule, son) – boulgour – couscous – cornflakes – farine d'avoine – farine au gluten – farine de maïs – muffin anglais – pain azyme, complet, multicéréales – pâtes fraîches, au sarrasin, de blé dur – pumpernickel – semoule de maïs – sept céréales – son d'avoine
Alfalfa (pousses) – aubergine – avocat – champignon de Paris – chou – chou blanc, de Bruxelles, chinois, rouge, fleur – **maïs** – moutarde (feuilles) – olive noire – **pomme de terre** – shiitaké
Banane plantain – clémentine – fraise – melon – mûre – noix de coco – **orange** – rhubarbe
Jus de chou, orange, pomme
Cannelle – câpre – fécule de maïs – ketchup – mayonnaise – noix de muscade – pickle – poivre blanc, noir moulu – sirop de maïs – vanille – vinaigre balsamique, blanc, de cidre, de vin rouge
Alcools forts - café - déca - thé noir - cidre - sodas
Alfalfa – abes – bardane – capsille – ecchinacée – fraisier – gentiane – maïs (barbes)- millepertuis – rhubarbe – séné – trèfle rouge – tussilage
Vitamine A, E

Alimentation du groupe B

Les aliments qui favorisent la perte de poids du groupe B : légumes verts, viande, foie, œufs, laitages maigres, tisane de réglisse.
Les aliments qui favorisent la prise de poids pour le groupe B : le poulet, maïs, sarrasin, lentilles, cacahuètes et graines de sésame et blé.
Fonctionnement : Les lectines contenues dans ces aliments affectent l'efficacité du métabolisme. Il en découle des phénomènes de fatigue, rétention d'eau et hypoglycémie.

	Très bénéfiques
Viandes Volailles	Agneau – Agneau – lapin – gibier à poils – mouton
Poissons crustacés mollusques	Alose – baudroie – brochet – caviar – colin – daurade – esturgeon – flet – flétan – grand sébaste – haddock – mahimahi – maquereau – mérou – morue – sardine – sole – truite de mer
Laitages et Œufs	Cottage cheese – féta – fromage de chèvre – frozen yogurt – kéfir – lait de chèvre – lait demi- écrémé – ricotta – yaourt
Huiles	Huile d'olive
Noix et graines	Amande – châtaigne – noix – noix du Brésil, de macadamia, de pécan
Pois et légumes secs	Haricot beurre, mojette, rouge
Céréales	Epeautre – avoine – riz – millet – pain de blé germé – pain de riz complet – son de riz, d'avoine
Légumes	Aubergine – betterave (et fanes) – brocolis – carotte – chou blanc, de bruxelles, chinois, frisé, rouge – chou-fleur – igname – moutarde (feuilles) – panais – patate douce – persil – piment doux – poivron jaune, rouge, vert – shiitaké
Fruits	Ananas – banane – canneberge – papaye – prune – raisin blanc et noir
Jus	Jus de : ananas – canneberge (cranberry) – chou – papaye – raisin
Epices	Curry – gingembre – persil – piment de Cayenne – raifort
Boissons	Eau – thé vert
Tisanes	Cynorrhodon – framboisier (feuilles) – gingembre – ginseng – menthe poivrée – persil – réglisse – sauge

NB Recette du cocktail fluidifiant pour les membranes : 1 cuillère à soupe d'huile de graine de lin, 180 à 225 ml de jus de fruits recommandés

Tendances pathologiques du groupe B : sclérose en plaque, lupus, et syndrome de fatigue chronique.

A éviter
Bacon – caille – canard – cœur – jambon – oie – perdreau – **porc** – **poulet**
Anchois – anguille – bar – barracuda – clams – crabe – crevette – écrevisse – escargot – grenouille – homard – huître – lambi – langouste – moule – poulpe – saumon fumé
Crème glacée – fromage bleu
Huile d'arachide, de carthame, colza, maïs, sésame, tournesol
Beurre de cacahuète, de tournesol – **cacahuète – graine de tournesol, noisette, noix de cajou**
Haricot adzuki, coco, cornille, noir – **lentilles** rouges, vertes – pois chiche
Amarante – bagels (blé) – **blé** concassé – farine de blé dur, complète, au gluten, de **maïs**, d'orge, de **seigle** – germe de blé – blé kamut – boulgour – cornflake – couscous – crème de blé – orge – pain complet, multicéréales – pain de seigle – pâtes au sarrasin – riz sauvage – **sarrasin** – seigle – son de blé
Artichaut – avocat – maïs – olive noire, verte – potiron – radis (et fanes) – soja (pousses) – tempeh – tofu – **tomate** – topinambour
Carambole – figue de barbarie – grenade – kaki – noix de coco – rhubarbe
Jus de tomate
Cannelle – essence d'amande – fécule de maïs – gélatine – ketchup – malt d'orge – poivre blanc et noir moulu – sirop de maïs – tapioca
Alcools forts – eau gazeuse – sodas (tous) – sodas sans sucre (tous)
Aloès – bouillon blanc – capselle bouse à pasteur – fenugrec – gentiane – houblon – maïs (barbe) rhubarbe – séné – tilleul – trèfle rouge – tussilage

Alimentation du groupe AB

Les tendances pathologiques sont celles des groupes A et B, tube digestif sensible (pas assez de sucs gastriques acides), un système immunitaire tolérant à l'excès, une tendance au cancer (gastrique et sein) et aux pathologies cardio-vasculaires.

	Très bénéfiques
Viandes Volailles	Agneau – dinde – lapin – mouton
Poissons crustacés mollusques	Alose – baudroie – brochet – capitaine – colin – daurade – escargot – esturgeon – grand sébaste – mahimahi – maquereau – mérou – morue – sardine - thon germon – truite arc-en-ciel – truite de mer
Laitages et Œufs	Cottage cheese – féta – fromage de chèvre – kéfir – lait de chèvre – mozzarella – ricotta – yaourt
Huiles	Huile d'olive
Noix et graines	*En petite quantité (les lectines inhibent la production d'insuline)* Cacahuète – beurre de cacahuète – châtaigne - noix
Pois et légumes secs	Graine de soja – haricot coco – haricot mojette – lentilles vertes (contient des anti-oxydants prévenant certains cancers)
Céréales	Epeautre – farine d'avoine, de blé germé, de riz, de seigle - flocons d'avoine – galette de riz, de seigle – millet – pain de blé germé, complet, de seigle, de soja – riz basmati, blanc, complet, sauvage, soufflé – son d'avoine, de riz
Légumes	Ail - alfalfa (pousses) - aubergine – betterave (rave et fanes) – brocolis – céleri – chou-fleur – chou frisé – concombre – igname – moutarde (feuilles) – panais – patate douce – persil – pissenlit – shiitaké – tempeh – tofu
Fruits	Ananas – canneberge – cerise – citron – figue fraîche, séchée – groseilles à maquereau – kiwi – pamplemousse – prune – raisin blanc, noir
Jus	Jus de canneberge, carotte, céleri, cerise noire, chou, papaye, raisin
Epices	Ail – curry – miso – persil – raifort
Boissons	Café – café décaféiné – eau – thé vert
Tisanes	Alfalfa – aubépine – bardane – camomille – cynorrhodon – échinacée – fraisier (feuilles) – gingembre – ginseng – réglisse – thé vert

Boire le matin au lever un verre d'eau tiède avec le jus d'un citron (élimine les mucosités et les déchets organiques)

Aliments favorisant une perte de poids : Tofu, poissons et fruits de mer, laitages, légumes verts, laminaire (algue), ananas.
Aliments favorisant la prise de poids : viande rouge (mal digérée par l'insuffisance de sucs gastriques acides), haricots rouges, haricots beurre, graines, maïs, sarrasin, blé (inhibe la production d'insuline, acidifie)

A éviter
Bacon – **bœuf** – caille – canard – cœur – gibier à poils – jambon – oie – perdreau – **porc – poulet** – veau
Anchois – anguille – bar – barracuda – clams – crabe – crevette – écrevisse – flet – flétan – grenouille – haddock – homard – huître – lambi – langouste – poulpe – saumon fumé – sole
Babeurre – beurre – bleu – brie – camembert – crème glacée – **lait entier** – parmesan – provolone
Huile de carthame, de maïs, de sésame, de tournesol
Beurre de tournesol, graines de courge, pavot, **sésame, tournesol – noisette** – tahini (beurre de sésame)
Haricot adzuki – haricot beurre – haricot cornille, noir, rouge – pois chiche
Blé kamut – cornflakes – farine de maïs, d'orge – pâtes au sarrasin – sarrasin
Artichaut – avocat – **maïs** – olive noire – piment doux – poivron jaune, rouge, vert – radis (fanes) – soja (pousses) – topinambour
Banane – carambole – figue de Barbarie – grenade – kaki – mangue – noix de coco – orange – rhubarbe
Jus d'orange
Anis – câpre – essence d'amande – fécule de maïs – gélatine – ketchup malt d'orge – pickle – piment – piment de Cayenne – poivre en grains, blanc, noir – sirop de maïs – tapioca – toute épice – **vinaigre** blanc
Alcools forts – **sodas** (tous) – sodas sans sucre – thé noir – thé noir déthéiné
Aloès – bouillon blanc – capselle bourse à pasteur – fenugrec – gentiane houblon – maïs – rhubarbe – séné – **tilleul** – trèfle rouge – tussilage

Annexe 3

La diversification alimentaire

A partir de 5 à 6 mois :

- 50 à 130 g de purée de *légumes* à base de :
- Carotte, courgette, courge, potimarron, patate douce puis fenouil, artichaut, salade, endive, persil cru
- 50 à 130 g de *compote* à base de : Pomme, poire, pruneau, figue

Vers 7 mois : bébé mange 150 à 250 g de purée et on introduit

- Les autres *légumes* selon la saison (voir p. 89)
- Un peu de *fruits crus* en plus de la compote tels que poire, banane en hiver et en été : abricot, pêche, mirabelle, framboise, cerise, cassis, myrtille
- La *viande blanche* (poulet, dinde, veau) 2 cuillères à café avec la purée de légumes, 2 à 3 fois par semaine
- Les *huiles végétales* : une cuillère à café d'huile d'olive à midi et de noix quand il y aura un dîner
- La *purée d'amande* (ou de sésame), une cuillère à café au goûter
- Le *yaourt* si bébé ne veut plus du biberon à midi

Vers 8 mois : deux cuillères à café de *poisson* une fois par semaine

Vers 9 mois : introduire

- Les *légumineuses* : lentilles, pois cassés, pois chiche
- La *pomme de terre*
- Les *céréales* : riz, petit épeautre, kamut, blé non complet, avoine, orge, seigle
- Ou autres graines : quinoa, sarrasin, tef, fonio, millet, amarante

A partir de 10 mois : Le *jaune d'œuf*, une fois par semaine

A 12 mois : la *viande rouge* (une fois par semaine)

A 16 mois : l'*œuf entier*

Annexe 4

Après la diversification, petit rappel des **recommandations d'alimentation saine :**

- Eviter le grignotage entre les repas
- Eviter les sucreries entre les repas
- Donner à boire : de l'eau
- Respecter les refus de l'enfant
- Eviter les conflits autour de la table
- Manger des légumes au repas du midi et du soir
- Manger des fruits au goûter
- Eviter au maximum l'alimentation industrielle
- Attention à l'excès de protéines
- Attention à l'excès de produits laitiers
- Pas trop de sucre raffiné
- Ne pas oublier les huiles végétales non cuites
- Penser aux graines oléagineuses
- Penser au persil cru riche en fer et vitamine C et aux herbes aromatiques

Annexe 5

Les menus de votre enfant

Le menu moderne classique

Le petit-déjeuner

- Une boisson chaude (lait animal ou végétal, tisane, verre d'eau, rarement jus de fruits sauf orange).
- Féculent : pain, céréales en flocons ou flakes, biscottes ou cracottes de riz, châtaigne ou sarrasin
- Corps gras : beurre
- Purée d'amande ou de sésame, confiture, miel

Le déjeuner : un plat complet comprenant

- Des légumes pour les deux tiers du plat (et/ou crudités) avec de l'huile d'olive
- Un féculent (pour un tiers du plat)
- Une portion de protéines animales ou végétales six jours sur sept
- Un yaourt non sucré ou un morceau de fromage

Le goûter : le repas du sucré

- Fruits de saison
- Complété avec de la compote seulement chez le tout-petit
- Une poignée de graines oléagineuses (amandes, noisettes, noix) ou en purée avant trois ans
- Biscuit exceptionnellement
- Rarement un petit carré de chocolat noir
- Eventuellement cracottes (sans blé)

Le dîner :

- Légumes en soupe, gratin, flanc, tarte ou crudités l'été avec de l'huile de noix
- Féculents pour moitié du repas (pâtes, vermicelle, riz, quinoa...)

Le menu selon la chrono-biologie

Le petit-déjeuner :

- Une boisson chaude (lait animal ou végétal, tisane non sucrés) ou un verre d'eau
- Féculent : pain, céréales en flocons ou flakes non sucrés, biscottes ou cracottes de riz, châtaigne, sarrasin
- Corps gras : beurre
- Protéines animales : jambon cuit ou cru, viande séchée, blanc de poulet ou dinde, poisson froid, œuf dur, à la coque ou sur le plat ou fromage ou yaourt non sucré
- Eventuellement, purée d'amande ou de sésame sans sucre ajouté

Pas de sucré

Le déjeuner :

- Des légumes pour les deux tiers du plat (et/ou crudités, salade) avec de l'huile d'olive
- Un féculent (pour un tiers du plat)
- Une portion de protéines animales ou végétales six jours sur sept
- Un yaourt non sucré, éventuellement

Pas de dessert sucré, pas de fromage

Le goûter :

- Fruits de saison
- Une poignée de graines oléagineuses (amandes, noisettes, noix) ou en purée avant trois ans
- Un petit carré de chocolat noir, pas tous les jours
- Eventuellement cracottes (sans blé) pour mettre la confiture de grand-maman ou le miel

Pas de féculents, notamment le blé

Le dîner :

- Légumes en soupe, gratin, flanc ou tarte ou crudités l'été avec de l'huile de noix
- Féculents pour moitié du repas (pâtes, vermicelle, riz, quinoa...)

Pas de dessert sucré, pas de fromage

Annexe 6

Valeurs limites du tour de taille au-delà duquel la masse grasse abdominale est considérée comme excédentaire en France[206]

Années	Garçons (cm)	Filles (cm)
3 ans	50,3	53,1
4 ans	53,3	55,6
5 ans	56,3	58,0
6 ans	59,2	60,4
7 ans	62,0	62,9
8 ans	64,7	65,3
9 ans	67,3	67,7
10 ans	69,6	70,1
11 ans	71,8	72,4
12 ans	73,8	74,7
13 ans	75,6	76,9
14 ans	77,0	79,0
15 ans	78,3	81,1
16 ans	79,1	83,1
17 ans	79,8	84,9
18 ans	80,1	86,7
19 ans	80,1	88,4

206 Taylor R.W. and coll. American Journal Clinic Nutrition, 72:490-5. Tiré du livre du Dr Franck SENNIGER, *L'enfant Obèse – Le faire maigrir en douceur*

Annexe 7

Les cinq besoins essentiels de l'homme[207]

◇ Les besoins physiologiques
- Nourriture
- Sommeil
- Contacts corporels
- Abri

◇ Les besoins de sécurité
- Sécurité
- Stabilité
- Protection
- Absence de peur
- Besoin de structure, d'ordre, de lois, de limites

◇ Les besoins d'appartenance et d'amour

◇ Les besoins de considération

◇ Les besoins d'accomplissement de soi

---

207 D'après Abraham H. Maslow in *Pourquoi les enfants n'écoutent pas*, Monika Kiel-Hinrichsen

Les enfants peuvent écouter lorsque[208] :

- Nous nous adressons directement à eux,
- Nous les aidons à être intérieurement en équilibre,
- Nous les touchons physiquement, le cas échéant, en leur parlant,
- Nous touchons leur âme,
- Nous les regardons (c'est aussi un « toucher » dans un certain sens)
- Nous sommes entièrement dans ce que nous disons
- Nous avons trouvé le ton juste
- Nous ne les dévalorisons pas
- Nous critiquons la chose, et non la personne

Les enfants peuvent écouter lorsque :

- Ils ne sont pas fatigués ou affamés,
- Ils disposent d'une bonne base sensorielle au niveau corporel, c'est-à-dire quand :
- Ils sont suffisamment touchés, pris dans les bras, etc.
- Ils peuvent apprendre à faire toutes sortes de mouvements,
- Ils sont stimulés et fortifiés au niveau de leurs forces de vie,
- Ils peuvent percevoir des choses qui ont du sens,
- Ils peuvent exercer leur équilibre corporel,
- Ils ont appris à écouter,
- Ils peuvent imiter le monde dans leurs jeux,
- Ils se sentent pris au sérieux,
- *Ils ont le droit d'être des enfants !* Cela signifie qu'en tant qu'adultes nous devons toujours et encore nous transporter intérieurement à l'âge où eux se trouvent, pour aller les chercher là où ils sont.

208 Extraits du livre de Monika Kiel-Hinrichsen, Op. cit.

Annexe 8
Votre enfant est agité, distrait, ne peut soutenir son attention...

Testez les perturbateurs neurologiques alimentaires :
Phosphates, sucre raffiné, caséine, gluten

Vous découvrirez peut-être que ce qui cause son agitation se trouve dans son alimentation !

Dans cette expérience, il s'agit d'exclure de manière stricte (le résultat en dépend ; des traces du produit peuvent entretenir les symptômes) et d'observer le changement ou non de comportement de votre enfant, puis de réintroduire, sans transition, le dit-produit, et d'observer à nouveau s'il y a ou non changement de comportement ou des symptômes (douleurs abdominales, troubles digestifs etc.)

• **Les phosphates** sont utilisés par l'industrie alimentaire principalement comme émulsifiants, stabilisants et correcteurs d'acidité. Ce sont : la **lécithine** de soja ou de jaune d'œuf (E322 dans le chocolat, les plats préparés, glaces, Nutella...), l'acide phosphorique (E338 à 341 dans la charcuterie, les fromages fondus...), les polyphosphates (E450 a, b, c dans les fromages industriels et charcuteries). Pyrophosphates de la levure chimique (tous les gâteaux, biscuits, pains d'épice), di amidons phosphatés (E 1410 à 1414 et 1442 dans les biscuits, cakes), l**e riz traité pour ne pas coller** (l'incollable, le parboiled) **l'acide citrique** (synergique avec les phosphates dans les Sprite, Fanta, Ice Tea, jus de fruits industriels concentrés...)

Diminuer les aliments riches en phosphates (oléagineux, légumineuses, jaune d'œuf, lait de vache, si la consommation habituelle est très importante).

NB : un verre d'eau avec une cuillère à soupe de vinaigre de vin et un peu de miel fait cesser très rapidement l'agitation

• **Le sucre** est un excitant et se comporte comme une drogue avec syndrome de manque qui se manifeste par de l'agitation et de l'agressivité :

Testez *une semaine* sans sucre raffiné, c'est-à-dire toutes les préparations alimentaires contenant du sucre ajouté (biscuits, céréales du petit-déjeuner sucrées, toutes les confiseries et produits de boulangerie, viennoiseries, desserts, chocolat) seuls les fruits sont autorisés.

Puis réintroduisez l'alimentaire habituelle. Le résultat est très rapide.

• **La caséine** : Il s'agit d'une des protéines du lait de vache.

Il convient d'exclure pendant *2 semaines* tous les produits laitiers (lait à boire, yaourts, crèmes desserts, fromages, y compris de lait de chèvre et brebis), mais aussi toutes les préparations industrielles pouvant contenir du lait, lait en poudre, protéines du lait, lactose (biscuits, béchamel et toutes préparations en sauce).

Puis réintroduisez l'alimentation habituelle pendant au moins 2 semaines.

• **Le gluten :** il s'agit de la fraction protéique insoluble contenue dans les céréales : blé, avoine, orge, seigle, épeautre, blé kamut.

Il convient d'exclure, de manière stricte, pendant *3 à 4 semaines*, tous les produits de boulangerie, pains, viennoiseries, les biscuits, quasi toutes les préparations industrielles. Tous les plats préparés contiennent de la farine, amidon ou gluten ajouté. Utiliser le pain et les pâtes sans gluten (marques Schär, France Aglut, Soba ...), les craquottes de sarrasin, maïs, quinoa, châtaigne, riz. Comme céréales du petit-déjeuner, riz ou quinoa soufflé, pétales de maïs par exemple.

• Peuvent aussi être responsables d'hyperactivité : en particuliers des **colorants** (E102 à 133, E 142-151-154-155 – 180), des **conservateurs** (E210 à 219, E250 à 252), des anti-oxydants (E310 à 312, E321-322), des **acidifiants** (E338 à 342), les phosphates déjà cités, le **guanylate disodique** (E627) autre exhausteur de goût, **l'aspartame** – E 951, le **glutamate** – E 621 (Glutamate Monosodique ou GMS) aussi appelé Acide glutamique (E620), huile ou graisse végétale hydrogénées, protéines hydrogénées, gélatine, caséinates de sodium ou de calcium, levure rajoutée, extrait de levure, glutamate monopotassique (E622), diglutamate de calcium (E623), glutamate d'ammonium (E624), diglutamate de magnésium (E625) et certaines huiles de maïs...

A volonté, les légumes, une portion quotidienne de protéines (viande, volaille, poisson, œuf ou légumineuses), huiles végétales (1 à 2 cuillers à soupe/jour), fruits frais, fruits secs et graines oléagineuses (amandes, noisettes, noix, graines de tournesol et courge).

Bref, une alimentation naturelle et saine !

Annexe 9
Votre enfant est peut-être atteint de troubles de la persistance des réflexes archaïques si...

◇ **Chez le tout-petit, pendant le premier trimestre :**

• Le bébé sursaute ou présente le réflexe de Moro (ouverture brutale des bras) au moindre bruit ou geste autour de lui ; quand on le prend ou le pose.

• Le bébé est tendu en arrière, en extension

• Les poings sont fermés, crispés, le pouce en dedans

• Un besoin de succion très important, bave beaucoup

• Difficultés à se retourner, ramper, se mettre à quatre pattes, à s'assoir, à se relever (avance sur trois pattes ou sur les fesses)

◇ **Chez l'enfant qui marche :**

• L'enfant se cogne et tombe souvent

• Il ne cesse de bouger

• Il ne peut rester assis sur une chaise

• Il ne peut rester attentif plus de cinq minutes, il zappe

• Il ne peut rester tranquille pour regarder un livre ou écouter une histoire

• Il n'arrive pas à tenir ou à attraper un objet (une balle) dans sa main

◇ **Chez l'enfant qui va à l'école :**

• Il ne peut rester tranquille, assis sur une chaise.

• Il se balance sur la chaise

• Il s'assoit toujours les jambes repliées sous lui, ou les jambes enroulent les pieds de chaise

• Il a besoin de se lever souvent

• Il ne parvient pas à tenir son crayon aisément

• Il n'arrive pas à écrire sur la ligne

• Il est lent pour recopier du tableau au cahier

• Il a des difficultés à suivre les lignes sur les pages du livre. En lisant, il saute des mots, des lignes, inverse les lettres.

• L'enfant est peureux, très craintif, toujours en alerte de ce qui se passerait dans son dos. Il réagit par le combat, la fuite ou se fige.

• Difficultés en motricité. L'enfant n'est pas à l'aise pour jouer au ballon, par exemple, pour faire du vélo, avec et sans roulettes. Il est maladroit avec son corps en général, trébuche souvent.

Annexe 10

Traitement des rhumes au début :

Selon les circonstances d'apparition, donner le plus tôt possible :

◇ Suite de froid sec : ACONIT 15CH une dose par jour pendant 2 jours, si début brutal, sinon CAMPHORA 15CH une dose une fois

◇ Suite de froid humide : DULCAMARA 15CH idem 2 jours

◇ Suite de froid, tête ou pieds mouillés : BELLADONNA 9CH 3 granules 3 fois par jour

◇ Suite de chaud et froid, après un bain (rhume d'été) : ANTIMONIUM CRUDUM 9CH 3 granules 3 fois par jour

◇ Suite de contact avec une personne malade : OSCILLOCOCCINUM 200 une dose matin et soir 3 fois seulement

◇ Dans le cadre de l'allergie POUMON HISTAMINE 30CH 3 granules 1 à 2 fois par jour puis espacer

Selon le mode de début du rhume :

◇ **Nez sec sans obstruction nasale :**

Avec soif : ACONIT 9CH suite de froid sec, fiévreux ou non, mais tonique voire agité, inquiet, soif

EUPATORIUM 9CH avec courbatures à la nuque et au thorax

BRYONIA 9CH très abattu, aggravé au moindre mouvement, très soif, forte fièvre, très sec

BELLADONNA 9CH rouge, moite au corps, chaud, soif, abattu ou agité alternativement

CHAMOMILLA 9CH sueurs de la tête et du visage, irritable, calmé dans les bras ; remède de rhume dentaire

FERRUM PHOS 9CH alternativement moite et sec, fièvre irrégulière, une joue ou une oreille rouge

Pas soif : APIS 9CH langue rose, abattu, grognon

GELSENIUM 9CH langue blanche, apathique

IPECA 9 CH nausées, salive beaucoup, souvent suivi de bronchite qui peut être sifflante

◇ **Nez sec obstrué :**

STICTA PULMONARIA 9CH nez très bouché avec envie constante de se moucher, toux dès qu'il est couché

SAMBUCCUS 5CH sécrétions très épaisses, collantes, qui gênent pour téter et dormir, parfois toux rauque nocturne

KALIUM BICH 5CH longs filaments de sécrétions épaisses, verdâtres avec bouchons collants

◇ **Nez fluant le jour, sec la nuit :**

AMMONIUM CARBO 9CH nez très bouché la nuit, éternuements au réveil, coule clair le jour

NUX VOMICA 9CH idem mais nez aussi bien pris le jour, gênant pour téter, quelques éternuements

◇ **Ecoulement nasal constant aqueux et irritant :**

ARSENICUM ALBUM 9CH brûlant, amélioré au chaud, très inquiet et agité

SABADILLA 5CH très irritant, aggravé au froid, éternuements en salve, larmoiement, gorge irritée (prurit)

ALLIUM CEPA 9CH très irritant, éternuements incessants, aggravé au chaud, peu de larmoiement

◇ **Ecoulement nasal constant aqueux peu ou pas irritant :**

EUPHRASIA 5CH avec toux seulement le jour et yeux très irrités

PULSATILLA 9CH devient vite jaune, reste doux et donne un rhume traînant (attention si otite)

◇ **Ecoulement épais irritant :**

MERCURIUS SOL 9CH irritant, malodorant, aggravé au chaud (lit), sueurs et frissons, très grognon

KALIUM BICH 5CH très épais, obstruant la nuit, écorche le nez, croûtes vertes collantes

HYDRASTIS 9CH irritant dans la gorge, aggravé au froid, coule beaucoup dans la gorge blanc jaune (toux)

ARUM TRIPHYLLUM 5CH très irritant, lèvre supérieure écorchée avec démangeaisons

NUX VOMICA 9CH coule seulement le jour, bouché la nuit

AURUM METAL 9CH rhume traînant nauséabond

◇ **Ecoulement épais non irritant :**

PULSATILLA 9CH aggravé au chaud (lit), amélioré au frais (coule clair dehors)

KALIUM SULF 9CH idem (préférer à Pulsatilla si risque d'otite)

NATRUM CARBO 9CH aggravé au chaud et au froid humide

THUYA 9CH aggravé au froid humide, croûtes verdâtres, chez un enfant présentant des végétations

SILICEA 9CH très frileux, suppurations nasales traînantes

SEPIA 9CH sécrétions épaisses fétides, abondantes

En général, les remèdes homéopathiques sont donnés dans ce cas 3 fois par jour, sauf dans les situations aiguës où ils peuvent être débutés toutes les heures (otite, laryngite) puis espacés progressivement en fonction de l'amélioration et arrêtés lorsque l'enfant semble guéri.

Donner les remèdes avec le bouchon, en évitant de les toucher avec les doigts.

Eviter de donner à boire ou à manger ¼ heure avant et après le remède.

NB ATTENTION : Certains remèdes sont à éviter à tout prix chez les enfants sujets aux otites (surtout en fin de rhume). Ce sont Pulsatilla, Mercurius sol, Sepia, Sulfur, Hepar Sulfur, Allium Cepa, surtout en dilution inférieures à 9CH.

Annexe 11

Remèdes d'urgence

En cas de fièvre : Dévêtir si l'enfant est chaud, en body voire en couches, et donner souvent à boire de l'eau (légèrement sucrée si l'enfant refuse de manger). A partir de 39°, ajouter bain dérivatif[209]. Dans tous les cas donner un suppo de CHAMOMILLA COMPOSE WELEDA (formule 354) suppo bébé 1 à 4 fois par 24h qui peut suffire.

BELLADONNA 9CH : 3 granules 3 à 4 fois par jour puis espacer. L'enfant est rouge, chaud, le corps moite, agité ou abattu par moment et a soif

ACONIT 9CH : L'enfant est pâle quand il s'assoit, sec, angoissé mais tonique et a soif, fièvre d'apparition brutale

APIS 9CH : L'enfant est rouge et n'a pas soif, grognon, la langue est rose et sèche, les paupières souvent gonflées

BRYONIA 9 CH : L'enfant est très chaud, très sec, couché immobile et a soif de grande quantité d'eau

FERRUM PHOS 9 CH : Une joue ou une oreille est rouge et la fièvre oscillante

GELSENIUM 9CH : L'enfant est abattu, apathique, tremblant, n'a pas soif, avec une langue chargée

En cas de diarrhée donner :

LACTEOL 1 sachet ou gélule 4 fois par jour jusqu'à obtenir des selles normales puis 2 fois par jour pendant 1 semaine.

Soluté de Réhydratation Orale type ADIARYL dès le début. Proposer à boire 1 sachet par 200ml d'eau, à volonté (200ml/kilo de poids/24h si selles>4/24h)

Pour prévenir : Charbon végétal activé (en poudre ou comp. - Belloc -) un comprimé ou une cuillère à café 2 à 4 fois par jour avant le repas.

En cas de vomissements donner : NUX VOMICA 5CH 3 granules toutes les heures puis espacer et

IPECA 5CH si nausées non soulagées par les vomissements

IRIS VERSICOLOR 5CH si l'enfant vomit dès qu'il a bu

SENNA 5CH si l'haleine a une odeur d'acétone, l'enfant ne supportant ni boisson, ni aliment

209 Voir page 270

Dans ce cas, donner à boire de l'eau sucrée (ou mieux Soluté de Réhydration Orale), un peu tiédie, par gorgée et très souvent, surtout s'il y a aussi de la diarrhée

En cas de mal de mer ou des transports :

COCCULINE 1 comprimé à sucer 1 heure avant le départ et en cas de symptôme

THERIDION 30CH : mal des transports que rien ne calme (idem)

En cas de piqûres d'insectes donner :

LEDUM PALUSTRE 5CH 3 gr 3 fois par jour

VESPA 15CH si guêpe 3 gr ou une dose une fois

APIS 15CH si abeille 3 gr ou une dose une fois

CALENDULA TM localement pour soulager la douleur et le prurit

Si réaction importante (rougeur-gonflement) ajouter POUMON HISTAMINE 30CH 3 granules par heure 3 fois

En prévention des piqûres de moustiques prendre pendant tout l'été LEDUM PALUSTRE 30CH 3 gr 1 à 2 fois par semaine

Formule de crème répulsive enfants en boutique Bio

En cas de coup de soleil :

BELLADONNA 5 CH 3 gr 4 fois par jour et URTICAGEL Weleda

Prévenir avec Ecran Solaire Lavera en Bio et APIS 9CH 3gr par jour au début de l'exposition si intolérance au soleil

En cas de douleur d'oreille, donner en attendant de consulter:

ACONIT 15CH si début brutal à 12h ou minuit, surtout après froid sec 1 dose matin et soir pendant 1 à 2 jours

APIS 9CH 3 gr toutes les heures puis 3 fois par jour,

FERRUM PHOS 9CH, ARSENICUM ALBUM 9CH 3 gr 3 fois par jour. Faire contrôler les tympans

ARNICA 15 CH une dose : Ajouter si douleur d'oreille après un voyage en avion ou séjour en altitude

LACHESIS 15CH Ajouter si douleur d'oreille en fin de rhume : 1 dose à renouveler après 2 jours

En cas de réaction allergique donner : POUMON HISTAMINE 30CH 3 granules par heure 1 à 3 fois

En cas d'urticaire :

APIS 9CH 3 gr/h puis espacer à 2 fois/j pendant 1 semaine si peau rosée, gonflée, prurit cuisant amélioré par le froid

URTICA URENS 9CH si peau comme une piqûre d'ortie, prurit calmé par le chaud (idem)

En cas de traumatisme : Dans tous les cas ARNICA 9CH, 3gr/3h, 3 fois et en 15CH si fort coup sur la tête, même posologie

◇ Localement badigeonner avec CALENDULA TM 2 fois par jour, ou RESCUE liquide ou crème

◇ Pour les lésions buccales (blessures – aphtes) CALENDULA TM : 10 gouttes dans 1 cc d'eau après les repas (même pour les bébés)

◇ Doigt écrasé : maintenir le doigt sous l'eau courante froide pendant 10minutes, LACHESIS 9CH 3 gr x 2/j pendant 1 semaine

◇ Traumatisme des parties molles faisant craindre un hématome important : LACHESIS 9CH idem

◇ Traumatisme près de l'œil : ajouter LEDUM PALUSTRE 9CH 3 granules 2 fois par jour pendant 1 semaine

◇ Brûlure : mettre aussitôt sous l'eau tiède pendant 5 minutes puis appliquer de l'huile essentielle de LAVANDULA VERA pure. Renouveler après 3 heures.

◇ Saignement du nez : pincer tout le nez, enfant assis, tête en avant, pendant 10min. CHINA 4CH 3 gr/5 minutes jusqu'à arrêt du saignement.

Annexe 12

Remèdes des voyages

Dans le domaine des voyages, le meilleur moyen de rester en bonne santé est la prévention. Les facteurs de risque résident dans la nécessité de s'adapter à un autre climat, une autre saison, une autre écologie, une autre alimentation, et ceci en quelques heures d'avion. Souvent s'ajoute la nécessité de s'adapter aux traumatismes vaccinaux. La première adaptation se fait souvent assez bien, grâce à l'euphorie du voyage. C'est souvent lors de la deuxième adaptation, au retour, que l'organisme craque ! On peut aider, avant le retour, avec MERCURIUS SOLUBILIS 200 K une dose. Les remèdes homéopathiques sont théoriquement ciblés sur la problématique et l'individualité de chacun. Cependant quelques remèdes peuvent être utiles pour tous.

Pour prévenir :

◇ *Les troubles digestifs* : CHARBON VEGETAL ACTIVE une gélule avant chaque repas. Pour les petits enfants vider la gélule dans un peu de nourriture.

◇ *Les infections en général :*

- CITRO BIOTIC (Extrait de pépin de pamplemousse aux vertus anti-infectieuses) 15 gouttes 2 fois par jour en préventif (diluer dans un verre d'eau) à 30 gouttes 3 fois par jour en curatif, chez l'adulte (pour l'enfant 1 goutte/kilo/jour en préventif et 2 gouttes/kilo/jour en 2 ou 3 fois pour traiter). Localement sur les piqûres de tiques, verrues...
- Vit C naturelle (Acérola 500mg) 1 comprimé 4 fois par jour (en prises fractionnées)
- Cuivre Oligosol : 1 ampoule 4 fois par jour dès le début des symptômes (au maximum pendant 4 jours)
- Chez l'enfant utiliser Oligostim 1 comp 4 fois/j pendant 4 jours

La prévention du paludisme passe par celle des piqûres de moustiques avec LEDUM PALUSTRE 30 CH 2 granules par semaine et MALARIAE 200 K (en Suisse) 2 granules par semaine pendant le séjour.

Bien sûr, en fin de journée s'habiller avec des manches longues, surtout pas en jaune et appliquer des répulsifs qui existent maintenant à base d'huiles essentielles, dont une formule pour les enfants. Dormir sous la moustiquaire.

La prévention des hépatites : HE Basilic exotique + Thym a thujanol + Ledon du Groenland : 2 gouttes de chaque dans une gélule ou du miel une fois par jour (réservé à l'adulte)

Pour améliorer la tolérance aux vaccins : prendre la veille une dose de THUYA 15 CH et l'ISO VACCIN[210] 15 CH une demi-dose 3 jours avant et une semaine après la vaccination. On peut mettre de l'argile en cataplasme (sous film cuisine pour qu'elle ne sèche pas) après le vaccin pour absorber les toxiques. Garder 2 heures après la vaccination et répéter les 3 jours suivants.

BON VOYAGE !

---

210 Par exemple Iso DTP 15 CH pour le vaccin Diphtérie-Tétanos-Polio. Pour le vaccin Fièvre Jaune, prendre Iso Vaccin Fièvre Jaune 200 K, indisponible en France (disponible en Suisse)

Pour en savoir plus

Sur la santé en général :

Aux Editions Thierry Souccar :

Dr Brigitte HOUSSIN, *Soleil, mensonges et propagande*, 2010

Dr Jacques MEDART, *Quand l'intestin dit non*, 2008

Dr Marianne MOUSAIN-BOSC, pédiatre, *La solution magnésium*, 2010

Florence PIQUET, *Guide de l'équilibre acide-base*, 2012

Juliette POUYAT, *Le bon choix pour cuisiner*, 2010
(guide de la manière de cuisiner et du choix des ustensiles)

Thierry SOUCCAR, *Le mythe de l'ostéoporose*, 2013

Sur l'aspartame et les additifs alimentaires :

http://www.ma-planete.com voir Aspartame.pps (excellent diaporama)
http://www.biogassendi.ifrance.com/biogassendi/glutamate.htm
http://www.hyperactif.net (site suisse)

En anglais :
www.holisticmed.com/aspartame/
http://presidiotex.com/aspartame
www.aspartamekills.com

Dr Russel BLAYLOCK, *Excitotoxines : The tast that kills*
Excitotoxines : le goût qui tue, en français aux Editions du Courrier du Livre, 1997

Corinne GOUGET, *Additifs alimentaires, Danger*, Editions Chariot d'Or, 2006 réédité en 2014

Dr H.J. ROBERTS, *Aspartame DISEASE, an Ignored Epidemic*
(La maladie de l'aspartame : une épidémie ignorée) 2001

Sur l'environnement :

Fabrice NICOLINO – François VEILLERETTE, *Pesticides – Révélations sur un scandale français*, Editions Fayard, 2008

Anne-Corinne ZIMMER, *Polluants chimiques - Enfants en danger*, Les Editions de l'Atelier, 2007

Sur l'alimentation :

Le bon choix au supermarché, Collectif LaNutrition.fr, Editions Thierry Souccar, 2013

Dr Peter J. D'ADAMO, *4 Groupes Sanguins, 4 Régimes,* Editions Michel Lafon, 2000, réédité en 2006

Christine BOUGUET-JOYEUX, *Manger mieux et meilleur - Art - Plaisir - Santé*, Editions François-Xavier de Guibert, 1996

Christine CALVET, *4 Saisons sans gluten et sans lait*, Editions Thierry Souccar, 2011

Isabelle FILLIOZAT, *Bien dans sa cuisine - Quand la préparation d'un repas devient une aventure intérieure*[211], Editions J.C Lattès, 2012

Angélique HOULBERT, *La meilleure façon de manger pour les enfants*, Editions Thierry Souccar, 2009

Pr. Henri JOYEUX, *Changez d'alimentation - Faut-il manger bio*, Editions François Xavier de Guibert, Collection Ecologie humaine, 2002

Marion KAPLAN, *Alimentation sans gluten, ni laitages*, Editions Jouvence, 2007[212]

Brigitte KARLESKIND, *Allergies : Les solutions naturelles*, Editions Thierry Souccar, 2013

Dr Catherine KOUSMINE, *Sauvez votre corps*, Editions Robert Laffont, 1988

Marie LAFORÊT, *Desserts gourmands sans œufs ni lait*, Editions La Plage, 2012

Dr Michel de LORGERIL, *Cholestérol, mensonges et propagande*, Editions Thierry Souccar, 2008

Laurence MORTIER, *Sans lait et sans se priver,* Editions Anagramme, 2010

Michel POLLAN, *Nutrition, mensonges et propagande,* Editions Thierry Souccar, 2008

Dr Jean SEIGNALET, *L'alimentation ou la troisième médecine*, Collection Ecologie Humaine, François-Xavier de Guibert, 2001

211 Ce livre aborde aussi des sujets de développement personnel. Il contient une foule de recettes sans gluten, sans lait...

212 Voir aussi les livres de Valérie CUPILLARD

Thierry SOUCCAR et Isabelle ROBARD, *Santé, mensonges et propagande – Arrêtons d'avaler n'importe quoi*, Seuil, 2004

Julien VENESSON, *Gluten, Comment le blé moderne nous intoxique,* Editions Thierry Souccar, 2013

Voir aussi sur www.thierrysouccar.com et www.lanutrition.fr

Sur le lait :

Thierry SOUCCAR, *Lait, mensonges et propagande,* Editions Thierry Souccar 2007, 2ème édition revue et augmentée en 2008

Nicolas LE BERRE, Hervé QUEINNEC, *Soyons moins Lait,* Editions Terre Vivante, 2000

Dr Nicolas LE BERRE, *Les laitages : une sacrée vacherie*, Editions Charles Corlet, 2010

Sur le surpoids :

Angélique HOULBERT, *100 aliments à Index Glycémique bas à volonté,* Editions Thierry Souccar, 2011

Angélique HOULBERT, *Le nouveau régime IG*, Editions Thierry Souccar, 2011

Dr Franck SENNIGER, *L'enfant obèse – Le faire maigrir en douceur*, Editions Jouvence, 2005

Sur la naissance :

Frédérick LEBOYER, *Pour une naissance sans violence*, Editions du Seuil, Points, 1974

Michel ODENT, *Bien naître,* 1976, Seuil
Votre bébé est le plus beau des mammifères, 1990, Albin Michel réédité en 2011

Bernard MONTAUD, *L'accompagnement de la naissance*, 5ème édition, Edit'As, 1997

Pr Jean-Pierre RELIER, *L'aimer avant qu'il naisse, Le lien mère-enfant avant la naissance*, Robert Laffont, 1994

Sur le sommeil :

Marie-Joseph CHALLAMEL et Marie THIRION, *Mon enfant dort mal,* Editions Pocket, 1997

Sur l'éveil, l'éducation, l'accompagnement de l'enfant :

Anne ANCELIN SCHÜTZENBERGER, *Aïe, mes aïeux !* Editions Declée de Brouwer, 2009

René BLIND et Michael POOL, *Mon enfant et la drogue – L'indispensable dialogue,* Editions Jouvence, 2001

Jean-Jacques CREVECOEUR, *Les enfants de l'autonomie,* Editions Jouvence, 2000

Boris CYRULNIK, *Les vilains petits canards,* Editions Odile Jacob, 2001

Dr Françoise DOLTO, *Lorsque l'enfant paraît,* Editions du Seuil, 1990
Dr Françoise DOLTO, Catherine DOLTO-TOLITCH, *Paroles pour adolescents ou Le complexe du Homard*, Editions Hatier, 1989

Isabelle FILLIOZAT[213]
Au cœur des émotions de l'enfant, Editions Marabout, 2013
Il n'y a pas de parents parfaits, Editions Marabout, 2012
L'intelligence du cœur, Editions Marabout, 2011
La grammaire des émotions sur www.filliozat.net

Violaine GUERITAULT, *L'épuisement maternel et comment le surmonter,* Editions Odile Jacob, 2004

Monika KIEL-HINRICHSEN, *Pourquoi les enfants n'écoutent pas,* Editions Aethera, 2011

Hervé MAGNIN, *Moi, surdoué(e) ?! De l'enfant précoce à l'adulte épanoui,* Jouvence Editions, 2010

Marie-Claude MAISONNEUVE, *Maman, papa, j'y arrive pas !* Editions Quintessence, 2008

Aldo NAOURI, *Les pères et les mères,* Editions Odile Jacob, 2005

Marie-Françoise NEVEU, *Les Enfants « Actuels » : Le grand défi « cerveau droit » dans un univers « cerveau gauche »*, Editions Exergue, 2006

---

213 Voir aussi page 351

Marie-Hélène PLACE, *60 activités Montessori pour mon bébé : Préparer son univers et l'aider à faire seul*, 2012 et *100 activités Montessori pour aider mon enfant à lire et à écrire*, Editions Nathan, 2010

Jeanne SIAUD FACCHIN, *L'enfant surdoué : l'aider à grandir, l'aider à réussir*, Editions Odile Jacob, 2ème édition, 2012
Trop intelligent pour être heureux ? L'adulte surdoué, Editions Odile Jacob, 2008

Aletha SOLTER, *Mon bébé comprend tout,* Editions Marabout, 2004 réédité en 2007 et 2013

Aletha SOLTER, *Pleurs et colères des enfants et des bébés*, Editions Jouvence, 1999

Jeanne Van Den BROUCK, *Manuel à l'usage des enfants qui ont des parents difficiles,* Editions du Seuil, Points, 1982

Catherine VANIER, *Qu'est-ce qu'on a fait à Freud pour avoir des enfants pareils,* Flammarion, 2000

Sur les troubles du comportement et du développement :

Dr Françoise BERTHOUD, *Hyperactivité et Déficit d'Attention de l'Enfant*, Testez Editions Marco Pietteur, 2007

Ronald DAVIS, *Le Don de Dyslexie,* 1995 réédité en 2012
Le Don d'apprendre, La Méridienne, Editions Desclées de Brouwer, 2004

Cornelia JANTZEN, *La dyslexie : handicap ou talent ?* Editions Triades, 2006

Jeanne SIAUD FACCHIN, *Aider l'enfant en difficultés scolaires,* Editions Odile Jacob, 2008

Soigner par homéopathie :

Parmi bien d'autres

Dr Baudoin CAIRONI, *Homéopathie du nourrisson et de l'enfant*, Editions Grancher, 2014

Dr Alain HORVILLEUR, *Guide familial de l'homéopathie*, Hachette Santé, réédité en 2013
L'homéopathie pour mes enfants, Livre de Poche, 2003

Dr Albert-Claude QUEMOUN, Sophie PENSA, *Ma bible de l'homéopathie*, Editions Leduc.s, Quotidien Malin, 2013

Sur les vaccins :

Dr Eric ANCELET, *Pour en finir avec Pasteur - Un siècle de mystification*, Editions Marco Pietteur, 2010

Dr Françoise BERTHOUD, *La santé des enfants non vaccinés*, Editions Jouvence, 2013

Louis DE BROUWER, *Vaccinations : erreur médicale du siècle*, Louise Courteau Editions, 1997

Michel GEORGET, *Vaccinations : Les vérités indésirables*, Editions Dangles, 2ème édition 2011

Sylvie SIMON, *Vaccins, mensonges et propagande*, Editions Thierry Souccar, 2009

Sylvie SIMON, *Vaccin Hépatite B - Les coulisses d'un scandale*, Editions Marco Pietteur, 2001

Sylvie SIMON, *Vaccination, l'overdose*, Editions Déjà, 1999

Et pour se détendre :

BOB (Yannick ROBERT), *Je suis ton père !* Collection Autoblographie, 2011

Nathalie JOMARD, *Le petit grumeau illustré*, Editions Michel Lafon, 2009

Claude PONTI, *Catalogue de parents pour les enfants qui veulent en changer*, L'école des loisirs, Paris, 2009

Notes

Table des matières

FSC
www.fsc.org
MIXTE
Issu de sources responsables
FSC® C106274

IMPRIM'VERT
2014

Achevé d imprimer par
l'Imprimerie XL Print & Mailing - 42010 Saint-Etienne
Dépôt légal : septembre 2014
N° d'imprimeur : P0400700-00

Imprimé en France